모든 질병에서 해방을 ❶

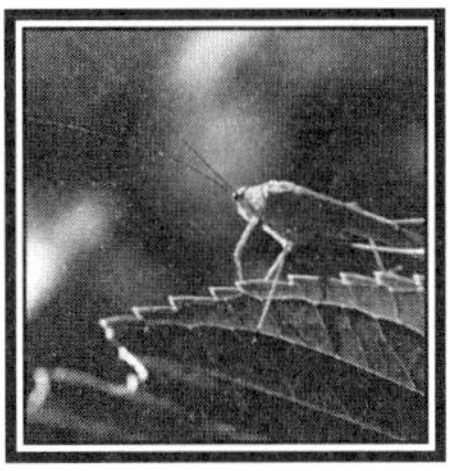

■ 저자 : 원공 선사(속명 이용완)

현재 전주대 · 광주대 · 조선대 평생교육원에서
『원심통증예방 관리학』 강의중

저서 『주역육효의 해설방법(상 · 하)』
『주역의 기본원리』
『원토정비결』
『모든 질병에서 해방을(1 · 2)』
『명인재』
『원심수기 통증예방 관리비법』

연락처 019-305-9138

모든 질병에서 해방을 ❶권

1판 1쇄 인쇄일 | 2011년 8월 16일
1판 1쇄 발행일 | 2011년 8월 26일

발행처 | 삼한출판사
발행인 | 김충호
지은이 | 원공 선사

신고년월일 | 1975년 10월 18일
신고번호 | 제305-1975-000001호

411-776 경기도 고양시 일산서구 일산동 1654번지
산들마을 304동 2001호

대표전화 (031) 921-0441
팩시밀리 (031) 925-2647

값 29,000원
ISBN 978-89-7460-160-7 04510(세트)
ISBN 978-89-7460-161-4 04510

신비한 동양철학 · 102

건 · 강 · 실 · 용 · 서

모든 질병에서 해방을 ❶

원공 선사 편저

삼한

■ 머리말

우리나라는 아주 오랜 옛날부터 건강과 관련한 약재들이 산천에 널려 있었고, 우리 민족은 그 약재들을 슬기롭게 이용하며 나름대로 건강하게 살아왔다. 그러나 오늘날 현대의학에 밀려 외면당하며 사라지는 현실이 되었다. 이에 옛날부터 내려오는 의학 서적인 『기사회생(起死回生)』과 『단방심편(單方心篇)』을 바탕으로 민가에서 활용했던 민간요법들을 정리하고, 현대에 와서 개발된 약재들이나 시술방법들을 정리하려고 한다. 책을 보다보면 지금은 알 수 없는 약재 이름이 있을 것이다. 세월이 흘러 언어가 바뀌었기 때문일 수도 있지만 어느 지역의 방언일 수도 있어 누군가는 알아볼 수 있을까 하여 그대로 기록했으니 혼동하지 않기 바란다.

우리가 건강을 지키는 방법은 여러 가지가 있다. 첫째, 전염성질환 · 골절 · 타박상 · 수술 등에 유리한 현대의학이 있다. 둘째, 한약 · 침 · 뜸 · 부항 등의 한의학이 있다. 셋째, 현대의학의 의약품이나 주사제도 아니고 한의학의 한약도 아닌 수기(手奇)요법과 운동요법이 있다. 넷째, 아주 오랜 옛날부터 민가에서 활용하며 전해오는 단방약재들이나 치료기술들도 있다. 이는 지방의 특색이나 그 지방의 자연적인 조건에 따라 생산되는 약재나 식품을 활용하는 방법이다.

그러나 현대의학은 자기들이 만든 도구와 수치로 다른 방법들을 검증하려고 한다. 현재 우리 사회는 성문법이라는 미명 아래 전통 요법을 인정하지 않으나 성문법이 만들어지기 전부터 사용한 생활 습관이나 관습법도 인정할 줄 알고 법을 집행하는 분들도 참고해 주었으면 한다. 우리의 전통 원심수기(圓心手奇)를 전수하며 활용하는 것은 작게는 생계수단일 수도 있지만 그보다 인정많은 우리 국민들이 부모가 자식을 돌보듯 사랑의 마음이라고 할 수 있다. 아울러 우리 전통의 우수한 문화도 많이 계승 발전되기를 바라면서 이 책을 쓰게 되었다. 이 책은 병론학적인 면에서 기술한 것이고 처방학에 대해서는 다음 기회에 출간할 것이다.

저자 원공 선사

■ 일러두기

1. 이 책은 『기사회생(起死回生)』과 『단방심편(單方心篇)』을 바탕으로 하면서 현대에 와서 개발하여 사용하는 약재와 시술방법을 보충하였다.
2. 이 책에 나오는 침구법은 이표환의 『기혈학(奇穴學)』(세계기독교선교회)을 기준으로 하면서 필자가 활용하는 한열허실기(寒熱虛實氣)의 원리를 적용하여 같은 혈자리라도 구법(灸法)과 사혈법(瀉血法)으로 정리하였다. 그리고 혈자리 이름은 『기혈학(奇穴學)』에서 인용하였다.
3. 이 책에 나오는 뜸에 사용하는 약떡은 필자가 개발하여 필자만이 사용하는 것이다. 옛부터 전해오는 약재와 식품을 이용하여 만든 것인데 『기사회생(起死回生)』에 나오는 방법을 활용한 것이다. 처방을 공개하지 못하는 것을 이해해 주기 바란다.
4. 이 책에 나오는 원심수기요법(圓心手奇療法)은 필자가 터득하여 사용하는 방법으로, 필자의 저서인 『원심수기 통증예방 관리비법』(삼한출판사, 2007)에 자세히 나와 있다.
5. 약재 이름은 가능하면 순우리말로 표기하면서 한방에서 부르는 이름과 지방에 따라 다르게 부르는 이름은 427쪽에 「식품과 약재의 한방 용어와 다른 이름」에 표기하였다.
6. 독성이 있는 약재는 약재 이름에 *표시를 하였다.

1장. 질병의 한열허실기(寒熱虛實氣)

모든 병은 시술하기 전에 먼저 원인을 구분할 줄 알아야 한다. 그리고 모든 병은 한(寒)·열(熱)·허(虛)·실(實)·기(氣)의 범주를 벗어나지 않고, 한열허실기(寒熱虛實氣)는 각각 한 가지씩 나타나기도 하지만 다른 증상과 겸하는 경우도 많으므로 한열허실기(寒熱虛實氣)의 원리를 잘 이해해야 한다.

1. 한증(寒症)

한증(寒症)은 냉증(冷症)이라고도 하는데 열이 낮거나 열이 떨어져 몸이 차가운 것을 말한다. 인체는 일정한 온도를 유지해야 건강할 수 있는데 몸이나 장부나 근육이나 골수가 차가우면 여러 가지 질병을 초래할 수 있다.

1. 한증(寒症)의 원인

① 몸에 기가 부족하면 한증(寒症)이 생기는 경우가 많다. 몸에 기가 부족하면 양기가 떨어지고, 양기가 떨어지면 몸이 냉해지기 때문이다.

② 추운 곳에 오래 있으면 한증(寒症)이 생기는 경우가 많다. 찬 곳에서 오래 일을 하거나 잠을 자면 몸이 냉해지기 때문이다.

③ 골수가 약하면 한증(寒症)이 생기는 경우가 많다. 골수가 약하고 냉하면 뼛골이나 뼛속이 시리거나 아리는 증상이 나타난다.

④ 과음을 자주 하면 한증(寒症)이 생기는 경우가 많다. 술은 마실 때는 몸에서 열이 나지만 깰 때는 몸이나 장이 냉해져 기가 탈진되기 때문이다.

2. 한증(寒症)의 영향

한증(寒症)으로 몸이 냉하면 몸이 무겁거나 붓거나 환경이나 기후에 적응하는 힘이 없어 피로를 많이 느끼거나 활동력이 떨어지거나 추위를 많이 타거나 소변을 자주 보는 경우가 많다.

① 위장이 냉하면 속이 미식거리거나 소화가 잘 안 되거나 설사를 자주 하거나 윗배가 붓거나 입에 침이 많이 고이거나 속이 울렁거리거나 구토를 하거나 가래나 담이 나오는 경우가 많다.

② 소장이 냉하면 장에서 소리가 나거나 배가 시리며 아프거나 영양분을 흡수하지 못하여 영양부족에 걸리는 경우가 많다.

③ 대장이 냉하면 배에서 소리가 나거나 설사를 하면서 통증이 있

거나 소변을 자주 보는 경우가 많다. 소장이나 대장이 냉하면 장 주위나 복부의 지방이 굳으면서 복부비만이 되거나 장요근이 굳으면서 요통의 원인이 되기도 한다. 이 때 장을 따뜻하게 해주지 않고 요통만 다스리려고 하면 치료하기 어렵다.

④ 쓸개가 냉하면 담즙이 묽어져 육식을 소화시키기 어려운 경우가 많다. 이 때는 담석은 생기지 않는다고 보아도 무방하다. 담석은 담즙이 진하거나 탁해져 배설되지 않고 굳으면서 생기는 것이기 때문이다.

⑤ 방광이 냉하면 소변을 참는 힘이 약해져 소변을 자주 보거나 아랫배가 시리며 무거운 경우가 많다. 이 때는 소변을 봐도 시원하지 않고 백탁처럼 소변에 부유물이 나오는 경우도 있다. 남자는 양기가 떨어져 정력감퇴의 원인이 되기도 하고, 여자는 자궁이 냉해져 가려울 수도 있고 불임의 원인이 되기도 한다.

⑥ 비장이 냉하면 소화력이 떨어지거나 얼굴이나 손발이 자주 붓거나 손발에 힘이 없거나 식후에 식곤증을 많이 느끼거나 구토나 설사를 하거나 혀가 붓는 경우가 많다.

⑦ 심장이 냉하면 혈액순환이 잘 안 되거나 몸이 무겁거나 얼굴에 핏기가 없거나 맥박이 느려지거나 항상 피곤하거나 매사에 의욕이 없는 경우가 많다. 만일 심장박동이 약해지면 갑자기 숨질 수도 있다.

⑧ 폐장이 냉하면 담이 많이 끓거나 기침과 천식이 따르거나 얼굴이 붓거나 몸이 무겁거나 음성이 답답하며 무겁거나 가슴이 답답하며 통증이 있거나 눕기가 어려워지는 경우가 많다.

⑨ 간장이 냉하면 지방간이 생기는 경우가 많다. 지방은 뜨거우면 녹고 차가우면 굳는 성질이 있기 때문에 간장이 냉하면 간장의 지방이 굳어 지방간이 되는 것이다. 여자는 생리가 묽어지면서 색상이 밝아지기도 한다.

⑩ 신장이 냉하면 백탁증이 생기거나 소변을 자주 보거나 몸이 무거우며 붓거나 배에 복수가 차거나 심한 요통으로 부부생활이 어려워지는 경우가 많다. 남자는 낭습증이 생기고 생식기가 냉하며 작아지기도 한다.

3. 한증(寒症)을 다스리는 방법

① 뜸(불침 포함)이 가장 효과적이며 빠르다. 불침이나 화주요법도 가능하고, 침으로 자극하여 열을 내는 방법도 있다.

② 약재나 식품으로 다스릴 수 있는데 장부와 부위에 따라 알맞게 써야 한다. 이것은 2장 장부에서 살펴보기로 하고 여기서는 인체 전체를 다스리는 방법을 정리해 보기로 하겠다.

4 한증(寒症)을 다스리는 식품과 약재

한증(寒症)에는 몸을 따뜻하게 해주는 식품이나 약재를 써야 한다. 몸을 따뜻하게 해주는 식품이나 약재는 대개 매운맛이 나는 것들인데, 매운맛은 열량이 높은 성분이 많기 때문이다.

1) 매운맛 식품과 약재

매운맛은 전통의학적인 측면에서는 기의 흐름을 촉진하며 발산시키는 작용을 한다고 보아 주로 외부에서 들어온 나쁜 기운을 몰아 낼 때 쓴다. 현대의학적인 측면에서는 향신료와 유사하며, 맛과 향 두 가지가 합쳐져 위장의 활동과 식욕을 촉진시킨다고 본다.

강활, 개구리밥, 개사철쑥, 고본 뿌리, 구릿대 뿌리, 곽향, 귤 껍질, 기장, 꿀풀, 나팔꽃 씨, 남가새의 흰꽃, 노루귀, 노박덩굴, 다닥냉이 씨, 달맞이꽃, 대회향, 도라지, 독활, 마가목, 마가목 껍질, 만병초, 메꽃, 매실, 말린 누에, 머위꽃, 무 씨, 목련, 바위솔, 박주가리 씨, 반하*, 박하, 백리향, 비단풀, 봉출, 부추 씨, 부처손, 사상자(巳床子), 사인, 삼백초, 삼지구엽초, 삽주 뿌리, 상황버섯, 새삼 씨, 생강, 석창포, 속단, 수국, 순비기나무 씨, 승마, 삼능(三稜), 생강나무, 소회향, 약쑥, 약모밀, 엄나무 껍질, 오미자, 울금, 원지, 육두구, 육계, 익모초, 익지인, 애기똥풀, 야관문(夜關門), 오가피, 위령선, 이질풀, 정향, 지각(枳殼), 진득찰, 천궁, 침향, 차조기 씨·잎, 천남성*, 한련초, 향유, 형개, 홍화, 황칠, 흰봉선화.

2) 열성(熱性) 식품과 약재

열성(熱性) 식품과 약재는 대개 양기를 돋구며 혈액순환을 도와 경락의 소통을 원활하게 하고 한기를 몰아내준다.

가시연밥, 감초, 거북이 등껍질, 고량강, 고본 뿌리, 고비, 고추, 고추냉이, 곽향, 구기자, 구절초, 금앵자, 기장, 녹각, 녹각교, 녹각상, 녹용, 누에나방, 누런 개의 음경, 단향, 더덕, 대합조개, 동충하초, 두충, 독한 술, 둥굴레, 마, 마늘, 말린 생강, 말린 날다람쥐 똥, 무, 목련, 메뚜기, 물개의 음경과 고환, 백두(白頭), 부자*, 백부자, 보두(寶豆)*, 벌꿀, 복분자, 부용화, 부추, 부추 씨, 사람의 태반, 사상자(巳床子), 사인, 산초(山椒), 삼지구엽초, 삽주 뿌리, 석위, 산수유, 상표초, 쇄양, 속단, 숙지황, 새삼 씨, 약쑥, 양기석, 양·염소의 음경, 양파, 연꽃 씨, 은행, 오미자, 오수유, 오약, 용안육, 육계, 오리나무더부살이, 익지인, 인삼, 작약, 정향, 조롱이, 참개구리, 침향, 초두구, 초과, 초피나무 열매의 껍질, 천오*, 파, 파고지, 파극, 파두*, 투구꽃*, 태자삼(太子蔘), 해마, 해삼, 호로파, 호두, 후추, 황기, 회향, 후추, 후박나무 껍질, 흰작두콩.

3) 온성(溫性) 식품과 약재

온성(溫性)이란 뜨겁지도 않고 미지근하지 않은 따뜻한 것을 말한다. 온성(溫性) 식품과 약재는 인체를 따뜻하게 해주는 작용을 한다.

강활, 개고기, 개미취, 갓, 고추냉이, 고추, 고본 뿌리, 교이(餃飴), 구릿대 뿌리, 귤 껍질, 노간주나무, 노루귀, 녹각, 녹용, 노박덩굴, 대추, 닭고기, 돼지 위·간, 된장, 대회향, 당귀, 도꼬마리 씨, 독활, 동충하초, 두충, 마늘, 매실, 머위꽃, 모과, 무, 목향, 밤, 복숭아, 부추, 봉선화 씨, 사슴고기, 사상자(巳床子), 사인, 산달래, 삼지구엽초, 삼칠초 뿌리, 석창포, 살구, 새우, 생강, 생강나무, 석류, 섭조개, 샐러리, 소회향, 수수, 술, 식초, 속단, 삼능(三稜), 소나무 잎, 앵두, 양파, 여지(彥枝), 연어, 염소, 용안육, 유채 씨, 육계, 육류, 오미자, 원지, 달맞이꽃, 약쑥, 육두구, 익지인, 오가피, 위령선, 오리나무더부살이, 정향, 차조기, 차조기 씨, 참깨, 참새고기, 찹쌀, 천궁, 침향, 토란, 파, 해삼, 향채, 호두, 호박, 홍합, 후추, 형개, 호로파, 홍화 씨, 황칠, 해마.

4) 미온성(微溫性) 식품과 약재

미온성(黴溫性)이란 약간 따뜻한 것을 말한다. 강・중・약으로 보면 열성(熱性)은 뜨거운 성분이고, 온성(溫性)은 따뜻한 성분이고, 미온성(黴溫性)은 약간 따뜻한 성분이라고 할 수 있다.

곽향, 목련, 메꽃, 반하*, 산사나무, 산수유, 살구 씨, 새삼 씨, 생강, 애기똥풀, 인삼, 조롱이, 진범(秦凡), 현호색, 황기 등이 있다.

5) 평성(平性) 식품과 약재

평이한 성질의 식품으로 한쪽으로 치우치지 않아 양생(養生)을 위한 약선(藥膳)에 많이 쓴다.

가시연밥, 감자, 감초, 개느릅나무 껍질, 개암취 뿌리, 거북이, 거북이 등껍질, 검정콩, 검정깨, 고구마, 고등어, 구기자, 금앵자, 꿀, 남가새의 흰꽃, 누에콩, 누런콩, 냉이, 달걀, 당근, 더덕, 도라지, 돼지고기・발, 둥굴레, 땅콩, 마, 마가목, 마가목 껍질, 말린 누에, 말오줌나무, 며느리배꼽, 몰약, 목이버섯, 무 씨, 무화과, 메추리, 메추리 알, 멧대추 씨, 미꾸라지, 매실, 밤, 배추, 백합, 백리향, 복령, 복분자, 복숭아나무, 부처손, 부들꽃가루, 붕어, 봉출, 비단풀, 뽕나무겨우살이, 삽주 뿌리, 산변두(山片豆), 소회향, 상황버섯, 소 고기·무릎살, 야관문(夜關門), 엄나무 껍질, 영지버섯, 옥수수, 옥수수 수염, 용안육, 양파, 완두콩, 오리고기, 오리나무더부살이, 우유, 은행, 은행나무 잎, 연꽃 씨, 잉어, 인진쑥, 이질풀, 조기, 자라, 제비집, 작두콩, 장어, 자귀나무 껍질, 저령, 천마(天麻), 청미래덩굴, 청어, 칡 꽃·뿌리, 토란, 팥, 포도, 해파리, 호박 씨.

2. 열증(熱症)

열증(熱症)이란 몸에 열이 쌓여 뜨거운 것을 말한다. 우리의 몸은 일정한 온도를 유지해야 건강할 수 있는데 몸이나 장부나 근육이나 골수가 뜨거우면 여러 가지 질병을 초래할 수 있다.

1. 열증(熱症)의 원인

① 신경을 많이 쓰거나 스트레스를 많이 받거나 속상한 일이 많으면 열증(熱症)이 생길 수 있다.

② 감기에 걸리면 열증(熱症)이 생길 수 있다. 만일 열을 빨리 풀지 못하면 각종 합병증으로 발전하여 폐렴이나 천식 등이 될 수 있다.

③ 수술이나 출혈로 인하여 몸에 혈액이나 수분이 모자라면 열증(熱症)이 생길 수 있다.

④ 음식을 잘못 먹으면 열증(熱症)이 생길 수 있다. 식중독 같은

것을 들 수 있다.

⑤ 뜨거운 곳에서 오래 생활하거나 여름에 더위를 먹으면 열증(熱症)이 생길 수 있다.

⑥ 과로 · 세균전염 · 종기 · 화상 등으로도 열증(熱症)이 생길 수 있다.

2. 열증(熱症)의 영향

몸에 열이 많으면 열은 수분을 건조시키므로 몸이 야위거나 신경이 예민해지고, 뼈에 진기가 부족해져 백혈병 · 피부질환 · 가려움증이 생길 수 있고, 간장기능이 약해지거나 간염 등이 발병할 수 있고, 신체 성장이 더디거나 왜소증이 되는 경우도 있다. 그리고 열은 위로 올라가는 성질이 있기 때문에 혈압에도 큰 영향을 준다. 여자는 생리통이 심하거나 생리 때 유방에 응어리가 생기거나 생리가 고약처럼 끈적거리면서 검거나 양이 적어지기도 한다. 또 자궁 주위에 염증이 생기며 가렵기도 하고 임신에도 지장을 준다.

① 머리에 열이 많으면 머리카락이 빠지거나 머리가 가렵거나 부스럼이나 종기나 비듬이 많이 생길 수 있다. 열 때문에 피부가 건조해지면서 비듬이 되는 것이고, 열이 밖으로 나오면서 피부에 염증을 일으켜 부스럼이나 종기가 되는 것이다. 이런 원리를 모르고 화장품이나 마사지로만 치료하려고 하면 당장은 낫는 것 같아도 속에서 올라오는 열이 가라앉지 않으므로 바로 재발한다.

② 근육에 열이 많으면 근육이 곪는 경우가 많다.

③ 눈에 열이 많으면 눈이 충혈되거나 뻑뻑해지거나 난시가 되기도 한다. 시신경이 상하면 눈에서 열이 나는 경우가 있다.

④ 귀에 열이 많으면 귓속이 가렵거나 염증이 생기거나 이명증이 생길 수 있다.

⑤ 입에 열이 많으면 입이 건조하거나 쓴맛이 나거나 혀가 갈라지거나 잇몸이 붓거나 이가 솟기도 한다.

⑥ 코에 열이 많으면 콧속이 건조해져 호흡이 답답하거나 코피를 자주 흘릴 수 있다.

⑦ 손발에 열이 많으면 손이나 발바닥에 열이 나고, 심하면 거칠어지면서 갈라질 수 있다.

⑧ 피부에 열이 많으면 가렵거나 피부병이 생길 수 있다.

⑨ 위장에 열이 많으면 소화가 너무 잘 되어 금방 허기가 지거나 먹는 양에 비하여 살이 찌지 않는다. 이는 열이 음식을 빨리 삭히거나 부패시켜 빨리 소화되는 것처럼 느껴지기 때문이다. 옛말에 위장병 환자는 동이밥을 먹는다는 말이 있다. 또 위장이나 십이지장에 염증이 생기거나 산과다증이 되기도 한다.

⑩ 소장에 열이 많으면 아랫배가 아프거나 배꼽을 중심으로 배가 우글거리거나 소변이 붉거나 소변을 보아도 시원하지 않거나 배가 뜨거워질 수 있다. 장은 냉한 것 보다는 약간 열기가 있는 것이 좋다.

⑪ 대장에 열이 많으면 수분을 모두 흡수하기 때문에 변비나 치질이 되기도 한다. 만일 열이 매우 심하면 변비가 아니라 대변이

물컹하면서 심한 악취가 난다. 이는 음식이 장에서 썩으면서 내려가기 때문이다. 그러나 열이 적당하여 장운동이 좋아지면 비만을 막을 수 있다.

⑫ 담에 열이 많으면 담석증이나 황달이 될 수 있다. 담즙이 마르면서 진해지기 때문에 담낭에서 굳어 담석이 되는 것이다.

⑬ 방광에 열이 많으면 아랫배가 팽만해져 소변을 보기 어렵거나 소변을 볼 때 생식기나 요도가 뜨거워지면서 아픈 경우가 많다. 심한 열이 오래 지속되면 요도염이나 방광염이 되고, 심하면 농이 나오는 경우도 있다. 또 소변이 탁하며 결석이 되는데 이것을 방광결석이라고 하는 것이다.

⑭ 비장은 평소 열이 많이 나지 않는 기관이고, 열이 있어도 큰 이상은 없다. 그러나 만일 열이 많으면 입 안에 종기가 생기고 입에서 냄새가 나는 경우가 많다.

⑮ 심장에 열이 많으면 가슴이 답답하여 한숨을 잘 쉬거나 가슴이 두근거리며 불안하거나 잠을 제대로 자지 못하거나 혈압이 올라가거나 얼굴이 붉어지거나 뒷목이 무거우며 뻐근하거나 목이나 머리에 종기나 기미가 많이 나거나 성격이 조급해지거나 상기가 잘 되거나 광기가 있거나 눈이 충혈되거나 피부가 가렵거나 호흡이 거칠어지고, 혀가 심하게 마르면 설태가 끼거나 혀가 갈라질 수 있다. 또 목이 건조해지면서 편도가 붓거나 인후염 등이 생기고, 피가 탁하며 검어져 동맥경화 · 고지혈 · 중풍 등이 따를 수도 있다. 그러나 심장이 정상이면 중풍은 오지 않는다.

⑯ 폐장에 열이 많으면 우선 호흡이 거칠어진다. 숨이 차면서 속에

서 뜨거운 열기가 올라오거나 입이 건조해지거나 밭은기침을 하거나 된담이 나오는 경우가 많다. 또 입속과 콧속이 건조해지거나 코피를 많이 흘리거나 피부가 건조해져 갈라지거나 피부염이나 가려움증이 생길 수 있다.

⑰ 간장에 열이 많으면 간염이 생길 수 있고, 쓸개에 영향을 주어 담석증이 되기도 하고, 피로를 많이 느끼거나 눈이 충혈되고, 황달이 따를 수 있다. 만일 실증(實症)을 겸하면 간염이나 간경화가 따르고, 양쪽 옆구리부터 아랫배까지 당기며 아픈 경우가 많다. 만일 허증(虛症)을 겸하면 혈액이 허해지는데, 여자는 생리통이 심하거나 생리가 진하며 검거나 생리 전에 유방에 응어리가 생기는 경우가 많다. 만일 간장의 열이 아래로 내려가면 자궁이 가렵거나 자궁 주위에 물집이 생기거나 자궁이 찢어질 것처럼 아프고, 자궁에 염증이 생겨 누런 물이 흐르는 등 자궁에 병이 생기는 경우가 많다.

⑱ 신장에 열이 많으면 신장염 · 신우염 · 요통 · 신경통 · 골수염 · 왜소증이 따르고, 골수가 마르고, 치아가 흔들리며 부서지고, 불임의 원인이 되기도 한다. 만일 신장의 열이 골수로 들어가면 백혈병이 되기도 한다. 이는 신장과 뼈는 같은 소속이며 연결되어 있기 때문에 신장의 열이 뼈로 들어가면 적혈구를 생산하지 못하고 백혈구를 생산하기 때문이다. 만일 실증(實症)을 겸하면 시도때도 없이 발기되고, 허증(虛症)을 겸하면 양기가 부족해져 조루증 · 요통 · 소변불리 · 신장결석 등이 따르기도 한다.

3. 열증(熱症)을 다스리는 방법

① 열증(熱症)에는 절대로 침이나 뜸을 하면 안 된다. 사혈(瀉血)은 순간적인 효과는 있을 수 있으나 더 큰 부작용을 초래할 수 있다. 그리고 과로나 무리한 운동이나 찜질을 삼가해야 한다.

② 청열제 · 청혈제 · 보혈제 · 발한제를 써서 열을 가라앉히고, 피를 깨끗하게 하고, 혈액을 보하고, 땀을 내야 한다.

4. 열증(熱症)을 다스리는 식품과 약재

열증(熱症)은 열을 내려주어야 하므로 차거나 시원한 성분의 식품이나 약재를 쓰는데 대개 쓴맛이 나는 것들이다.

1) 쓴맛 식품과 약재

쓴맛은 전통의학적인 측면에서는 열을 식히고, 열을 아래로 내려가게 하고, 습한 것을 말리는 작용을 한다고 보아 주로 열성 체질이나 열성 질병에 쓴다. 현대의학적인 측면에서는 소량으로는 위장의 활동을 촉진하고, 다량으로는 소염항생 작용을 한다고 본다.

개망초, 개사철쑥, 결명자, 금전초(金錢草), 녹두, 단너삼, 대황(大黃), 돌나물, 둥굴레, 만년콩 뿌리, 망초, 매실, 물푸레나무 껍질, 민들레, 소태나무 껍질, 수세미, 승마, 시호, 씀바귀, 약모밀, 엉겅퀴, 여주 열매, 오이 꼭지, 왕고들빼기, 용담초, 우렁, 우황, 울금, 웅담, 은시호, 인동덩굴꽃, 작약, 지네, 지치, 지모, 진범(秦凡), 천남성*, 치자, 칡 뿌리, 커피의 카페인, 할미꽃*, 현삼, 황금(黃芩), 황련, 황벽나무,

호장근, 호황련.

2) 한성(寒性) 식품과 약재

한성(寒性)이란 찬 성질을 말하는데 한성(寒性) 식품이나 약재는 해열작용을 한다. 한성(寒性) 식품이나 약재를 쓸 때는 먼저 어느 기관이 열성(熱性)인지를 파악한 후 활용해야 한다. 또 한성(寒性) 식품이나 약재는 과용하면 비만이 될 수도 있으니 주의해야 한다.

가죽나무 껍질, 감, 개구리밥, 개사철쑥, 개암취 뿌리, 게, 고사리, 귤, 김, 골풀, 꿀풀, 꽈리나무, 꼭두서니 뿌리, 깽깽이풀, 나팔꽃 씨, 다슬기, 다시마, 단너삼, 대나무 잎, 더덕, 도꼬마리 씨, 동과, 된장, 다래, 달개비, 띠 뿌리, 마가목, 마가목 껍질, 마디풀, 마름, 바나나, 바위솔, 백선 뿌리의 껍질, 뽕나무 잎·껍질, 뻐꾹채, 사프란, 선인장, 소금, 소루쟁이, 쇠비름, 수박, 싸리나무 씨, 쇠비름, 시호, 산오이풀, 씀바귀, 여주 열매, 연 뿌리, 오디, 오이, 용담초, 울방개, 애기수영, 인동꽃, 알로에 진액, 약모밀, 울금, 자주쓴풀, 제비꽃, 쥐방울덩굴, 죽순, 지각(枳殼), 지황, 진득찰, 적작약, 조릿대 잎, 질경이, 지치, 쪽, 참나리, 참빗살나무, 참외, 천문동, 치자, 택사, 탱자, 토마토, 파래, 패랭이꽃, 피나무, 하눌타리, 하눌타리 씨, 황금(黃芩).

3) 양성(凉性) 식품과 약재

양성(凉性)이란 한성(寒性) 중에서 중간 정도의 성분으로 한성(寒性)보다는 덜 차가운 것을 말한다. 다시 말하면 서늘하거나 시원한 정도라고 할 수 있다.

가지, 감귤, 개구리, 녹두, 녹차, 돼지 껍질, 두부, 망과, 메밀, 무, 미나리, 민들레, 밀, 배, 보리, 비름, 사과, 조, 송이버섯, 시금치, 유채, 율무, 오리 알.

4) 미한성(微寒性) 식품과 약재

미한성(黴寒性)이란 한성(寒性) 중에서 가장 약한 성분으로 약간 선선하거나 시원한 정도라고 할 수 있다.

감국, 결명자, 까마중, 단삼, 동과, 더덕, 둥굴레, 마디풀, 망초, 맥문동, 맨드라미 씨, 목단, 밀, 붓꽃, 박하, 백작약, 비파나무 잎, 석곡, 순비기나무 씨, 승마. 엉겅퀴, 으름덩굴, 오리나무, 우엉, 우황, 익모초, 인동, 인진쑥, 죽여, 지각(枳殼), 측백나무 잎, 호장근, 한련초, 회화나무꽃.

5) 열을 내려주는 식품과 약재

감국, 강활, 개나리 열매, 개망초, 개미취, 개암취 뿌리, 거북이 등껍질, 계내금, 구절초, 관중, 광나무 열매, 구기자, 구기자나무 껍질, 곽향, 귤 껍질, 금전초(金錢草), 까마중, 깽깽이풀, 꿀풀, 나팔꽃 씨, 남가새의 흰꽃, 노간주나무, 녹두, 녹차, 다닥냉이 씨, 단너삼, 단삼, 당귀, 대나무 진액, 대황(大黃), 도꼬마리, 도꼬마리 씨, 도라지, 돌나물, 독활, 동과, 더덕, 돼지 쓸개즙, 띠 뿌리, 마, 마가목, 마황(麻黃),

만병초, 말린 갈대 뿌리, 말린 둥굴레 뿌리, 말오줌나무, 망초, 매미의 허물, 맥문동, 맨드라미 씨, 메꽃, 멧대추 씨, 며느리배꼽, 목단, 목향, 몰약, 무궁화, 물소의 뿔, 물푸레나무 껍질, 민들레, 밀 쭉정이, 바닷말, 백합, 백미꽃 뿌리, 백선 뿌리의 껍질, 백리향, 백작약, 벼 뿌리, 복숭아나무, 봉선화 씨, 봉출, 부용화, 붓꽃, 비파나무 잎, 범부채, 빼꾹채, 뽕나무 열매 · 잎 · 가지, 뽕나무겨우살이, 사상자(巳床子), 산달래, 산변두(山片豆), 산수유, 산오이풀, 살구 씨, 삼백초, 삼칠초 뿌리, 삽주 뿌리, 생강, 생지황, 소태나무 껍질, 수세미, 순비기나무 씨, 수박, 석고, 석곡, 석창포, 소나무 잎 · 가지, 수국, 숙지황, 승마, 시호, 쇠무릎, 새삼 씨, 소루쟁이, 씀바귀, 아욱 잎, 엄나무 껍질, 엉겅퀴, 여주 열매, 은행, 인동꽃, 왕고들빼기, 애기똥풀, 약쑥, 애기박쥐의 똥, 야관문(夜關門), 약모밀, 오골계, 지네, 오리나무, 오매, 오미자, 옥수수 수염, 용뇌, 우엉, 우황, 우렁, 울금, 웅담, 이질풀, 익모초, 인동, 인진쑥, 자라 등껍질, 작약, 적작약, 제비꽃, 제비쑥, 저령, 접시꽃 뿌리, 조릿대 잎, 조롱이, 주목, 죽여, 지치, 지각(枳殼), 지모, 지렁이, 진주, 진범(秦凡), 진득찰, 차조기 잎, 참가시나무, 참개구리, 참나리, 천남성*, 천동(天冬), 초룡담(草龍膽), 측백나무 잎, 치자, 칡뿌리, 침향, 청미래덩굴, 탱자, 파래, 패랭이꽃, 하늘타리, 할미꽃*, 회화나무, 회화나무꽃, 흰나팔꽃 씨, 흰작두콩, 향유, 현삼, 호로파, 호장근, 호황련, 홍화, 활석, 황금(黃芩), 황벽나무.

3. 허증(虛症)

허증(虛症)이란 없거나 부족하여 기준에 미달하는 것을 말한다. 예를 들면 피가 부족하거나 기가 부족하거나 골수가 부족하거나 영양분이 부족한 것 등이다.

1. 허증(虛症)의 원인

① 음식을 제대로 먹지 않거나 폭식이나 편식을 하면 허증(虛症)이 생길 수 있다. 영양분이 부족하거나 한쪽으로 치우치기 때문이다.

② 과로하거나 피로가 쌓이면 허증(虛症)이 생길 수 있다.

③ 성생활을 무리하게 하면 허증(虛症)이 생길 수 있다.

④ 피를 많이 흘리거나 빼면 허증(虛症)이 생길 수 있다.

⑤ 장기능이 떨어지면 허증(虛症)이 생길 수 있다.

⑥ 운동부족 등으로 근육에 탄력이 없으면 허증(虛症)이 생길 수 있다.

⑦ 골수에 이상이 있어 혈액을 만들지 못하면 허증(虛症)이 생길 수 있다.

2. 허증(虛症)의 영향

① 머리가 허하면 머리가 멍해지며 무겁고, 기억력이 떨어지고, 심하면 치매 등이 따를 수 있다.

② 눈이 허하면 눈동자가 흐려지거나 시력이 떨어질 수 있다.

③ 귀가 허하면 잘 들리지 하고, 귀가 멍해지거나 소리가 들렸다 안 들렸다 하고, 귀에서 소리가 나기도 한다.

④ 혈액이 허하면 빈혈이 생기고, 손발이 저리거나 마비되고, 기가 떨어지고, 몸이 피곤하고, 활동이 둔해지고, 몸이 야위고, 피부가 건조하며 가렵고, 피부의 감각이 둔해지고, 마목증이 생기고, 눈이 어두워지고, 귀가 잘 들리지 않고, 혈압이 낮아지고, 변비가 생기고, 추위나 더위를 많이 타고, 노화가 빨리 진행될 수 있다. 특히 여자는 생리불순 · 생리통이 따르며 불임의 원인이 되기도 하고, 유방의 발육이 좋지 않은데 심하면 유방에 응어리가 생기기도 한다. 이 외에도 모든 장기능이 떨어져 여러 가지 질병의 원인이 되기도 한다.

⑤ 근육이 허하면 근육에 탄력이 없고, 온몸에 힘이 없고, 몸이 피곤하며 무겁고, 활동력이 떨어질 수 있다.

⑥ 골수가 허하면 뼈가 약해져 잘 부러지고, 많이 걸으면 신경통이 생기거나 손발이 마비될 수 있다.

⑦ 위장이 허하면 식욕저하 · 위하수 · 소화불량 · 식곤증 · 피로 등이 따르는 경우가 많다.

⑧ 소장이 허하면 영양분을 잘 흡수하지 못하여 여러 가지 질병의 원인이 되고, 항상 아랫배에 힘이 없고, 장이 아래로 쳐지는 느낌이 들고, 심하면 탈장의 원인이 되기도 한다.

⑨ 대장이 허하면 대변이 힘이 없고 고르지 않아 변비나 설사가 따르고, 대변을 조절하지 못하여 흘리기도 한다.

⑩ 쓸개가 허하면 담즙이 유지되지 않아 육식을 소화하기 어렵다.

⑪ 방광이 허하면 소변을 참지 못하거나 자주 보고, 날씨가 조금만 춥거나 몸이 조금만 차도 소변을 지린다.

⑫ 비장이 허하면 냉복통·이질설사·식곤증이 따르고, 소화력이 떨어지고, 항상 피곤한 경우가 많다.

⑬ 심장이 허하면 우울하며 잘 놀래고, 두려움이 많아 항상 불안을 느끼고, 혈압이 낮아지고, 매사 의욕과 자신이 없고, 기억력이 떨어지는 경우가 많다.

⑭ 폐장이 허하면 기가 부족해져 늘어지고, 감기에 잘 걸리고, 숨을 가쁘게 쉬는 경우가 많다.

⑮ 간장이 허한데 열증(熱症)을 겸하면 허열증(虛熱症)이 되어 혈액이 허해지고, 여자는 생리가 검어지면서 주기가 늦어지는 경우가 많다.

⑯ 신장이 허한데 열증(熱症)을 겸하면 양기가 부족해져 조루증·요통·신경통이 따르고, 골수가 마르고, 치아가 흔들리며 부서지는 경우가 많다.

3. 허증(虛症)을 다스리는 방법

① 족삼리(足三里)·기해(氣海)·단전(丹田) 등에 뜸을 한다.

② 허증(虛症)에는 절대 침을 놓거나 사혈을 하면 안 된다. 일부 사람들이 침을 보법(補法)으로 쓴다며 아무 지장이 없다고 주장하는데 어불성설이다. 아무리 건강한 장정이라도 1주일 정도 계속 침을 맞는다면 어지러움을 느끼고 심하면 쓰러지기도 한다. 침에는 보법(補法)이 없다. 오직 사법(瀉法)만 있다는 것을

명심해야 한다.

4. 허증(虛症)을 다스리는 식품과 약재

허증(虛症)을 다스리는 식품이나 약재는 대개 열성이거나 단맛을 내는 것들이다. 열성식품은 살이 찔 염려는 적으나 보충하는 기능을 하므로 장이 냉한 사람이 많이 먹으면 살이 찔 수도 있다. 열성(熱性)·온성(溫性)·미온성(微溫性)·평성(平性) 식품과 약재를 참고하기 바란다.

1) 단맛 식품과 약재

단맛은 전통의학적인 측면에서는 보양과 완화작용을 하면서 건조한 것을 윤택하게 하므로 허증(虛症)이나 허약한 체질에 쓴다. 그리고 현대의학적인 측면에서는 당류와 당 알코올이 지닌 맛으로 대부분 체내에서 열량을 만들며 통증을 완화시키는 역할을 한다.

가지, 가시연밥, 감, 감국, 감자, 감귤, 감초, 개미취, 개느릅나무 껍질, 검정콩, 결명자, 고구마, 고사리, 곽향, 구기자, 골풀, 꿀, 냉이, 노간주나무, 녹용, 녹두, 누런콩, 누에, 당근, 달개비, 당귀, 대나무 잎, 더덕, 동과, 두부, 둥굴레, 동충하초, 두충, 땅콩, 띠 뿌리, 마, 마름, 말린 누에, 머위꽃, 무, 무 씨, 메밀, 멧대추 씨, 맥문동, 메꽃, 목이버섯, 미나리, 밀, 말오줌나무, 민들레, 박주가리 씨, 밤, 배, 배추, 백합, 백복령, 보리, 복숭아나무 잎·가지, 복분자, 붓꽃 씨, 붓꽃나무 뿌리, 부들꽃가루, 뽕나무겨우살이, 뽕나무 잎·껍질·열매, 사과, 사탕수수, 사프란, 산변두(山片豆), 산사나무, 살구, 삼능(三稜), 삼칠초 뿌리, 삽주 뿌리, 삼지구엽초, 송이버섯, 수수, 수박, 시금치, 새삼 씨, 상황버섯, 생지황, 싸리나무 씨, 석곡, 소두구(小豆蔻), 속단, 소나무 가지, 숙지황, 승마, 쌀, 양배추, 양파, 엉겅퀴, 연 뿌리, 완두콩, 오이, 옥수수, 우유, 육계, 율무, 은행, 은행나무 잎, 인동, 인동꽃, 으름덩굴, 연꽃 씨, 영지버섯, 오미자, 옥수수 수염, 용안육, 원추리, 오리나무더부살이, 인삼, 자귀나무 껍질, 지치, 잣나무, 저령, 작두콩, 조, 조릿대 잎, 죽여, 죽순, 질경이, 참나리, 참가시나무, 참느릅나무 껍질, 참외, 찹쌀, 천마(天麻), 천문동, 청미래덩굴, 칡 뿌리·꽃, 콩, 택사, 토마토, 토란, 팥, 한련초, 함초(鹹草), 해마, 해바라기, 살구 씨, 헛개나무, 호박, 홍화 씨, 황기.

2) 허증(虛症)을 다스리는 식품과 약재

가리륵 열매, 가시연밥, 감국, 감초, 개나리 열매, 거북이 등껍질, 검정콩, 결명자, 계내금, 고량강, 고비, 골풀, 광나무 열매, 교이(餃飴), 구기자, 구기자나무 껍질, 구절초, 금앵자, 기장, 깨, 깽깽이풀, 남가새 열매, 넉줄고사리, 녹각교, 녹각상, 녹용, 녹두, 누에나방, 닥나무 씨, 단삼, 단향, 당귀, 대나무 진액, 대추, 대회향, 대합조개, 더덕, 동충하초, 두충, 두꺼비 기름*, 띠 뿌리, 둥굴레, 말린 둥굴레 뿌리, 마, 마늘, 말린 생강, 말린 쉽싸리 잎과 줄기, 맥문동, 메뚜기, 멧대추 씨, 모려분, 목향, 물소의 뿔, 물방개, 물개의 음경과 고환, 밀몽화, 반하*, 밤, 벌꿀, 벼 뿌리, 보두(寶豆)*, 복분자, 복령, 복신, 부추 씨, 부자*, 부들꽃가루, 뽕나무겨우살이, 사람의 태반, 사상자(巳

床子), 사인, 산수유, 살모사, 살구 씨, 삼지구엽초, 삽주 뿌리, 삼칠초, 상표초, 새삼 씨, 생지황, 석곡, 석위, 쇠무릎, 속단, 쇄양, 숙지황, 아교주, 알로에 진액, 양기석, 양・염소의 음경, 엉겅퀴, 연꽃 씨, 영지버섯, 오가피, 오골계, 오디, 오리나무더부살이, 오미자, 오수유, 오약, 용골, 용안육, 우황, 울금, 웅담, 원지, 육계, 율무, 은행나무 잎, 인삼, 익지, 자귀나무 껍질, 자라 등껍질, 작약, 잣, 조릿대 잎, 전복껍질, 정향, 조구등, 조롱이, 주사(珠砂), 죽여, 지치, 진득찰, 진주, 참개구리, 참나리, 참깨, 창포, 천궁, 천마(天麻), 천문동, 초과, 초두구, 초피나무 열매의 껍질, 치자, 침향, 택사, 탱자, 파고지, 파극, 하눌타리, 한련초, 해마, 해삼, 현삼, 호두, 호랑이 뼈, 호박(琥珀), 호로파, 호황련, 홍합, 회화나무꽃, 회향, 황기, 후추, 흰작두콩.

4. 실증(實症)

실증(實症)이란 꽉 차거나 넘쳐 기준을 초과하는 것으로 굳거나 붓거나 뭉치는 것을 말한다. 예를 들면 음식을 먹고 체하거나 혈압이 높거나 열이 많거나 냉이 많거나 혹이 생기는 것 등을 말한다.

1. 실증(實症)의 원인

실증(實症)은 위치와 증세에 따라 모두 다르기 때문에 일일이 나열하기 어려우나 정리해 보면 다음과 같다.

① 폭식을 하면 실증(實症)이 생길 수 있다.

② 신경을 많이 쓰거나 속이 상해서 혈압이 올라가면 실증(實症)이 생길 수 있다.

③ 감기에 걸려 열이 올라가면 실증(實症)이 생길 수 있다.

④ 운동을 무리하게 하여 근육이 단단하게 굳으면 실증(實症)이 생길 수 있다.

⑤ 암이나 혹이 생겨 근육이 부풀면 실증(實症)이 생길 수 있다.

⑥ 기가 충만하면 실증(實症)이 생길 수 있다.

2. 실증(實症)의 영향

실증(實症)의 영향 역시 발병원인이 모두 다르기 때문에 한마디로 설명하기는 어려우나 예를 들면 다음과 같다.

① 혈액이 실하면 목이 뻣뻣하며 무겁고, 머리가 아프고, 오래 걸으면 종아리나 허벅지의 근육이 굳어 통증이 따르고, 다리에 쥐가 나고, 신경을 많이 쓰면 열이 올라 가슴이 답답하며 아프고, 한숨을 잘 쉬고, 몸이 붓거나 무거워 활동하기 어려운 경우가 많다.

② 위장이 실하면 항상 배가 부른 것 같아 때가 지나도 허기를 느끼지 못하고, 윗배가 붓고, 위암에 걸리고, 위장이 굳어 소화가 안 되는 경우가 많다. 만일 기까지 뭉치면 곽란이나 소화불량이 되거나 속이 답답하다.

③ 대장이 실하면 대소변이 불규칙하고, 대장염 · 대장암 · 변비 ·

치질이 생길 수 있다.

④ 소장이 실하면 아랫배가 항상 팽만하고, 장이 굳어 음식이 더디게 내려가고, 장암 등이 생길 수 있다. 물론 허증(虛症)도 장운동을 어렵게 만든다. 부족한 것도 좋지 않고 넘치는 것도 좋지 않으니 항상 적당하게 유지하는 것이 좋다.

⑤ 쓸개가 실하면 담석증이나 담낭염이 생길 수 있다.

⑥ 방광이 실하면 아랫배가 터질 것 같고, 소변을 보기 어려운 경우가 많다.

⑦ 비장이 실하면 배가 팽만해지고, 옆구리가 아프고, 활동이 둔하고, 소화가 안 되는 경우가 많다.

⑧ 심장이 실하면 잘 웃고, 가슴에 통증이 있고, 옆구리와 겨드랑이 밑이 답답하며 아픈 경우가 많다. 만일 기까지 뭉치면 호흡장애를 일으켜 위급한 상황이 되기도 한다.

⑨ 폐장이 실하면 숨이 차면서 목이 쉬고, 가슴이 답답하여 하늘을 보면서 숨을 쉬고, 천식이 생길 수 있다. 만일 기까지 뭉치면 숨이 차며 천식이 생길 수 있다.

⑩ 간장이 실한데 열증(熱症)을 겸하면 간염이나 간경화가 따르고, 양쪽 옆구리부터 아랫배까지 당기며 아픈 경우가 많다.

⑪ 신장이 실한데 열증(熱症)을 겸하면 시도때도 없이 발기되는 경우가 많다.

3. 실증(實症)을 다스리는 방법

① 실증(實症)은 모두 사법(瀉法)으로 다스려야 하는데, 외과적인

것은 침으로 사혈(瀉血)을 하는 것이 좋다. 만일 오장이나 육부에 실증(實症)이면 장부에 따라 각각 다르게 치료해야 한다.

② 위장의 실증(實症)이 음식에 체한 것이 원인이면 우선 소화제를 먹는 것이 좋고, 위장이 부은 것이 원인이면 위장의 열을 내려주면서 염증치료제를 같이 쓰는 것이 좋다.

③ 폐가 실증(實症)과 열증(熱症)을 겸하여 숨이 차면 폐의 열을 내려주는 약재와 폐의 실증(實症) 원인을 다스리는 약재를 써야 한다.

④ 심장에 실증(實症)이 생겨 가슴이 답답하면 심장의 열을 내려주면서 안정시키는 식품이나 약재를 써야 한다.

4. 실증(實症)을 다스리는 식품과 약재

실증(實症)을 다스리는 재료들은 대개 찬 성분이거나 기를 소통시키거나 사하제나 이뇨제이고, 대개 맛이 쓴 것들이니 열증(熱症)을 다스리는 식품과 약재를 참고하기 바란다.

1) 장의 실증(實症)을 다스리는 식품과 약재

뭉치거나 단단하게 굳은 것을 풀어주는 식품과 약재들이다.

감나무 잎, 감자, 강낭콩, 고구마, 고비, 고사리, 귤, 귀리, 꿀, 꼭두서니, 냉이, 녹두, 녹차, 다래, 다시마, 당근, 대추, 더덕, 도라지, 돼지고기, 두릅, 땅콩, 마늘, 메밀, 무화과, 미나리, 미역, 보리, 배, 부추, 비트, 사과, 살구차, 삼백초, 샐러리, 소라, 송이버섯, 수박, 수수, 순무,

쑥, 쑥갓, 시금치, 아스파라거스, 오이, 완두콩, 우엉, 우렁, 율무, 자두, 작두콩, 잣, 참깨, 참외, 콩, 콩나물, 키위, 크림, 토란, 톳, 팥, 피마자, 피망, 해바라기 씨, 호박 씨.

2) 윤장(潤腸)·기통(氣通)·사(寫)시키는 약재

윤장(潤腸)이란 장을 윤택하게 해주는 것을 말한다. 장이 윤택하면 장에서 발생하는 여러 가지 질병을 예방할 수 있고 대변도 원활해진다. 기통(氣通)이란 기를 원활하게 소통시키는 것을 말한다. 기가 원활하게 소통하면 모든 장의 기능이 원활하며 활발해져 여러 가지 질병을 예방할 수 있고, 머리가 맑아지며 손발 등에 불편함이 없다. 속말에 기가 막혀 죽겠다는 말이 있는데 기가 원활하게 통하지 못하면 위험하다는 뜻이다.

감국, 강활, 결명자, 구릿대 뿌리, 꿀풀, 나팔꽃 씨, 단너삼, 당귀, 둥굴레, 맥문동, 민들레, 복숭아나무, 복숭아나무 잎, 봉선화 씨, 산변두(山片豆), 살구 씨, 생지황, 석곡, 소루쟁이, 알로에 진액, 연꽃 씨, 오가피, 오리나무더부살이, 용담초, 지치, 조롱이, 차조기 씨, 천문동, 치커리, 탱자, 패랭이꽃, 하눌타리 씨, 한련초, 함초(鹹草), 호장근.

3) 장의 실증(實症)을 풀어 대소변을 보게 하는 약재

장이 실하면 여러 가지 질병이 발생한다. 예를 들어 방광이 실하면 소변을 보기 어려워지는데 방광에 열증(熱症)이나 한증(寒症)이나 기실증(氣實症)이 있기 때문이다. 만일 열증(熱症) 때문이라면 방광의 열을 내리는 약재를 쓰고, 한증(寒症) 때문이라면 방광을 따뜻하게 해주는 약재를 쓰고, 기실증(氣實症) 때문이라면 방광의 기를 소통시키는 약재를 써야 한다.

가시연밥, 감수*, 개구리밥, 개나리 열매, 개느릅나무 껍질, 개미취, 갯완두, 결명자, 골풀, 귤 껍질, 긴병꽃풀, 까마중, 깽깽이풀, 꽈리나무, 꿀풀, 나팔꽃 씨, 남가새 열매, 노간주나무, 다닥냉이 씨, 닥나무 씨, 단너삼, 달개비, 당귀, 대극*, 대나무 잎, 대복피, 도룡뇽, 두충, 등대풀*, 땅강아지, 띠 뿌리, 마가목, 마디풀, 마황(麻黃), 말오줌나무, 맥문동, 메꽃, 메밀, 며느리배꼽, 모시풀 뿌리, 민들레, 방기, 백복령, 복분자, 부들꽃가루, 붓꽃, 비단풀, 비파나무 잎, 뽕나무 껍질·열매·잎, 산변두(山片豆), 살구 씨, 삼백초, 삼지구엽초, 삽주 뿌리, 석위, 쇠무릎, 쇠비름, 말린 쉽싸리 잎과 줄기, 승마, 싸리나무 씨, 아욱 씨, 애기수영, 약모밀, 약쑥, 옥수수 수염, 완화*, 용담초, 욱이인(郁以仁), 원추리, 육계, 율무, 익모초, 인동, 인진쑥, 으름덩굴, 말린 으름덩굴 줄기, 은행, 자리공 뿌리*, 저령, 적작약, 제비꽃, 조릿대 잎, 주목, 쥐방울덩굴, 지렁이, 지치, 진범(秦凡), 질경이, 질경이 씨, 쪽, 참빗살나무, 참가시나무, 청미래덩굴, 측백나무 잎, 치자, 칡 뿌리, 택사, 패랭이꽃, 하늘타리 씨, 해바라기, 향유, 헛개나무, 호박(琥珀), 호장근, 활석, 황금(黃芩), 황기, 회향.

4) 해열이나 이뇨로 사(瀉)시키는 약재

개구리밥, 달개비, 빼꾹채, 시호, 칡 뿌리, 해란초, 황금(黃芩).

5. 기증(氣症)

기(氣)는 힘과는 다른 것이다. 힘이 겉으로 나타나는 무력이라면 기(氣)는 마음이며 정성으로 정신에 의하여 생성 소멸된다고 할 수 있다. 음식의 영양분에 의하여 혈(血)이 생기고, 그 혈(血)에 의하여 기(氣)가 생긴다.

기(氣)와 혈(血)은 음양(陰陽)의 관계인데 기(氣)는 양(陽)에 해당하고, 혈(血)은 음(陰)에 해당한다. 기(氣)가 성하면 혈(血)이 따르고, 혈(血)이 흐르는 곳에 기(氣)가 발생한다. 『의학입문(醫學入門)』에서는 기(氣)는 신장에서 생겨 폐장에서 활용된다고 하였다.

그리고 기(氣)는 쓰면 쓸수록 더 생기고 쓰지 않으면 약해진다. 예를 들어 운동을 계속하면 필요한 기(氣)가 생기지만 운동을 하지 않으면 기(氣)가 시들해져 물건 하나 들기도 힘들 정도로 힘이 없어지는 것과 같다. 기(氣)는 인체의 머리에서 발끝까지 미치지 않는 곳이 없고, 모든 병은 기(氣)에서 시작된다고 할 수 있다.

1. 기증(氣症)의 원인

① 속이 상하거나 기분이 나쁘거나 충격을 받거나 걱정이 많으면 기증(氣症)이 생길 수 있다.

② 무리하게 일을 하거나 정신을 많이 쓰면 기증(氣症)이 생길 수 있다.

③ 과로하거나 피로가 쌓이면 몸에 기가 떨어져 기증(氣症)이 생길 수 있다.

④ 기운동을 하다 기가 올라가면 기증(氣症)이 생길 수 있다.

2. 기증(氣症)의 영향

기증(氣症)은 기(氣)가 너무 많아 병이 된 경우와 부족해서 병이 된 경우를 구분해야 한다. 기(氣)가 많아 병이 된 것을 기실증(氣實症)이라 하고, 기(氣)가 부족해서 병이 된 것을 기허증(氣虛症)이라 한다.

① 몸에 기가 부족하면 몸이 항상 무겁고 피곤하여 활동하기를 싫어하는 경우가 많다. 몸에 기가 많으면 피로를 모르고 매사에 적극적이며 활동적이다.

② 근육에 기가 부족하면 운동이나 걷기가 어려워지고, 심하면 살이 호박처럼 탄력이 없으면서 찌는 경우가 많다. 근육에 기가 많으면 근육에 탄력이 있고 건강하다.

③ 골수에 기가 부족하면 뼈가 약해져 잘 부러질 수 있다. 골수에 기가 많으면 골수가 튼튼하며 전염성 질병에 강하다.

④ 손발에 기가 부족하면 팔다리를 움직이기 어려운 경우가 많다. 손발에 기가 많으면 활동력이 강하고 매사에 자신감이 있으나 성격이 욱한 경우도 많다.

⑤ 눈에 기가 부족하면 눈이 흐리멍텅하고, 시력이 떨어지고, 근시나 난시가 되는 경우가 많다. 눈에 기가 많으면 눈망울이 튀어나오기도 한다.

⑥ 머리에 기가 부족하거나 많으면 항상 머리가 무거우면서 맑지

않고 피로를 많이 느낄 수 있다.

⑦ 위장에 기가 많으면 트림을 많이 하고, 위장이 항상 부은 것 같다. 위장에 기가 부족하면 소화불량·식곤증·포만감·위장무력증·위하수가 따를 수 있다.

⑧ 쓸개에 기가 많으면 담석증이나 담낭염이 따른다. 쓸개에 기가 부족하면 담즙이 잘 분비되지 않아 육식을 소화하기 어렵고, 겁이 많은 경우가 많다.

⑨ 방광에 기가 많으면 복부가 항상 팽만하다. 방광에 기가 부족하면 소변을 자주 보면서 소변에 힘이 없고 소변을 보아도 잔뇨감이 있는 경우가 많다.

⑩ 비장에 기가 많으면 소화가 너무 잘 되어 많이 먹어도 허기를 느낀다. 비장에 기가 부족하면 식곤증을 느끼는 경우가 많다.

⑪ 심장에 기가 많으면 맥박수가 증가하고 혈압이 높아지므로 중풍이나 뇌혈관을 조심해야 한다. 성격이 욱하면서 급한데 심하면 일단 일을 저질러놓고 보는 성향이 있다. 심장에 기가 부족하면 맥박에 힘이 없고, 항상 불안하며 겁이 많고, 매사에 자신과 의욕이 없는 경우가 많다.

⑫ 폐장에 기가 많으면 운동을 조금만 해도 숨이 차고, 호흡이 곤란하고, 매사에 의욕이 없고, 항상 피곤하며 감기에 잘 걸린다. 폐장에 기가 부족하면 호흡이 곤란하며 가늘, 감기 등 전염성 질병에 잘 걸린다.

⑬ 간장에 기가 많으면 간종대·늑간통증·늑막염 등이 따른다. 간장에 기가 부족하면 담즙이 잘 만들어지지 않아 육식을 소화하

기 어려운 경우가 많다.

⑭ 신장에 기가 많으면 양기가 넘쳐 이성을 탐하는 경향이 많다. 신장에 기가 부족하면 양기가 없어 이성을 두려워하고, 매사에 의욕이 없고, 허리에 통증이 나타나고, 소변에 힘이 없거나 참기 어렵고, 습담이 섞여 나오는 경우가 많다.

⑮ 소장에 기가 많으면 배꼽 주위가 단단하며 통증이 따른다. 소장에 기가 부족하면 아랫배에 힘이 없어 허리가 굽거나 탈장이 되기도 한다.

⑯ 대장에 기가 많으면 심한 변비나 치질이 따른다. 대장에 기가 부족하면 대변에 힘이 없거나 대변을 조절하지 못해서 방귀만 뀌어도 대변이 나오는 경우가 많다.

3. 기증(氣症)을 다스리는 방법

① 기는 온몸을 돌기 때문에 어디서 어떻게 나타나는가를 알아야 한다. 그리고 기로 인하여 생긴 병은 기로 풀어주는 것이 가장 정확하며 빠른 치료법이다. 예를 들어 기분이 우울하여 생긴 병이면 기분전환을 하는 것이 가장 효과적인 방법이다.

② 기의 운행을 돕고 기를 소산시킬 수 있는 약재를 쓴다.

4. 기증(氣症)을 다스리는 식품과 약재

1) 기체(氣滯) · 강기(降氣) · 이기(利氣)를 다스리는 식품과 약재

감 꼭지, 감송, 강진향, 계수나무 열매, 곽향, 귤 씨 · 잎 · 껍질, 기장, 단향, 담배나무, 대복피, 메꽃, 목향, 민들레, 바닷말, 백두구, 범부채, 보두(寶豆)*, 사인, 소태나무 열매, 안식향, 여지핵(荔枝核), 오동나무 씨, 오약, 욱이인(郁以仁), 유자, 지각(枳殼), 질경이 씨, 차조기 씨, 천남성*, 침향, 탱자, 향부자*, 후박나무 껍질, 후추.

2) 보기(補氣) · 정력 · 정혈 · 자양 · 강장 · 강정 · 보신 · 정력을 다스리는 식품과 약재

가시연밥, 감초, 강낭콩, 개의 음경, 거북이 등껍질, 검정콩, 고비, 교이(餃飴), 구기자, 구절초, 깨, 낙지, 녹각, 녹각교, 녹각상, 녹용, 누런 개의 음경, 누에나방, 다래, 당귀, 대추, 대합조개, 더덕, 도라지, 독활, 동충하초, 두충, 둥굴레, 말린 둥굴레 뿌리, 둥굴레술, 두릅나무 껍질, 마, 마가목 씨 · 껍질, 마늘, 마름, 맥문동, 메뚜기, 물개의 음경과 고환, 미꾸라지, 민트, 밤, 벌꿀, 복분자, 부자*, 부추 씨, 뻐꾹채, 사람의 태반, 사상자(巳床子), 산수유, 삼지구엽초, 삽주 뿌리, 상표초, 새삼 씨, 말린 생강, 석위, 세이지, 소루쟁이, 쇠무릎, 속단, 쇄양, 숙지황, 승마, 아스파라거스, 야관문(夜關門), 양기석, 양 · 염소의 음경, 양파, 약쑥, 엉겅퀴, 연꽃 씨, 연 뿌리, 영지버섯, 오가피, 오미자, 오리고기, 오리나무더부살이, 오약, 용안육, 육계, 익지인, 인삼, 자주쓴풀, 잣, 정향, 조롱이, 조릿대 잎, 참개구리, 참깨, 참꼭두서니, 천문동, 치커리, 침향, 큰조롱이, 파고지, 파극, 피망, 해마, 해삼, 호로파, 호두, 홍합, 황기, 회화나무, 흰작두콩.

6. 한열허실기(寒熱虛實氣)의 침구법(針灸法)

1. 침구법(針灸法)

① 한증(寒症)에는 뜸이 마땅하나 열증(熱症)에는 절대 뜸을 하면 안 된다.

② 실증(實症)은 덜어야 하고 허증(虛症)은 보해야 한다. 따라서 실증(實症)이면 사혈을 할 수 있으나 허증(虛症)이면 절대 사혈을 하면 안 된다.

③ 기실증(氣實症)이면 빼는 것이 마땅하고 기허증(氣虛症)이면 뜸을 하거나 약으로 보해야 한다. 만일 반대로 시술하면 부작용이 매우 크니 주의해야 한다.

④ 허증(虛症)과 실증(實症)을 구분하는 방법은 여러 가지가 있으나 맥을 보는 것이 가장 안전하다. 대맥(大脈)·홍맥(洪脈)·삭맥(數脈)·실맥(實脈)·부맥(浮脈) 등이 잡히면 실증(實症)으로 보고, 침맥(沈脈)·허맥(虛脈)·활맥(滑脈)·미맥(微脈)·지맥(遲脈) 등이 잡히면 허증(虛症)으로 본다.

2. 침구법(針灸法)에서 주의할 점

① 사혈(瀉血)은 출혈이 아니다. 사혈은 아시혈, 즉 압통점의 깊이를 재서 압통점까지 침을 놓는 것을 말한다. 발침 후 부항기 등을 이용해서 피를 뽑거나 어혈이 저절로 빠지게 하는 것이다.

② 아시혈이 아닌 경락이나 압통점에서 사혈을 할 때는 피부를 자극하는 방법을 쓰는데 이것을 점자출혈이라 한다. 몇 차례 좆은

후 출혈시키는 방법으로 하는데 피가 약간 비칠 정도로만 해야 한다. 피를 무리하게 뽑는 것은 사혈이 아니라 출혈로 보아야 한다.

③ 어떤 통증이라도 뜸을 할 때는 곱게 간 초피나무 열매의 껍질에 초를 넣고 개어 약떡을 만들어 압통점에 놓고 쑥으로 뜸하면 통증이 즉시 사라진다. 이것을 천초구법(川椒灸法)이라 하는데 『기사회생(起死回生)』에 나와 있는 비법이다.

④ 혈액이 허해서 기절했을 때는 뜸을 하면 안 된다. 잘못하면 놀래서 울거나 큰소리를 치면서 돌아다니다 허기가 올라와 죽는 경우도 있다. 또 몸에 열이 있을 때도 뜸을 하면 안 된다.

3. 질병과 뜸하는 위치

우리의 전통의술인 뜸은 아무 곳에나 함부로 하지 않는다. 뜸은 상처를 내지 않고 몇 군데 하는 것만으로도 질병을 90% 이상 치료할 수 있다.

① 백회(百會) : 혈액순환장애 · 고혈압 · 동맥경화 · 중풍 · 기미 · 주근깨 · 안면근육경직 · 오십견 · 수족냉증 등이나 얼굴이 거칠거나 핏기가 없을 때, 각종 관절이 굳거나 통증이 있을 때, 코피가 날 때, 추위를 많이 탈 때, 눈이 흐리거나 시력이 약할 때.

② 중완(中脘) : 소화불량 · 위장기능저하 · 식욕부진 · 오심구토 등.

③ 신궐(神闕 : 배꼽) : 양기부족 · 혈액순환장애 · 자궁냉증 · 불임 · 대하 · 생리불순 · 장냉증 · 장염 · 설사 · 비만 · 복통 · 기미 · 주근깨 · 거친피부 · 요통 · 소변불통 · 담석 · 부종 등.

미 · 주근깨 · 거친피부 · 요통 · 소변불통 · 담석 · 부종 등.

④ 단전(丹田) : 양기부족 · 자궁냉증 · 불임 · 대하 · 생리불순 · 하복부냉증 · 불감증 · 비만 · 설사 · 하지무력증 · 혈액순환장애 · 냉습 · 관절굴신 · 피로 · 소변불통 · 부종 등이나 추위를 탈 때.

⑤ 요추(腰椎) : 요통 · 하지무력증 · 하지마비 · 장냉증 · 좌골신경통 · 디스크 · 자궁냉증 · 불임 등.

⑥ 신주(身柱)와 대추(大椎) : 피로회복 · 신경통 · 불면증 · 오십견 등에 하는데 혈압이나 중풍이 있으면 약하게 한다.

⑦ 잔중(膻中) : 신경성질환 · 불면증 · 오십견 등.

⑧ 혈해(血海) : 불감증 · 성욕강화 · 불임 · 생리통 · 냉증 · 자궁질환 · 요통 등.

2장. 장부(臟腑)

장부란 오장과 육부를 합쳐서 부르는 말이다. 오장은 심장·간장·비장·신장·폐장을 말하는데, 항상 일정한 힘으로 정해진 일을 꾸준하게 반복하는 기관이라고 할 수 있다. 마치 전류가 정해진 힘으로 정해진 양만을 꾸준히 보내는 것과 같다. 만일 무리하게 많은 양을 보내거나 끌어오려고 하면 과부화가 걸려 사고가 생기는 것처럼 오장도 무리하면 부작용이 생겨 질병이 생길 수 있다.

육부는 위장·쓸개·소장·대장·방광·삼초를 말하는데, 삼초는 실제 있는 장이 아니라 인체를 편의상 상·중·하로 구분한 것이다. 육부는 창고와 같이 들어오면 차 있다가 나가면 비는 형태가 된다. 예를 들어 위장은 음식을 먹으면 가득 찼다가 소화시킨 후에는 비게 되고, 방광은 소변이 있으면 가득 찼다가 배출하면 비는 것처럼 들고나는 것이 정해진 것을 부(腑)라 한다.

소문육절장상논운(素問六節藏象論云) 심위군주이속양(心爲君主而屬陽) 주생만물(主生萬物) 우속화통어하(又屬火通於夏) 위양중지태양(爲陽中之太陽) 폐속금(肺屬金) 이태음지기(以太陰之氣) 거양분(居陽分) 위양중지태음(爲陽中之太陰) 신위위지관(腎爲胃之關) 위거해자개규이름(位居亥子開竅二陰) 위음중지소음(爲陰中之少陰) 간위통어춘기(肝爲通於春氣) 발생지시고(發生之始故) 양중지소양(陽中之少陽) 담소양춘승지기(膽少陽春升之氣) 춘승칙여장종지(春升則餘藏從之) 비음중지지음(脾陰中之至陰) 분왕사계(分王四季) 위대장소장삼초방광(胃大腸小腸三焦膀胱) 위육부(謂六腑) 개통어비이지음야(皆通於脾而至陰也) 차육부(此六腑) 위창름(爲倉廩) 전화조박(轉化糟粕) 기화재진정기(其華在津精氣)

소문편 6절 장상논왈. 심장은 군주이며 양에 속하고, 만물을 생하며 주관하고, 화에 속하며 여름과 통하고, 양 중에서도 태양에 해당한다. 폐는 금에 속하며 태음의 기이고, 양 가운데서도 태음에 해당한다. 신장은 위장과 연결되어 있고, 해자방에 있으며 전후의 이음과 통하고, 음 가운데서도 소음에 해당한다. 간장은 봄과 통하며 생명이 소생하는 시작이고, 양 중에서도 소양에 해당한다. 쓸개는 소양의 봄기운을 따라 오르는 기로 봄의 기가 오르면 넉넉하게 저장해둔다. 비장은 음 중의 음이며 사계절을 나눈다. 위장・대장・소장・삼초・방광은 모두 비장으로 통하며 음에 속한다. 이 육부는 창고와 같은데 거친 음식을 소화시키고 그 진액은 정기가 된다.

내경왈(內經曰) 인신지장부중(人身之臟腑中) 음양칙장자위음(陰

陽則臟者爲陰) 부자위양(腑者爲陽) 간심비폐신오장개위음(肝心脾肺腎五臟皆爲陰) 담위대장소장방광삼초(膽胃大腸小腸膀胱三焦) 육부개의양(六腑皆爲陽)

내경왈. 장부는 음양으로 구분하는데 장은 음에 속하고 부는 양에 속한다. 따라서 오장인 간장·심장·비장·폐장·신장은 음이고, 육부인 쓸개·위장·대장·소장·방광·삼초는 양이다.

1. 심 장

심장이 멈추면 바로 죽음에 이르는 것처럼 심장은 인체에서 가장 중요한 기관이다. 심장은 혈액이 인체에 골고루 퍼지도록 펌프역할을 하고, 산소를 공급하면서 불순물이나 가스 등을 운반하여 외부로 배출시킬 수 있는 일을 한다. 따라서 심장의 기능이 떨어지면 혈액순환장애로 인한 질병이 생길 수 있다.

1. 심장질환의 원인

① 신경을 많이 쓰거나 속이 많이 상하면 발생할 수 있다.

② 몸에 영양분이나 혈액이 부족하면 발생할 수 있다.

③ 갑자기 놀라거나 충격을 받으면 발생할 수 있다.

④ 많이 긴장하거나 불안하면 발생할 수 있다.

⑤ 감기 등의 열병을 치료하지 않으면 발생할 수 있다.

2. 심장의 한열허실기(寒熱虛實氣)

심장질환은 열증(熱症)·허증(虛症)·기증(氣症)으로 인하여 생긴다.

① 열증(熱症) : 심장에 열이 있으면 상기가 잘 되어 혈압이 오르고, 인내심이 부족하고, 견비통·경항통·목 디스크가 따르고, 입이 건조해져 혀가 붓거나 갈라지거나 백태나 황태가 끼고, 입에서 쓴 냄새가 나고, 협심증처럼 가슴에 통증이 있고, 호흡이 곤란하다.

② 허증(虛症) : 심장이 허하면 불안하며 가슴이 두근거린다. 안정제를 쓰면 더 치료하기 어렵고 병이 깊어진다. 처음에는 더딘 것 같아도 혈액을 보하는 약재를 쓰면 결국에는 안정되어 편안해진다.

③ 기증(氣症) : 기허증(氣虛症)이면 두려움이 많아 매사에 자신이 없고, 정신이 나태하며 피로를 많이 느끼고, 혈액순환에 장애가 생겨 질병이 많이 생기고, 저혈압·치매·수족마비·우울증·의욕상실 등이 따를 수 있다. 기실증(氣實症)이면 협심증처럼 통증이 따르고, 혈압이 높으며 상기되고, 가슴이 답답하며 숨이 차고, 호흡에 어려움이 따를 수 있다.

3. 심장질환을 다스리는 방법

심장에 문제가 생기면 우선 마음을 편안하게 하는 것이 좋다. 심호흡을 크게 하거나 냉수를 마시거나 마음에 담아둔 것을 털어놓거나 소리를 크게 지르거나 실컷 울어본다. 그러나 이것은 순간적인 위기를 넘기는 방법이고 근본적인 치료는 약을 써서 심장의 기를 억제해야 한다. 만일 열증(熱症)이나 기증(氣症)에 의한 증세인데 잘못 판단하여 뜸을 하면 매우 위험하니 각별히 주의해야 한다.

4. 심장에 대한 의서의 내용

심자일신지주(心者一身之主) 군주지관(君主之官) 형여미개연화(形如未開蓮花) 거폐하간상시야(居肺下肝上視也) 심유칠규규(心有七規竅) 이응북두칠성(以應北斗七星) 우유삼모(又有三毛) 이응삼태(以應三台) 심지성칙(心至誠則) 천무불응(天无不應)

심장은 몸의 주인이며 군주이다. 형상은 피지 않은 연꽃과 같고, 위치는 폐장 아래 간장 위에 있다. 7개의 구멍은 북두칠성에 응하고, 3개의 털은 삼태성에 응한다. 그래서 마음으로 지성을 드리면 하늘이 응하지 않는 것이 없다.

심기허칙비(心氣虛則悲) 실칙소불휴(實則笑不休) 심실칙흉중통(心實則胸中痛) 협지만(脅肢滿) 협하통(脅下痛) 응배(應背) 견갑간통(肩胛間痛) 심고완(心苦緩) 급식산이수지(急食酸以收之)

심장의 기가 허하면 우울해지고, 실하면 웃음이 그치지 않는다. 심장이 실증이면 가슴에 통증이 있고, 옆구리와 겨드랑이 밑이 답답하면서 통증이 있고, 가슴과 등과 어깨 사이에 통증이 있다. 심장박동이 느슨하여 고통스러우면 급히 신것을 먹어 수습해야 한다.

신위일신지주(神爲一身之主) 신통칠정상칙위병(神統七情傷則爲病) 심장신위(心臟神爲) 일신군주(一身君主) 통섭칠정(統攝七情) 수초만기(酬酢萬機) 칠정의노우사비경공야(七情喜怒憂思悲驚恐也)
정신은 몸의 주인이며 칠정을 통솔하므로 정신이 상하면 병이 된다. 심장은 정신을 간직하며 칠정을 통섭하고, 모든 기능과 기교를 만든다. 칠정이란 희·노·우·사·비·경·공의 감정을 말한다.

경계증(驚悸症) 강목왈(綱目曰) 경자(驚者) 심졸동이불녕(心卒動而不寧) 계자심도동이파경(悸者心跳動而怕驚)
강목왈. 경증은 심장이 갑자기 뛰어 편안하지 못한 것이고, 계증은 심장이 뛰어 두려우며 놀래는 병이다.

정충증(怔忡症) 심중도동불안(心中跳動不安) 척척연여인장포자시야(惕惕然如人將捕者是也)
정충증은 마음이 요동하여 불안한 병이다. 두렵고 무섭기가 장수가 포로로 잡힌 것과 같다.

건망증(健忘症) 위사유시무종(爲事有始无終) 언담부지수미(言談不知首尾) 차위병명(此爲病名)
건망증은 일이 시작은 있으나 끝이 없고, 말을 할 때 시작과 끝을 알 수 없는 병이다.

전간증(癲癎症) 태모유소대경(胎母有所大驚) 기상영자발위전질

(氣上令子發爲癲疾) 입문왈간유오(入門曰癎有五) 간왈계간(肝曰鷄癎) 심왈마간(心曰馬癎) 비왈우간(脾曰牛癎) 폐왈양간(肺曰羊癎) 신왈저간(腎曰猪癎) 이병상우류고(以病狀偶類故) 위명기실(爲名其實) 담화경삼자이기(痰火驚三者而已)

전간증은 임신 중에 크게 놀란 일이 있으면 기가 역상되어 아이에게 전질이 발병하는 것을 말한다. 입문왈. 간질에는 5가지가 있는데 간장은 닭의 간질이요, 심장은 말의 간질이요, 비장은 소의 간질이요, 폐는 염소의 간질이요, 신장은 돼지의 간질이다. 병의 증세에 따라 분류한 명칭으로 모두 실증인데 담・화・경을 다스려야 한다.

탈영실정증(脫營失精症) 내경왈(內經曰) 상귀후천(嘗貴後賤) 명왈탈영(名曰脫營) 상부후빈(嘗富後貧) 명왈실정(名曰失精) 수불중사(雖不中邪) 병종내생(病從內生) 신체일감(身體日減) 기허무정(氣虛无精)

내경왈. 처음에는 귀하다 나중에는 천해지는 것을 탈영이라 하고, 처음에는 부유하다 나중에는 가난해지는 것을 실정이라 한다. 비록 사기로 인한 것은 아니나 병을 따라 생긴다. 몸이 날마다 작아지고 기가 부족해서 정기가 없어지는 병이다.

신병불치증(神病不治症) 영구경왈(靈樞經曰) 전질(癲疾) 구다옥말(嘔多沃沫) 기하설불치(氣下泄不治) 전간지병(癲癎之病) 사작사성자소(乍作乍醒者甦) 불식미치자사(不食迷癡者死)

영구경왈. 간질은 끈끈한 침을 많이 토하면서 아래로 기를 쏟는 병으로 치료하기 어렵다. 간질이 잠깐 발병하다 잠깐 그치면 소생할 수 있으나 먹지 못하면서 증상이 치매와 같으면 죽는다.

5. 단방(單方)

① 철장(鐵漿) : 치전간발열광주(治癲癎發熱狂走) 우치심기(又治心氣) 광심주호(狂甚走呼) 취생철치기중(取生鐵置器中) 이수침지(以水浸之) 경구취음(經久取飮) 누시누효(累試累效)

간질이나 광증이나 심장의 기를 치료할 때는 생철을 물에 오래 담가두었다가 그 물을 마신다. 누차 시험해도 누차 효과가 있다.

② 인삼(人蔘) : 안정신(安精神) 정혼백(定魂魄) 지경계(止驚悸) 개심익지(開心益智) 영인불망(令人不忘) 인삼말일냥(人蔘末一兩) 저담십분(猪膽十分) 주반화복(酒拌和服) 백일칙일(百日則日) 송천언(誦千言) 기부열택(肌膚悅澤)

인삼은 정신을 편안하게 하고, 두려움과 무서움을 사라지게 하고, 지혜롭게 만들고, 건망증을 치료하는데 좋다. 인삼 가루 40g과 돼지 쓸개 4g을 술에 섞어 먹는다. 100일 동안 복용하면 매일 천 마디의 말을 외우고, 근육과 피부가 윤택해진다.

③ 석창포(石菖蒲) : 개심공(開心孔) 치다망장지(治多忘長智) 취창포(取菖蒲) 원지우위세말(遠志右爲細末) 매복일전(每服一錢) 주음임하일삼(酒飮任下日三) 혹전복(或煎服) 영인이목총명(令人耳目聰明) 견천리외사(見千里外事)

석창포는 심장의 구멍을 열고, 건망증을 치료하고, 지혜롭게 하는 데 좋다. 석창포와 원지를 가루를 내어 1번에 4g씩 하루에 3

번 술과 함께 먹거나 달여 먹는다. 눈과 귀가 총명해져 천리 밖을 볼 수 있다.

④ 자하거(紫河車) : 주전광건망(主癲狂健忘) 정충실지(怔忡失志) 급황홀경포(及恍惚驚怖) 심신불수(心神不守) 다언부정(多言不定) 대능안심(大能安心) 양혈정신(養血定神) 증숙입약환복(蒸熟入藥丸服)

사람의 태반은 광증이나 건망증, 불안하여 정신이 없을 때, 두려움과 무서움을 많이 탈 때, 장이 안정되지 않을 때, 말이 많고 안정되지 않을 때 좋다. 쪄서 환약을 지어 먹으면 안정되고 혈을 보하며 정신을 안정시킨다.

6. 심장을 다스리는 식품과 약재

① 각종 심장질환에는 감국, 감초, 강활, 개사철쑥, 거북이 등껍질, 계수나무 열매, 골풀, 구기자나무 껍질, 구절초, 까마중, 깽깽이풀, 노박덩굴, 녹각, 녹용, 다닥냉이 씨, 단삼, 달개비, 당귀, 대나무 잎, 말오줌나무, 맥문동, 맨드라미 씨, 며느리배꼽, 목단 껍질, 목향, 몰약, 밤, 백복령, 복숭아나무 잎・가지, 부들꽃가루, 부처손, 붓꽃 씨, 비단풀, 사인, 사프란, 산오이풀, 삼능(三稜), 상황버섯, 생강나무, 생지황, 석창포, 선인장, 소나무 잎, 소루쟁이, 수국, 시호, 애기수영, 여주 열매, 여지핵(彥枝核), 연꽃 씨, 영지버섯, 오디, 오리목나무, 오미자, 용담초, 용안육, 울금, 웅담, 원지, 원추리, 육계, 엉겅퀴, 은행나무 잎, 익모초, 인동, 인동꽃, 자귀나무 껍질, 지치, 지황, 조릿대 잎, 진범(秦凡), 쪽, 참나리, 참빗살나무,

천궁, 천남성*, 초피나무 열매의 껍질, 치자, 패랭이꽃, 한련초, 함초(鹹草), 해마, 해바라기, 현호색, 호장근, 홍화, 홍화 씨, 회화나무, 회화나무꽃, 흰봉선화.

② 심장을 튼튼하게 하려면 마, 사람의 태반, 오리나무더부살이, 침향, 파극.

③ 심장의 기능을 강화시키려면 구기자, 대추, 대합조개, 더덕, 목향, 버섯, 생강, 셀레늄, 인삼, 익모초, 지치, 탱자, 토마토, 표고버섯, 황기.

④ 심장에 열이 있으면 깽깽이풀, 하늘타리.

⑤ 심장이 허하면 두꺼비 기름*, 말린 날다람쥐 똥, 복령, 복신, 인삼, 조롱이, 용안육, 은행나무 잎.

⑥ 심장을 안정시키려면 감초, 골풀, 녹용, 단삼, 당귀, 대추, 두꺼비 기름*, 말린 날다람쥐 똥, 맥문동, 멧대추 씨, 물소의 뿔, 복령, 복신, 사향, 삼칠초, 소합향, 숙지황, 아교주, 안식향, 연꽃 씨, 오미자, 용골, 용뇌, 용안육, 원지, 우황, 은행나무 잎, 인삼, 자귀나무 껍질, 주사(珠砂), 죽여, 진주, 참나리, 창포, 측백나무 씨, 호박(琥珀).

⑦ 심장이 허하며 혈액이 부족해서 번열이 있으면서 불안하면 감국, 개나리 열매, 골풀, 깽깽이풀, 녹두, 단삼, 당귀, 대나무 진액, 둥굴레, 띠 뿌리, 맥문동, 멧대추 씨, 모려분, 물소의 뿔, 부들꽃가루, 살구 씨, 생지황, 아교주, 엉겅퀴, 연꽃 씨, 오디, 오미자, 용안육, 우황, 울금, 웅담, 자귀나무 껍질, 조릿대 잎, 죽여, 지치, 치자, 하늘타리.

⑧ 심근경색에는 수양버들 가지.

⑨ 심장의 풍기와 경련을 가라앉히려면 말린 누에, 영양의 뿔, 전복 껍질, 전충(全蟲), 조구등, 지네, 지렁이, 천마(天麻).

⑩ 심장의 통증에는 여지핵(荔枝核).

⑪ 심장이 찢어질 것처럼 아프면 결명자, 쇠무릎, 적작약, 지렁이, 천궁, 칡 뿌리, 은행나무 잎.

⑫ 협심통에는 단삼, 당귀, 말린 둥굴레 뿌리, 양파, 오징어, 은행나무 잎, 적작약, 콩, 하늘타리, 호두.

⑬ 협심증에는 강진향, 단삼, 단향, 산사나무, 삼칠초 뿌리, 연꽃 씨, 영지버섯, 은행나무 잎, 익모초, 천궁, 현호색, 홍화.

⑭ 심장질환으로 소변을 보기 어려우면 까마중, 단너삼, 싸리나무 씨, 우엉.

⑮ 심장질환으로 인한 기침에는 하늘타리.

⑯ 정신을 안정시키려면 거북이 등껍질, 모려분, 영지버섯, 용골, 자석(磁石), 주사(珠砂), 진주, 호박(琥珀).

⑰ 정신이 혼몽하면 녹용.

⑱ 열병으로 정신이 흐리면 우황, 참나리.

⑲ 건망증 · 치매 · 정신착란에는 단삼, 멧대추 씨, 복신, 용안육, 원지, 인삼, 창포.

⑳ 우울증 · 신경쇠약 · 신경안정에는 거북이 등껍질, 모려분, 산해박, 석창포, 영지버섯, 자귀나무 껍질, 잣나무, 차조기 잎, 참나리.

㉑ 불면증에는 단삼, 대나무 잎, 멧대추 씨, 백복령, 소나무 잎, 연꽃 씨, 영지버섯, 원지, 조롱이.

㉒ 불안하여 잠을 자지 못하면 단삼, 멧대추 씨, 복령, 복신, 숙지황, 아교주, 연꽃 씨, 영지버섯, 용안육, 웅담, 원지, 자귀나무 껍질, 잣, 주사(珠砂), 죽여, 진주.

㉓ 꿈을 많이 꾸어 잠을 자지 못하면 골풀, 영지버섯, 오미자, 원지, 참나리.

㉔ 우울증 때문에 잠을 자지 못하면 복신, 웅담, 자귀나무 껍질, 잣.

㉕ 간질 때문에 잠을 자지 못하면 용골, 호박(琥珀).

7. 심장을 다스리는 민간요법

① 협심증에는 **1** 푸른오리 알 2개와 초·백설탕·참기름 75g씩을 넣고 달여 먹는다. **2** 참외에 백설탕을 넣고 달여 먹는데 참외가 쓴 것일수록 좋다. **3** 돼지 쓸개를 갈라 주사(珠砂) 1.2g을 넣고 찐 것 3개 정도를 먹는다. **4** 본인의 소변을 마신다. **5** 대나무 진액에 생강즙을 약간 섞어 먹는다. **6** 대나무 잎을 양쪽 뾰쪽한 부분을 잘라내고 가운데 넓은 부분만 생강을 약간 넣고 달여 먹는다. **7** 영지버섯을 달여 먹거나 쓴 음식을 자주 먹는다. **8** 은행나무 잎 9g과 홍화 15g을 넣고 환약을 지어 3번에 나누어 먹는다. 매일 3번씩 복용하면 2~5주 사이에 효과가 나타난다. **9** 은행나무 잎 2개씩을 10~40일 정도 먹는다. **10** 목이버섯에 흑설탕을 넣고 조려 먹는다. **11** 천궁과 홍화를 같은 양으로 가루를 내어 2g짜리 환약을 지어 하루에 3번 1번에 4개씩 먹는다. **12** 산사나무와 인동꽃 12g씩에 물 500~700㎖를 넣고 물이 반으로 줄 때까지 달여 하루에 여러 번 나누어 마신다. 연 잎을

넣어도 좋다. ⑬ 홍화 15g을 빻아 꿀로 반죽해서 12개의 환약을 만든다. 밀폐용기에 넣어두고 하루에 3번 1번에 4개씩 먹는다.

② 심장이 약하면 도라지 20g, 치자 6g에 물 500㎖를 넣고 물이 반으로 줄 때까지 달여 여러 번에 나누어 먹는다.

③ 심장에 이상이 생기면 도라지 20g에 물 500㎖를 넣고 물이 반으로 줄 때까지 달여 차처럼 하루에 수시로 마신다.

④ 항상 심장에 통증이 있으면 마황(麻黃)·양귀비 열매의 껍질·감초·천궁을 6g씩을 넣고 달여 뜨겁게 해서 먹는다. 그러나 처음으로 통증이 나타난 사람은 복용하면 안 된다.

⑤ 갑자기 심장에 통증이 있으면 오매 1개, 대추 2개, 살구 씨 7개를 함께 찧어 남자는 따뜻한 청주와 함께 먹고, 여자는 식초를 탄 물과 함께 먹는다.

⑥ 진심통에는 소주 1잔에 풍화된 석회 2g을 타서 먹는다. 곧 코에서 벌레가 나오는데 숯불에 태워 죽인다.

⑦ 심장에 열이 많으면 ① 대나무 진액 5㎖ 정도에 생강즙을 약간 타서 먹는다. ② 달걀 노른자 기름에 생강즙을 약간 섞어 먹는다. ③ 어린아이 소변에 생강즙을 약간 타서 마신다. ④ 깽깽이풀과 황벽나무 7g씩을 넣고 달여 수시로 먹는다.

⑧ 심장의 열독에는 곱게 분말한 쪽 8g을 따뜻한 물 200㎖에 타서 마신다.

⑨ 작은 일에도 잘 놀라거나 잠을 자지 못하거나 무언가에 쫓기는 것처럼 가슴이 뛰며 불안하면 소의 쓸개에 천남성* 가루를 넣어 1번에 4g 정도씩 먹는데 중증이면 8g 정도 먹는다.

⑩ 불면증에는 **1** 멧대추 씨를 볶아서 빻아 1번에 4g씩 먹는다. **2** 도라지 20g, 치자 6g에 물 500㎖를 넣고 물이 반으로 줄 때까지 달여 여러 번에 나누어 먹는다. **3** 멧대추 씨 80g에 물 500㎖ 넣고 갈아 즙을 취한 후 쌀 400㎖를 넣고 죽을 끓인다. 거의 다 끓으면 지황의 즙 200㎖를 넣고 더 끓여서 수시로 먹는다. **4** 자귀나무꽃 · 육계 · 깽깽이풀 · 아교 등을 물에 우려 먹는다. **5** 상추 · 산달래 · 천마(天麻)도 불면증에 좋다.

⑪ 가슴이 심하게 두근거리며 불안하여 잠을 자지 못하면 말린 치자 1개를 으깨 거름통이 있는 찻잔에 넣는다. 뜨거운 물을 붓고 뚜껑을 닫아 5분 정도 두었다가 우러난 물을 1번에 마신다. 갱년기 장애로 인한 열감과 진땀나는 증에도 쓴다.

2. 간 장

간장은 음(陰)의 모체로 하는 일이 매우 많다. 인체에서 음(陰)에 해당하는 기관을 주관하고, 외부에서 들어오는 압력에 대항하며, 인체에서 생기는 모든 독소를 해독한다. 그리고 간장은 혈액과 관련 있는 모든 질환과 관계있고, 눈과 연계되어 있다.

1. 간장질환의 원인

① 근심 걱정이나 번민이 많으면 발생할 수 있다.

② 혈액이 부족하면 간장의 기능이 약해져 발생할 수 있다.

③ 자극적이거나 독성이 있는 음식을 먹거나 과음을 하면 간장의 기능이 떨어져 발생할 수 있다.

④ 많이 피곤하면 간장의 기능이 떨어져 발생할 수 있다.

2. 간장의 한열허실기(寒熱虛實氣)

간장질환은 한증(寒症)·열증(熱症)·허증(虛症)·실증(實症)·기증(氣症)으로 인하여 생긴다.

① 한증(寒症) : 간장이 냉하면 지방간이 생기고, 여자는 생리색이 너무 선명하거나 묽어질 수 있다.

② 열증(熱症) : 간장에 열이 있으면 간염이 되고, 눈이 피로하며 열이 나고, 피부가 메마르고, 체내의 수분이나 진액이 마를 수 있다. 특히 여자는 간장의 열이 위로 올라가면 눈이 어두워져 난시나 근시가 되고, 눈 주위가 열이 나면서 가렵고, 목이나 몸에 새알만한 응어리가 생기면서 몸에서 열이 나고, 얼굴이 붉어지면서 숨이 차서 천식이나 심장질환으로 잘못 판단할 수 있으니 잘 살펴야 한다. 그리고 간장에 열이 뭉치면 유방에 응어리 같은 것이 생겨 유방결핵이 될 수 있다. 생리 전에 응어리가 생겼다가 생리가 끝난 뒤에 사라지는 경우이다. 또 간장의 열이 아래로 내려가면 자궁에 염증이 생기거나 자궁이 가렵거나 자궁 주위가 무르고 물집이 생겨 터지기도 한다. 또 생리가 진하며 검은데 심하면 고약처럼 끈적거리기도 한다.

③ 허증(虛症) : 간장이 허하면 피로를 많이 느끼고, 눈이 어두워

지고, 혈압이 떨어져 저혈압이 되고, 영양공급에 지장을 주기 때문에 몸이 야위며 피부가 거칠어지고, 담즙을 생산하기 어려워 육식소화에 어려움이 있고, 음식의 독성을 배출하는 데도 문제가 생겨 많은 질병을 초래할 수 있다. 특히 여자는 생리의 양이 적으면서 지지부진하게 오래 하고, 심하면 자궁의 기능이 떨어질 수 있다. 또 임신하기 어렵고 임신을 해도 유산할 가능성이 많아진다.

④ 실증(實症) : 간장이 실하면 가슴 밑이 항상 더부룩하거나 막혀 있는 것처럼 답답하고, 심하면 양 겨드랑이 밑이나 옆구리가 뻑적지근하며 묵직할 수 있다. 여자는 생리주기가 당겨질 수 있다.

3. 간장질환을 다스리는 방법

증상에 맞게 식품이나 약재를 활용하거나 뜸을 하면 좋은데 방법은 다음과 같다.

① 한증(寒症)·허증(虛症) : 백회(百會)나 상복부에 필자가 개발한 약떡을 놓고 뜸을 하면 좋다.

② 열증(熱症)·실증(實症) : 절대 뜸을 하면 안 된다.

③ 기증(氣症) : 백회(百會)에 필자가 개발한 약떡을 놓고 뜸을 하면 좋다.

④ 간염환자는 잔중(膻中)과 중완(中脘)에 뜸을 하면 안 된다.

⑤ 지방간이면 잔중(膻中)이나 중완(中脘)에 뜸을 하면 좋다.

4. 간장에 대한 의서의 내용

간자장군지관(肝者將軍之官) 모려출언(謀慮出焉) 간유이대엽(肝有二大葉) 좌삼우사(左三右四) 칠엽분(七葉分) 양행여목갑석지위엽야(兩行如木匣析之爲葉也) 간장혼(肝臟魂) 혼자신명지보필(魂者神命之輔弼)

간장은 장군의 역할을 하며 지혜를 만드는 장부이다. 간장은 모두 7개의 잎으로 되어 있는데 왼쪽에 3개가 있고, 오른쪽에 4개가 있다. 두 곳으로 나뉘어 있는 것이 나무 목갑을 열어놓은 것 같다. 간장은 혼을 간직하고, 혼은 신명을 보필한다.

간실칙양협하(肝實則兩脇下) 동인소복선노(疼引小腹善怒) 허칙목황황무소견(虛則目肮肮无所見) 이무소문(耳无所聞) 선공여인장포지(善恐如人將捕之) 간고급(肝苦急) 급식감이완지(急食甘以緩之) 간장허약(肝臟虛藥) 허로간손(虛勞肝損) 면무혈색(面无血色) 근완목암(筋緩目暗)

간장이 실하면 양쪽 옆구리 아래부터 아랫배까지 당기며 통증이 있고, 화를 잘 낸다. 간장이 허하면 눈이 침침하여 잘 보이지 않고, 귀가 잘 들리지 않고, 두려움이 많다. 간장이 갑자기 아프면 급히 음식을 먹고 안정을 취한다. 간장이 허약하면 허로증이 되고, 얼굴에 핏기가 없고, 눈이 어두워지고, 근육이 늘어진다.

간장열실증(肝臟熱實症) 간염간경화증(肝炎肝硬化症) 양협하(兩脇下) 소복인통증(小腹引痛症) 간장유열(肝臟有熱) 허증허열증(虛

症虛熱症) 혈허증생리색(血虛症生理色) 암흑지주기(暗黑遲週期)

간장에 열이 있으면서 실하면 간염이나 간경화가 따르고, 양쪽 옆구리부터 아랫배까지 당기면서 통증이 있다. 간장에 열이 있으면서 허하면 허열증이다. 피가 부족하면 생기는데 열 때문에 생리의 색이 검어지고 주기가 불규칙하며 늦어진다.

공진단(供辰丹) 치범남녀(治凡男女) 방당장년(方當壯年) 이진기유겁(而眞氣猶怯) 차내품부소약(此乃稟賦素弱) 비허이연(非虛而然) 찬조지약(儹燥之藥) 우의속계(尤宜束戒) 자익지방(滋益之方) 군품초중(窘品稍衆) 약력미세(藥力微細) 난견공효(難見功效) 단고천일기(旦固天元一氣) 사수승화강(史水昇火降) 칙오장자화(則五臟自和) 백병불생(百病不生) 차방주지(此方主之)

남녀 모두 공진단을 쓴다. 장년에 진기가 약해지는 것은 허하기 때문이 아니라 수기가 소모되었기 때문이다. 따라서 조한 약은 모두 경계해야 한다. 좋은 처방도 많으나 약효가 미세하여 효험을 보기 어렵다. 다만 천원의 일기를 굳세게 하여 수기는 올리고 화기는 내리면 오장이 스스로 화합하여 모든 병이 생기지 않는다.

간허작목(肝虛雀目) 인간허혈소(因肝虛血少) 시시화기(時時花起) 혹시두통(或時頭痛) 년심칙쌍목암(年深則雙目暗) 소아인감득지(小兒因疳得之) 의충분환(宜蛤粉丸) 좌성두최혈(右雀頭最血) 점안중즉효(點眼中卽效)

야맹증은 간장이 허하며 혈액이 적은 것이 원인이다. 때때로 열이 나며 두통이 따르고, 오래되면 눈이 어두워진다. 어린아이들은 감질 때문에 걸리는데 합분환이 마땅하다. 또는 참새 머리의 피를 눈에 넣으면 즉시 효과가 나타난다.

5. 간장을 다스리는 식품과 약재

① 간장질환에는 가자미, 감국, 개느릅나무 껍질, 개사철쑥, 개암취 뿌리, 결명자, 거북이 등껍질, 게, 고본 뿌리, 골풀, 구기자, 구기자나무 껍질, 귤 껍질, 기와버섯, 꼭두서니 뿌리, 꽈리나무, 깽깽이풀, 꿀풀, 남가새 열매, 냉이, 넙치, 노박덩굴, 녹각, 녹용, 다래, 단너삼, 단삼, 달개비, 달맞이꽃, 닭의 간, 당귀, 대합조개, 대회향, 도꼬마리, 독활, 된장, 돼지의 간, 두충, 띠 뿌리, 마가목 껍질, 마늘, 만병초, 말린 누에, 말오줌나무, 망초, 매실, 맨드라미 씨, 멧대추 씨, 며느리배꼽, 목단, 목향, 몰약, 민들레, 박하, 백리향, 백작약, 벚나무 껍질, 복분자, 복숭아나무 잎·가지, 봉출, 부들꽃가루, 비단풀, 뽕나무겨우살이, 뽕나무 껍질·열매·잎·가지, 사프란, 산변두(山片豆), 산사나무, 산수유, 산오이풀, 삼능(三稜), 삼백초, 삼지구엽초, 삼칠초 뿌리, 상황버섯, 새삼 씨, 생강, 생지황, 쇠무릎, 소회향, 속단, 송향(松香), 쇠비름, 수국, 숙지황, 순비기나무 씨, 승마, 시호, 알로에 진액, 야관문(夜關門), 약모밀, 약쑥, 애기똥풀, 애기수영, 엄나무 껍질, 엉겅퀴, 영지버섯, 여지핵(彥枝核), 오가피, 오디, 오미자, 오징어, 옥수수 수염, 용담초, 울금, 육계, 위령선, 익모초, 인삼, 인진쑥, 자귀나무 껍질, 적작약, 제비꽃, 조롱이, 지각(枳殼), 지치, 지황, 진득찰, 진범(秦凡), 질경이, 쪽,

차조기 잎, 참느릅나무 껍질, 천마(天麻), 천궁, 천남성*, 청국장, 청미래덩굴, 청피(靑皮), 초룡담(草龍膽), 측백나무 잎, 치커리, 투구꽃*, 패랭이꽃, 표고버섯, 피망, 한련초, 함초(鹹草), 향부자*, 해마, 해파리, 헛개나무, 현호색, 형개, 호박 씨, 호로파, 호장근, 홍화, 황칠, 회화나무, 회화나무꽃, 회향, 흰봉선화.

② 간장을 튼튼하게 하려면 마, 사람의 태반, 오리나무더부살이, 침향, 파극.

③ 간장을 맑고 깨끗하게 하려면 결명자, 목향, 닥나무 씨, 알로에 진액, 엉겅퀴, 제비쑥, 조구등, 지렁이, 회화나무꽃.

④ 간기능을 보하려면 고비, 광나무 열매, 구기자, 구기자나무 껍질, 녹용, 동충하초, 두충, 말린 쉽싸리 잎과 줄기, 멧대추 씨, 백작약, 복분자, 부추 씨, 뽕나무겨우살이, 산수유, 새삼 씨, 쇠무릎, 속단, 오가피, 조롱이, 참깨, 천궁, 천마(天麻), 한련초, 해마, 호랑이 뼈, 호로파, 홍합, 회향, 회화나무.

⑤ 간장에 혈액을 보하려면 거북이 등껍질, 구기자, 당귀, 밀몽화, 생지황, 숙지황, 아교주, 오디, 작약, 조롱이, 천궁, 한련초.

⑥ 간기능 저하나 간장의 해독에는 가자미, 거북이 등껍질, 결명자, 게, 구기자, 귤 껍질, 꿀풀, 남가새 열매, 냉이, 넙치, 닭의 간, 대합조개, 돼지의 간, 두충, 목향, 박하, 백작약, 산수유, 생강, 쇠비름, 시호, 여지핵(荔枝核), 오가피, 오디, 오징어, 용담초, 울금, 인삼, 인진쑥, 적작약, 지치, 지황, 질경이, 청국장, 청피(靑皮), 초룡담(草龍膽), 치커리, 표고버섯, 피망, 함초(鹹草), 해파리, 향부자*, 헛개나무, 호박 씨, 회향.

⑦ 간경화에는 나팔꽃 씨, 냉이, 지렁이, 만년콩 뿌리, 약쑥, 애기똥풀, 팥, 표고버섯.

⑧ 간장결석에는 금전초(金錢草), 누에나방, 울금.

⑨ 간염에는 감국, 개사철쑥, 개암취 뿌리, 개오동나무 껍질, 결명자, 꼭두서니 뿌리, 싸리나무, 꿀풀, 냉이, 다래, 닥나무 씨, 단너삼, 단삼, 달개비, 더덕, 돼지 쓸개즙, 두릅나무 껍질, 띠 뿌리, 만병초, 매미의 허물, 맨드라미 씨, 물소의 뿔, 민들레, 바위솔, 붓꽃 씨, 비파나무 잎, 산오이풀, 삼백초, 생강나무, 생지황, 쇠비름, 시호, 씀바귀, 알로에 진액, 약쑥, 약모밀, 양파, 애기똥풀, 엄나무 껍질, 엉겅퀴, 영양의 뿔, 영지버섯, 오디, 오미자, 옥수수 수염, 우렁, 우황, 울금, 웅담, 위령선, 익모초 씨, 인동, 인진쑥, 자라 등껍질, 자주쓴풀, 전복 껍질, 제비쑥, 조뱅이, 조릿대 잎, 지각(枳殼), 지렁이, 지치, 진범(秦凡), 질경이, 질경이 씨, 쪽, 청미래덩굴, 초룡담(草龍膽), 치자, 치커리, 팥, 탱자, 함초(鹹草), 헛개나무, 호장근, 황칠, 회화나무, 회화나무꽃, 흰봉선화,

⑩ 만성간염에는 감국, 강황, 돌나물, 약쑥, 오미자, 우황, 수양버들 가지, 작설초, 조롱이, 진득찰.

⑪ 전염성간염에는 꿀풀, 개망초.

⑫ 지방간에는 양파.

⑬ 간장이 부으면 단삼, 모려분, 자라 등껍질, 팥.

⑭ 간장에 열이 있으면 깽깽이풀, 하늘타리.

⑮ 간장에 습열이 있으면 금전초(金錢草), 나팔꽃 씨.

⑯ 간풍습담(肝風濕痰)에는 천마(天麻).

⑰ 담화번열(痰火煩熱)에는 시호, 죽여, 천남성*, 치자, 호황련.

⑱ 간담실열(肝膽實熱)에는 초룡담(草龍膽).

⑲ 간암에는 인진쑥.

6. 간장을 다스리는 민간요법

① 지방간에는 **1** 결명자나 구기자를 차처럼 끓여 마신다. **2** 황태 20마리와 목화 씨 3 l 를 넣고 푹 고아 60봉으로 나누어 하루에 3봉씩 먹는다.

② 간염에는 **1** 황태 20마리와 목화 씨 3 l 를 넣고 푹 고아 60봉으로 나누어 하루에 3봉씩 먹는다. **2** 민들레 12g, 시호 3g을 넣고 달여 차처럼 꾸준히 마신다. **3** 더덕 30~40g에 물 2 l 를 넣고 물이 반으로 줄 때까지 달여 하루에 5~10번 나누어 먹는다. **4** 큰 가물치 1마리에 말린 더덕 1.8kg을 넣고 고아 탕액만 마신다. **5** 늙은 호박의 속을 파내고 더덕을 가득 채워 푹 고아 먹는다. **6** 약모밀 · 인진쑥 6g씩, 시호 · 반하* 3g씩, 계수나무 가지 · 황금(黃芩) · 인삼 · 백작약 · 생강 · 대추 · 감초 1g씩에 물 600㎖를 넣고 물이 3분의 1로 줄 때까지 달여 먹는다.

③ 만성간염에는 지각(枳殼) 50g과 구운 감초 15g을 빻아 1번에 6g씩 파 뿌리를 진하게 달인 물과 함께 먹는다.

④ 황달성간염에는 자주쓴풀과 인진쑥 8g씩에 물 500~700㎖를 넣고 물이 반으로 줄 때까지 달여 하루에 여러 번 나누어 마신다.

⑤ 전염성간염이나 급성황달에는 붓꽃 씨 12g에 물 600㎖를 넣고 물이 반으로 줄 때까지 달여 1번에 100㎖씩 하루에 3번 나누어

먹는다.

⑥ 간경화에는 **1** 더덕 30~40g에 물 2*l*를 넣고 물이 반으로 줄 때까지 달여 하루에 5~10번 나누어 먹는다. **2** 큰 가물치 1마리에 말린 더덕 1.8kg을 넣고 고아 탕액만 마신다. **3** 늙은 호박의 속을 파내고 더덕을 가득 채운 다음 푹 고아 먹는다. **4** 약모밀 · 인진쑥 6g씩, 시호 · 반하* 3g씩, 계수나무 가지 · 황금(黃芩) · 인삼 · 백작약 · 생강 · 대추 · 감초 1g씩에 물 600㎖를 넣고 물이 3분의 1로 줄 때까지 달여 먹는다. **5** 무 600g, 녹두 300g, 민들레 100g을 넣고 푹 삶아 먹는다. **6** 구기자나무 껍질과 민들레를 넣고 달여 꾸준히 먹는다.

⑦ 과음으로 인한 간경화에는 **1** 약쑥과 소의 쓸개로 환약을 지어 먹거나, 약쑥을 달인 물에 소의 쓸개즙을 섞어 먹는다. **2** 오래 묵어 곰삭은 칡 뿌리를 달여 먹는데, 칡 뿌리를 구할 수 없으면 오래 묵은 칡 덩굴을 써도 된다. **3** 미나리즙을 마신다.

⑧ 화학물이나 약물 중독으로 인한 간경화에는 1m 이상의 땅 속에서 나온 물에 약쑥과 황랍을 넣고 달여 먹는다.

⑨ 간장의 기능이 약하면 쇠고기와 쪽이 없는 통마늘을 넣고 끓여 먹는다.

⑩ 간울화증에는 목단 껍질과 치자 6g씩에 물 300㎖를 넣고 물이 반으로 줄 때까지 달여 마신다.

⑪ 간질에는 **1** 꿀풀 1kg, 결명자 · 민들레 · 천마(天麻) · 울금 300g씩, 늙은 뽕나무에서 사는 살아 있는 흰벌레 3마리를 넣고 달여 물과 함께 먹는다. **2** 늙은 뽕나무에서 사는 흰벌레 3마리를 산

채로 술과 함께 삼킨 다음 땀을 낸다.

3. 폐 장

폐장은 호흡을 담당하는 기관으로 인체에서 나오는 부산물이나 가스 등을 배출하는 역할을 한다. 따라서 폐장의 기가 약하면 공기의 변화에 적응이 더딘 경우가 많고, 공기 중에 있는 수많은 세균이 드나들기 때문에 세균감염으로 인한 질병이 생길 수 있다.

1. 폐장질환의 원인

① 과로로 인하여 기가 떨어지면 발생할 수 있다.

② 감기 등을 오래 앓으면 발생할 수 있다.

③ 체내로 전염성 세균이 들어오면 발생할 수 있다.

④ 상기되면 숨이 차면서 기관지가 약해져 발생할 수 있다.

⑤ 너무 냉한 곳에 오래 있으면 기관지가 약해져 발생할 수 있다.

⑥ 어려서 홍역을 치를 때 체내로 찬바람이 들어가면 천식이 생겨 폐가 약해지면 발생할 수 있다.

2. 폐장의 한열허실기(寒熱虛實氣)

폐장질환은 한증(寒症)·열증(熱症)·허증(虛症)·실증(實症)·기증(氣症)으로 인하여 생긴다.

① 한증(寒症) : 폐가 냉하면 호흡에 지장이 있고, 기침을 자주하

고, 숨이 답답하고, 묽은 담이 많이 나오고, 감기에 잘 걸리고, 습담이 차가워져 기흉증이나 천식이 생길 수 있다.

② 열증(熱症) : 폐에 열이 있으면 목구멍이 건조해지고, 편도에 염증이 생기고, 호흡이 가빠지거나 답답하고, 밭은기침을 하고, 된담이나 끈적이는 담이 나오고, 폐렴이나 폐옹이 생길 수 있다.

③ 허증(虛症) : 폐가 허하면 피로를 잘 느끼고, 호흡이 부드럽지 않고, 허기를 잘 느끼고, 환절기의 기후에 적응하기 어렵고, 식은땀을 잘 흘릴 수 있다.

④ 실증(實症) : 폐가 실하면 등이 붓거나 구부러지거나 벌어질 것 같은 느낌이 들고, 호흡이 가빠지는 경우도 있다.

⑤ 기증(氣症) : 기결증(氣結症)이면 호흡이 거칠며 답답하고, 재채기를 잘 하고, 천식 등이 생겨 호흡장애를 일으킬 수 있다.

3. 폐장질환을 다스리는 방법

증상에 맞게 식품이나 약재를 활용하거나 뜸을 하면 좋은데 방법은 다음과 같다.

① 한증(寒症)·허증(虛症) : 백회(百會)와 상복부에 필자가 개발한 약떡을 놓고 뜸을 하면 좋다.

② 열증(熱症)·허증(虛症) : 절대 뜸을 하면 안 된다.

③ 기증(氣症) : 백회(百會)에 필자가 개발한 약떡을 놓고 뜸을 하면 좋다.

④ 폐렴이나 기관지염 환자는 절대 잔중(膻中)·폐수(肺腧)·중완

(中脘)에 뜸을 하면 안 된다.

4. 폐장에 대한 의서의 내용

폐형사인견(肺形似人肩) 우여경현어(又如磬懸於) 오장지상이위화개(五臟之上而爲華蓋) 육엽양이공팔엽(六葉兩里共八葉) 하무규(下无竅) 엽중유이십사공(葉中有二十四空) 열포제장청탁기(列布諸臟清濁氣) 폐조백맥주장백(肺朝百脉主藏魄)

폐의 형상은 사람의 어깨뼈와 같고, 경쇠를 매달아 놓은 것이 오장을 덮은 것 같다. 6엽이 양 귀가 있어 8자와 같고, 아래에는 구멍이 없다. 잎에는 24개의 구멍이 있는데 모든 탁한 기를 맑게 만들어 장부에 공급해준다. 폐장은 주로 백을 간직한다.

폐병허실(肺病虛實) 폐기허칙비식불리소기(肺氣虛則鼻息不利少氣) 실즉천갈흉민앙식(實則喘喝胸悶仰息) 폐고기상역(肺苦氣上逆) 급식고이설지(急食苦以泄之)

폐는 허와 실로 구분할 수 있다. 허하면 호흡이 거북하면서 기운이 없다. 실하면 숨이 차면서 목이 쉬고, 가슴이 답답하여 하늘을 보며 숨을 쉰다. 폐는 기가 거슬러 오르면 고통스러우니 급히 쓴 음식을 먹어 빼야 한다.

5. 폐장을 다스리는 식품과 약재

① 각종 폐질환에는 감국, 감초, 강활, 개구리밥, 개미취, 곽향, 구기자, 구기자나무 껍질, 구릿대 뿌리, 귤 껍질, 기와버섯, 까마중, 꽈

리나무, 나팔꽃 씨, 노루귀, 다닥냉이 씨, 단너삼, 달맞이꽃, 대나무 잎, 더덕, 도꼬마리, 도꼬마리 씨, 도라지, 독활, 동과, 동충하초, 둥굴레, 띠 뿌리, 마, 마가목, 마가목 껍질, 말린 누에, 매실, 맥문동, 머위꽃, 메꽃, 며느리배꼽, 목단, 목련, 무 씨, 박하, 반하*, 백리향, 벚나무 껍질, 부처손, 붓꽃 씨, 비파나무 잎, 뻐꾹채, 뽕나무 잎·껍질, 살구 씨, 삼백초, 생강나무, 석곡, 선인장, 소루쟁이, 순비기나무 씨, 승마, 시호, 야관문(夜關門), 약모밀, 애기똥풀, 여주 열매, 영지버섯, 오리나무, 오미자, 원지, 위령선, 인동꽃, 으름덩굴, 은행, 은행나무 잎, 인동, 인삼, 잣나무, 제비꽃, 죽여, 쥐방울덩굴, 지각(枳殼), 질경이, 쪽, 차조기 씨·잎, 참나리, 천남성*, 천문동, 치자, 칡 뿌리·꽃, 측백나무 잎, 하눌타리, 하눌타리 씨, 해바라기, 향유, 형개, 황금(黃芩), 황기.

② 폐를 편안하게 하려면 도라지, 더덕.

③ 폐기능을 강하며 윤택하게 하려면 구기자, 대합조개, 더덕, 동과, 둥굴레, 마, 말린 둥굴레 뿌리, 벌꿀, 사람의 태반, 아교주, 오리나무더부살이, 오미자, 인삼, 소루쟁이, 황기, 참나리, 침향, 파극, 하눌타리.

④ 폐기능을 강화하면서 기를 내리려면 머위꽃, 살구 씨.

⑤ 폐를 따뜻하게 하려면 개자, 백두구, 호두.

⑥ 폐가 실하여 사하려면 다닥냉이 씨.

⑦ 폐가 허하면 갓, 머위꽃, 천문동.

⑧ 폐에 열이 있으면 구기자나무 껍질, 깽깽이풀, 더덕, 돼지 쓸개즙, 띠 뿌리, 만년콩 뿌리, 맥문동, 바디나물 뿌리, 비파나무 잎,

범부채, 석위, 소루쟁이, 씀바귀, 오미자, 인동, 인동꽃, 쥐방울덩굴, 지렁이, 지모, 질경이 씨, 천문동, 하눌타리, 황금(黃芩).

⑨ 폐에 염증이나 종기가 생기면 도라지, 동과 껍질, 말린 갈대 뿌리, 맥문동, 머위꽃, 민들레, 부들꽃가루, 소루쟁이, 약모밀, 율무, 자귀나무 껍질, 천문동, 하눌타리.

⑩ 폐결핵에는 개사철쑥, 개암취 뿌리, 거북이 등껍질, 꿀풀, 더덕, 도라지, 둥굴레, 마가목 씨, 마늘, 맥문동, 머위꽃, 민들레, 부들꽃가루, 뽕나무겨우살이, 성게, 소루쟁이, 속단, 약쑥, 엉겅퀴, 연 뿌리, 오골계, 오디, 오리나무더부살이, 오매, 인진쑥, 은행, 잣, 제비쑥, 적작약, 제비꽃, 참개구리, 패랭이꽃, 하눌타리, 함초(鹹草).

⑪ 폐결핵으로 피를 토하며 기침할 때는 개미취, 말린 둥굴레 뿌리, 맥문동, 소루쟁이, 자란, 잣.

⑫ 폐렴에는 단너삼, 호손안(胡孫眼).

⑬ 폐암에는 당근, 부처손, 순무, 약모밀, 토마토, 하눌타리.

⑭ 폐의 담을 풀려면 다닥냉이 씨, 유채 씨, 하눌타리.

⑮ 담배를 많이 피워 폐기능이 약하거나 폐질환이 있으면 도라지.

6. 폐장을 다스리는 민간요법

① 폐의 종창에는 **1** 쇠고기에 쪽이 없는 통마늘을 넣고 끓여 먹는다. **2** 손바닥만한 자귀나무 껍질 1개에 물 300㎖를 넣고 물이 3분의 1로 줄 때까지 달여 3번에 나누어 마신다.

② 폐의 종창이 오래 가면 자귀나무 껍질과 백렴을 같은 양으로 넣고 달여 먹는다.

③ 폐결핵에는 **1** 비상이나 석웅황을 먹으면 세균이 소멸되나 모두 독약이니 함부로 쓰면 안 된다. **2** 물 500㎖에 인삼·개미취·지모·소루쟁이·감초·오미자·적복령·아교를 같은 양으로 넣고 물이 반으로 줄 때까지 달여 하루에 여러 번 나누어 마신다.

④ 폐결핵으로 속이 답답하며 통증이 있고, 미열이 계속 나며 때때로 가래에 피가 섞여 나오면 닭의 내장을 꺼내고 약쑥을 넣어 불을 붙여 방 안을 연기로 가득 채운 다음 5분쯤 연기를 들이마신다. 하루에 2번씩 반복한다.

⑤ 폐렴에는 **1** 오래 묵은 도라지와 민들레를 넣고 달여 먹는다. 만일 가래나 담이 많으면 말린 백반을 약간 같이 먹는다. **2** 약모밀 20g에 물 500㎖를 넣고 물이 반으로 줄 때까지 달여 하루에 여러 번 나누어 마신다. 폐렴 환자가 1번에 30㎖씩 하루에 3~4번 먹으면 3일 이내에 X레이의 음영이 완전히 흡수되고, 평균 3~9일이면 백혈구가 완전히 회복된다고 한다. **3** 반하* 19g, 깽깽이풀 9g, 하눌타리 큰 것 4분의 1에 물 700㎖를 넣고 물이 3분의 2로 줄 때까지 달여 하루에 3번 따뜻하게 해서 마시는데 설사할 때까지 마신다.

⑥ 폐에 열이 있어 기침을 하면 더덕 20g에 물 500㎖를 넣고 물이 반으로 줄 때까지 달여 하루에 여러 번 나누어 마신다.

7. 기관지를 다스리는 식품과 약재

① 기관지염에는 감국, 개미취, 고추, 구절초, 까마중, 꼭두서니 뿌

리, 노루귀, 다래, 달맞이꽃, 더덕, 도라지, 독활, 돌나물, 땅콩, 마가목, 머위꽃, 메꽃, 목향, 무 씨, 민들레, 박쥐, 백리향, 백부근, 복숭아나무, 붓꽃, 비파나무 잎, 붉나무 잎, 뽕나무 껍질, 살구 씨, 삼지구엽초, 석위, 석창포, 시호, 약모밀, 애기똥풀, 은행, 작두콩, 쥐방울덩굴, 질경이, 쪽, 치커리, 하눌타리 씨, 함초(鹹草), 현삼, 황금(黃芩).

② 임파선염에는 가뢰, 꿀풀, 달팽이, 더덕, 도룡뇽, 땅강아지, 말린 누에, 며느리배꼽, 모려분, 민들레, 백미, 뱀의 허물, 복숭아나무 잎・가지, 상황버섯, 속단, 쇠비름, 시호, 알로에 진액, 애기박쥐의 똥, 엉겅퀴, 여지핵(荔枝核), 자귀나무 껍질, 제비꽃, 지네, 지렁이, 쪽, 청미래덩굴, 피마자, 할미꽃*, 호손안(胡孫眼), 회화나무, 회화나무꽃, 흰봉선화.

③ 결핵성임파선염에는 두꺼비 기름*, 등대풀*, 말린 누에, 백미꽃 뿌리, 박쥐, 백부자, 백화사, 우엉, 전충(全蟲), 지네, 팥, 현삼.

④ 나력에는 개나리 열매, 금전초(金錢草), 두꺼비 기름*, 등대풀*, 말린 누에, 말벌의 집, 모려분, 민들레, 바닷말, 백부자, 뻐꾹채, 소루쟁이, 전충(全蟲), 쥐엄나무 열매의 씨, 조롱이, 지네, 천남성*, 천산갑(千山甲), 청미래덩굴, 팥, 혈갈, 형개.

⑤ 담화로 인한 나력에는 누에, 녹각상, 말린 더덕, 등대풀*, 모려분, 목적(目賊), 승마, 우엉, 쥐엄나무 열매의 씨, 천산갑(千山甲), 현삼.

⑥ 간장의 울결로 인한 나력에는 꿀풀.

⑦ 나력이 문드러져 터지면 지네.

⑧ 기관지 확장증에는 지렁이.

8. 기관지를 다스리는 민간요법

① 기관지염에는 **1** 껍질 벗긴 도라지 뿌리 40g, 털을 제거한 비파나무 잎 20g에 물 700㎖를 넣고 물이 반으로 줄 때까지 달여 하루에 여러 번 나누어 마신다. **2** 붓꽃나무 뿌리 20g에 물 300㎖를 넣고 달여 2번에 나누어 따뜻하게 해서 마신다. **3** 약모밀 12g에 물 500㎖를 넣고 물이 반으로 줄 때까지 달여 하루에 여러 번 나누어 마신다. **4** 애기똥풀 600g, 생감초 40g을 각각 3번씩 끓인 다음 섞어 다시 끓여 농축해서 1번에 30㎖씩 하루에 3번 마신다. **5** 애기똥풀 뿌리와 말린 백반을 7 : 3 비율로 넣고 빻아 1번에 4g씩 하루에 3번 먹는다. **6** 시호와 칡 뿌리 9g씩에 물 500㎖를 넣고 물이 반으로 줄 때까지 달여 하루에 2~3번 나누어 마신다. 열이 아주 높으면 황금(黃芩) 12g을 더 넣는다.

② 임파선염에는 **1** 더덕 4~10g에 물 500㎖를 넣고 물이 반으로 줄 때까지 달여 하루에 여러 번 나누어 마신다. **2** 말린 더덕을 빻아 1번에 4g씩 하루에 2~3번 따뜻한 물과 함께 먹는다. **3** 쪽잎 300g, 목부용 잎 300g, 민들레 120g에 물 6 l를 넣고 3분의 1 정도로 줄 때까지 끓여 1번에 20㎖씩 하루에 3번 따뜻하게 해서 공심복에 마신다. **4** 백선 뿌리의 껍질을 가루를 낸 후 밥풀에 잘 개어 환부에 붙인다. **5** 생원추리 뿌리로 즙을 내어 마신다. **6** 시호와 칡 뿌리 9g씩에 물 500㎖를 넣고 물이 반으로 줄 때까지 달여 하루에 2~3번 나누어 마신다. 열이 아주 높으면 황금(黃芩) 12g을 더 넣는다.

③ 결핵성임파선염에는 쪽과 쇠비름을 함께 찧어 하루에 여러 번

바른다.

④ 서루(鼠瘻)에는 백선 뿌리의 껍질 12g에 물 500㎖를 넣고 물이 반으로 줄 때까지 달여 하루에 여러 번 나누어 마신다. 서루(鼠瘻)는 결핵성으로 경부나 겨드랑이 임파선에 응어리가 생겨 마치 쥐가 구멍을 뚫은 것처럼 터널이 생겨 피고름이 그치지 않는 병이다.

⑤ 기관지확장증에는 지렁이를 달여 먹는다.

⑥ 만성기관지확장증에는 인삼 · 개미취 · 지모 · 소루쟁이 · 감초 · 오미자 · 적복령 · 아교 같은 양에 물 500㎖를 넣고 물이 반으로 줄 때까지 달여 하루에 여러 번 나누어 마신다.

⑦ 호흡기가 약하면 더덕 8g에 물 300㎖를 넣고 물이 반으로 줄 때까지 달여 하루에 여러 번 나누어 마신다.

4. 신 장

폐가 기를 저장하는 기관이라면 신장은 기를 생산하는 기관으로 기의 주인이라고 할 수 있다. 폐는 공기를 통해 흡입하며 노폐물을 배설하는 역할을 하고, 신장은 수분을 통해 인체에서 생기는 노폐물을 배출하는 역할을 한다.

1. 신장질환의 원인

① 음식을 너무 짜거나 싱겁게 먹으면 발생할 수 있다. 음식을 싱겁게 먹어 발생한 경우에는 몸이 붓는데 이것을 현대의학에서

는 만성신부전증이라 하여 투석을 한다.

② 성생활을 무리하게 하면 발생할 수 있다.

③ 운동을 무리하게 하다 허리를 다치면 발생할 수 있다.

④ 찬 곳에 오래 있으면 신장의 기능이 떨어질 수 있다.

⑤ 납이나 수은에 중독되면 신장의 기능이 떨어질 수 있다.

2. 신장의 한열허실기(寒熱虛實氣)

신장질환은 한증(寒症)·열증(熱症)·허증(虛症)·실증(實症)·기증(氣症)으로 인하여 생긴다.

① 한증(寒症) : 신장이 냉하면 생식기가 냉해져 남자는 낭습이 되거나 고환이 수축이 되거나 양기가 부실한 경우가 많다. 여자는 자궁 냉증이나 대하증이 생기거나 불임의 원인이 되기도 한다.

② 열증(熱症) : 신장에 열이 있으면 생식기에 열이 많거나 생식기 주위에 가려움이나 피부염 등이 생기고, 심하면 신장의 열이 골수로 들어가 백혈병이 될 수도 있다. 특히 남자는 조루증이나 불임의 원인이 되기도 한다.

③ 허증(虛症) : 신장이 허하면 골수의 흐름이 원활하지 못하여 척추와 경추가 뻣뻣해지며 무겁거나 통증이 따르거나 활동이 둔해진다. 남자는 생식기에 힘이 없어지거나 피로를 쉽게 느끼거나 요통이 따를 수 있다.

④ 실증(實症) : 신장이 실하면 신장의 힘이 강하여 남자는 생식기가 크며 힘이 있고, 여자는 자궁이 튼튼하며 성욕이 강한 경우

가 많다.

⑤ 기증(氣症) : 기허증(氣虛症)과 기실증(氣實症)으로 구분하여 앞의 허증(虛症)과 실증(實症)을 참고한다.

3. 신장질환을 다스리는 방법

증상에 맞게 식품이나 약재를 활용하거나 뜸을 하면 좋은데 방법은 다음과 같다.

① 한증(寒症) : 하복부 · 단전 · 등에 필자가 개발한 약떡을 놓고 뜸을 하면 좋다.

② 열증(熱症) · 기증(氣症) : 절대 뜸을 하면 안 된다.

③ 허증(虛症) : 백회(百會)와 상복부에 필자가 개발한 약떡을 놓고 뜸을 하면 좋다.

④ 기증(氣症) : 백회(百會)에 뜸을 하면 좋다.

⑤ 신장염 · 신우염 · 신장결석 환자는 절대 신유(腎腧)와 단전에 뜸을 하면 안 된다.

4. 신장에 대한 의서의 내용

신유양매(腎有兩枚) 좌속수(左屬水) 우속화(右屬火) 여홍두상병(如紅豆相並) 여주우신(女主右腎) 남주좌신(男主左腎) 신장허실(腎臟虛實) 신실칙복대경종(腎實則腹大脛腫) 천해신중(喘咳身重) 침한출증풍(寢汗出憎風) 허칙흉중통(虛則胸中痛) 대복소복통(大腹小腹痛) 신고조급식신이윤지(腎苦燥急食辛以潤之)

신장은 2개인데 왼쪽은 수에 속하고, 오른쪽은 화에 속한다. 형상은 붉은콩과 같다. 여자는 오른쪽 신장이 주관하고, 남자는 왼쪽 신장이 주관한다. 신장이 실하면 배가 크고, 정강이에 종기가 나고, 기침을 하고, 숨이 차고, 몸이 무겁고, 잠잘 때 땀이 나고, 바람기를 싫어한다. 신장이 허하면 가슴에 통증이 있고, 윗배와 아랫배가 아프다. 신장에 수기가 없어 고통스러우면 급히 매운 음식을 먹어 신장을 윤택하게 해야 한다.

5. 신장을 다스리는 식품과 약재

① 신장을 튼튼하게 하려면 마, 사람의 태반, 오리나무더부살이, 침향, 파극.

② 신장기능을 보하려면 거북이 등껍질, 고비, 광나무 열매, 구기자, 녹각교, 녹각상, 녹용, 닥나무 씨, 대합조개, 동충하초, 두충, 마, 물개의 음경과 고환, 물방개, 복령, 복분자, 부자*, 부추 씨, 뽕나무겨우살이, 사상자(巳床子), 산수유, 상표초, 새삼 씨, 생지황, 쇠무릎, 속단, 쇄양, 숙지황, 아교주, 연꽃 씨, 오가피, 오골계, 오디, 오리나무더부살이, 오미자, 육계, 익지, 조롱이, 참깨, 천문동, 침향, 파고지, 파극, 한련초, 해마, 호두, 호랑이 뼈, 호로파, 홍합.

③ 각종 신장질환에는 가시연밥, 거북이 등껍질, 구기자, 금앵자, 까마중, 나팔꽃 씨, 노루귀, 녹각, 녹용, 다닥냉이 씨, 단너삼, 달개비, 대회향, 동충하초, 두충, 둥굴레, 마, 마가목, 만병초, 메꽃, 며느리배꼽, 박주가리 씨, 밤, 백복령, 복분자, 부처손, 빼꾹채, 뽕나무겨우살이, 사상자(巳床子), 산변두(山片豆), 산수유, 삼백초, 삼

지구엽초, 새삼 씨, 생지황, 석곡, 쇠무릎, 소회향, 속단, 숙지황, 순비기나무 씨, 싸리나무 씨, 야관문(夜關門), 약쑥, 애기똥풀, 연꽃 씨, 오가피, 오디, 오리나무더부살이, 오미자, 옥수수 수염, 육계, 은행, 익지인, 저령, 정향, 조롱이, 조릿대 잎, 진득찰, 질경이, 참가시나무, 천문동, 취, 침향, 택사, 한련초, 함초(鹹草), 해마, 호로파, 흰봉선화.

④ 신장결석에는 계내금, 담쟁이덩굴, 도룡뇽, 석위, 싸리나무 씨, 참가시나무, 해바라깃대, 호장근.

⑤ 신장염에는 개나리 열매, 나팔꽃 씨, 담쟁이덩굴, 동과 씨, 말오줌나무, 말오줌나무 잎, 수박, 석위, 싸리나무 씨, 아욱 씨, 오리나무더부살이, 옥수수 수염, 자실(梓實), 저령, 택사.

⑥ 신장염으로 인하여 소변에 피가 섞여 나오면 구기자나무 껍질, 골풀, 꼭두서니 뿌리, 달개비, 마디풀, 미나리, 부처손, 새삼 씨, 엉겅퀴, 으름덩굴, 익모초, 조릿대 잎, 진범(秦凡).

⑦ 급성신장염에는 띠 뿌리, 익모초.

⑧ 신우염에는 크린베리.

⑨ 신장에 열이 있으면 구기자나무 껍질, 깽깽이풀, 천문동, 택사, 하눌타리, 황벽나무.

⑩ 신장이 냉하면 고량강, 낙지, 대파, 물개의 음경과 고환, 보두(寶豆)*, 부추, 비파나무 잎, 생강, 양기석, 양파, 오약, 익지, 장어, 정향, 투구꽃*, 파고지, 홍화, 회향.

⑪ 신장이 냉하여 고환이 오므라들면 목향.

⑫ 신장이 냉하여 음경이 냉하면 새삼 씨.

⑬ 신장이 허해서 아랫배가 냉하면 고추, 목향, 소회향, 침향, 투구꽃*, 현호색, 호로파, 홍화.

⑭ 신장이 나빠 몸이 부으면 감자, 돼지감자, 수박, 우엉 씨.

⑮ 신장이 허해서 허리가 아프면 부추, 작두콩.

⑯ 신장에 기가 부족하면 작두콩.

⑰ 신장에 수기가 부족하면 복분자, 숙지황, 오미자.

⑱ 신장에 수기가 부족해서 열이 나면 지모.

⑲ 남자가 생식기가 작아지고 힘이 없으면 구절초, 녹용, 두충, 사상자(巳床子), 약쑥, 육계, 인삼, 정향, 침향.

6. 신장을 다스리는 민간요법

① 신장에 기가 부족하면 **1** 돼지 콩팥 1개와 생강 40g을 실처럼 썰어 쪄 먹는다. **2** 붕어 7마리와 검정콩 160g을 끓여 탕액을 마신다. **3** 취침 전에 부추술 100㎖를 마신다. **4** 부추 60g에 물 600㎖를 넣고 물이 3분의 1로 줄 때까지 끓여 따뜻한 청주 50㎖를 섞어 마신다.

② 신장이 허해서 요통이 있으면 돼지 콩팥에 작두콩을 넣고 푹 고아 먹으면 요통 치료는 물론 정력도 강해진다.

③ 신장에 종기가 생기면 천황련·황벽나무·자란·백렴·유향·몰약·황단(黃丹)·백반 4g씩을 빻아 꿀찌꺼기를 넣고 개어 붙인다.

④ 급성신장염에는 개구리밥 80g, 검정콩 40g에 물 800㎖를 넣고 물이 반으로 줄 때까지 달여 하루에 여러 번 따뜻하게 마신다.

⑤ 만성신장염에는 가시연밥 30g, 대추 18g, 돼지 콩팥 2개에 물 2 l 를 넣고 물이 3분의 1로 줄 때까지 달여 하루에 3번 나누어 마신다.

⑥ 신우염에는 신선한 생쇠비름 500g을 잘게 썰어 흑설탕 100g과 물 1 l 를 넣고 30분 동안 달여 찌꺼기는 버린 후 다시 400㎖로 줄 때까지 달여 하루에 3번 마신다.

⑦ 신장결석에는 ① 신선한 원추리로 생즙을 내어 1번에 200㎖씩 하루에 2~3번 마신다. ② 조 줄기 40g에 물 700㎖를 넣고 물이 반으로 줄 때까지 달여 하루에 1번씩 1주일 정도 마신다.

⑧ 신장결석으로 인하여 통증이 심하면 흰봉선화 씨앗과 꽃을 술에 담가두었다가 소주잔으로 1잔 마시면 2시간 정도 후에는 통증이 사라진다. 결석 크기에 따라 다르지만 10~20일 정도 마시면 결석이 녹아 뜨물처럼 되어 소변으로 나온다. 흰봉선화의 줄기·잎·뿌리·꽃은 효력이 같은데 요도결석으로 통증이 심할 때도 좋다.

5. 비 장

비장은 위장과 표리 또는 음양의 관계이며 위장의 소화작용을 돕는 역할을 한다.

1. 비장의 한열허실기(寒熱虛實氣)

비장질환은 허증(虛症)으로 인하여 발생하는데 피로와 식곤증을 많이 느낀다.

2. 비장질환을 다스리는 방법

증상에 맞게 식품이나 약재를 활용하면 큰 도움이 될 것이다.

3. 비장에 대한 의서의 내용

비거중완일촌이분상(脾居中脘一寸二分上) 거심삼촌육분(去心三寸六分) 형여마제(形如馬蹄) 내포위완상토(內包胃脘象土)

비장은 중완의 1촌 2푼 위, 심장의 3촌 6푼 아래에 있다. 모양은 말의 발톱과 같고, 안으로는 위장을 감싸는 형상이며, 토에 속한다.

비병허실(脾病虛實) 비기허칙(脾氣虛則) 사지불용(四肢不用) 오장불안(五臟不安) 실칙복장(實則腹脹) 경수불리(涇溲不利) 비고습(脾苦濕) 급식고이조지(急食苦以燥之) 비고완(脾苦緩) 급식감이완지(急食甘以緩之)

비장이 허하면 손발을 움직이기 거북하며 오장이 불안하고, 실하면 배가 팽팽하게 부어오르고 대변이 설사처럼 나온다. 비장이 습하여 고통스러우면 급히 쓴 음식으로 다스리고, 비장이 느슨하여 고통스러우면 급히 단 음식을 먹어 완만하게 해야 한다.

4. 비장을 다스리는 식품과 약재

① 각종 비장질환에는 가시연밥, 감국, 감초, 곽향, 구릿대 뿌리, 구절초, 귤 껍질, 기장, 꽈리나무, 노간주나무, 달개비, 당귀, 대회향,

더덕, 도꼬마리, 둥굴레, 마, 마가목, 마가목 껍질, 마름, 매실, 메꽃, 몰약, 무 씨, 밤, 박주가리 씨, 반하*, 백복령, 백선 뿌리의 껍질, 백작약, 봉출, 비단풀, 뽕나무 잎, 사인, 산변두(山片豆), 산사나무, 삼능(三稜), 삽주 뿌리, 소나무 잎, 소회향, 송향(松香), 쇠비름, 승마, 약쑥, 연꽃 씨, 오리나무더부살이, 옥수수 수염, 용안육, 원추리, 육계, 육두구, 은행나무 잎, 익지인, 인삼, 저령, 정향, 지각(枳殼), 질경이, 차조기 잎, 참나리, 천남성*, 치자, 침향, 칡뿌리 · 꽃, 탱자, 투구꽃*, 하늘타리, 하늘타리 씨, 황기, 황칠, 현호색, 호장근, 홍화 씨.

② 비장을 튼튼하게 하려면 마, 사람의 태반, 오리나무더부살이, 침향, 파극.

③ 비장이 편안하지 않으면 후박나무 껍질.

④ 비장이 약하면서 냉하면 고량강, 구절초, 기장, 단향, 더덕, 말린 생강, 부자*, 사인, 오수유, 익지, 정향, 초두구, 초과, 초피나무 열매의 껍질, 후추, 흰작두콩.

⑤ 비장이 냉하면 고량강, 곽향, 말린 생강, 백부자, 백두구, 사인, 삽주 뿌리, 용안육, 작약, 정향, 초두구, 초피나무 열매의 껍질, 후박나무 껍질.

⑥ 비장이 허약하면 감초, 계내금, 닥나무 씨, 더덕, 마, 말린 생강, 목향, 복령, 벌꿀, 삽주 뿌리, 연꽃 씨, 용안육, 육계, 율무, 인삼, 탱자, 황기, 흰작두콩.

⑦ 비장에 열이 있으면 꺵꺵이풀, 하늘타리.

⑧ 비장이 습하면 삽주 뿌리, 초두구.

⑨ 비장이 부으면 단삼, 모려분, 자라 등껍질, 팥.

5. 비장을 다스리는 민간요법

① 비장이 허하면 황기를 1번에 20g씩 달여 꾸준히 먹는다.

② 비장이 냉하여 식욕부진 · 설사 · 소화불량이면 삽주 뿌리 160g, 말린 생강 · 계내금 80g씩을 빻은 다음 찧은 대추육 300g을 섞어 약떡을 작게 만들어 불에 구워서 공심복에 씹어 먹는다.

6. 쓸개

쓸개는 담이라고도 하는데 간장에 붙은 작은 주머니를 말한다. 담즙을 저장했다가 음식을 내려보내는 역할을 한다. 담즙은 음식이 위장에서 내려갈 때 담도를 통해 십이지장으로 내려와 음식과 섞여 소장으로 내려가는 동안 지방을 소화시키는 작용을 한다.

1. 쓸개질환의 원인

① 쓸개는 간장의 영향을 많이 받기 때문에 간장질환의 원인과 같이 보면 된다.

② 간장에 열이 있으면 발생할 수 있다. 간장에 열이 있으면 담낭이 열을 받고, 담낭에 열이 있으면 담즙에 수분이 적어지면서 탁해지고, 담즙이 탁하면 원활하게 흐르지 못해 남게 되고, 남아 있는 담즙은 계속 마르면서 굳는데 이것을 담석이라 한다.

2. 쓸개의 한열허실기(寒熱虛實氣)

쓸개질환은 열증(熱症)·허증(虛症)·실증(實症)으로 인하여 생긴다.

① 열증(熱症) : 쓸개에 열이 있으면 담즙이 진하면서 탁해져 담즙의 흐름이 더디다. 심하면 담석증이 발병하며 가슴에 통증이 생길 수 있다.

② 허증(虛症) : 쓸개가 허하면 담력이 약해져 매사에 자신이 없고, 육식을 소화시키기 어렵다.

③ 실증(實症) : 쓸개가 실하면 매사에 겁이 없고 적극적이며 의욕이 넘치고, 담즙을 잘 생산하여 소화가 잘 된다.

3. 쓸개질환을 다스리는 방법

증상에 맞게 식품이나 약재를 활용하고, 뜸은 하지 않는 것이 좋다. 만일 열증(熱症)이거나 담낭에 힘이 없거나 담즙이 부족한데 뜸을 하면 수분이 더 빨리 말라 담석이 될 수 있다.

4. 쓸개에 대한 의서의 내용

담무출입(膽无出入) 규이부어(竅而附於) 간지엽간(肝之葉間) 수색금정(水色金精) 금주무고(金主武故) 결단출언(決斷出焉) 담병허실(膽病虛實) 담호칙공(膽虛則恐) 외불능독와(畏不能獨臥) 실칙노(實則怒) 허불면(虛不眠) 실다수(實多睡)

쓸개는 출입구가 없고, 간장 사이에 있고, 색상은 금의 정수와 같다. 쓸개는 금에 속하는데 금은 굳세므로 결단을 내리는 기관에 속한다. 쓸개가 허하면 두려움이 많아 혼자 누워 있지 못하고, 실하면 화를 잘 낸다. 쓸개가 허하면 잠을 못 자고, 실하면 잠이 많다.

5. 쓸개를 다스리는 식품과 약재

① 담석 예방에는 양배추, 표고버섯.

② 담석에는 계내금, 옥수수 수염, 울금, 참외, 취, 호장근.

③ 담낭염에는 강황, 개오동나무 껍질, 민들레, 시호, 옥수수 수염, 울금, 인진쑥, 황금(黃芩).

6. 쓸개를 다스리는 민간요법

① 담석증을 예방하려면 1 오매 1~2개를 찻잔에 넣고 뜨거운 물을 부어 뚜껑을 덮은 다음 5분 정도 우려 1번에 마신다. 하루에 2번씩 꾸준히 마시면 좋다. 2 연 뿌리를 생으로 즙을 내어 조청처럼 고아 하루에 2~3번 1번에 찻숟갈로 2~3숟갈씩 공심복에 먹는다. 3 호장근 40g에 물 500㎖를 넣고 물이 반으로 줄 때까지 달여 하루에 여러 번 나누어 마신다.

② 담석증에는 1 반하* 20g, 깽깽이풀 10g, 큰 하눌타리 4분의 1에 물 1 l 를 넣고 물이 3분의 2로 줄 때까지 달여 하루에 3번 따뜻하게 해서 마시는데 설사할 때까지 마신다. 2 깽깽이풀 가루 4g을 하루에 2~3번 따뜻한 물과 함께 공심복에 먹는다.

③ 담석을 제거하려면 쪽파를 짓이겨 배꼽에 붙인다. 1주일 정도 지나면 담석이 삭으면서 사라진다.

④ 만성담도염이나 담석으로 옆구리에 찌르는 듯한 통증이 있으면 지각(枳殼) 50g과 구운 감초 15g을 빻아 1번에 6g씩 파 뿌리를 진하게 달인 물과 함께 먹는다.

7. 위 장

위장은 인체의 중완(中脘)에 위치하면서 섭취한 음식을 1차로 저장했다가 위벽에서 분비되는 위산으로 소화시키는 역할을 한다.

1. 위장질환의 원인

① 과음이나 과식을 하면 발생할 수 있다.

② 신경을 많이 쓰거나 근심 걱정이 많으면 발생할 수 있다.

③ 위장에 수분이나 혈액이 부족하면 발생할 수 있다.

④ 음식을 제때 먹지 않거나 편식을 하면 발생할 수 있다.

⑤ 너무 뜨겁거나 차거나 딱딱하거나 자극적인 음식을 먹으면 발생할 수 있다.

2. 위장의 한열허실기(寒熱虛實氣)

위장질환은 한증(寒症)·열증(熱症)·허증(虛症)·실증(實症)·기증(氣症)으로 인하여 생긴다.

① 한증(寒症) : 위장이 차가우면 소화가 더디고, 음식을 먹으면 속이 미식거리고, 입에 침이 고이고, 배탈이 잘 나고, 설사를 하

는 경우가 많다.

② 열증(熱症) : 위장에 열이 있으면 많이 먹어도 금방 허기를 느끼고, 몸이 야위고, 위산과다나 염증이 생길 수 있고, 입에서 썩은 냄새가 나고, 이가 약하며 치통이 있고, 얼굴에 여드름이나 종기가 많이 생길 수 있다.

③ 허증(虛症) : 위장이 허하면 소화능력이 약해서 잘 체하며 식욕이 없고, 허기를 많이 느끼고, 항상 나른하며 권태를 잘 느끼고, 위하수증이 따를 수 있다.

④ 실증(實症) : 위장이 실하면 식사 때가 되어도 배고픈 것을 잘 느끼지 못하고, 배가 항상 더부룩하며 배가 부른 것 같다.

⑤ 기증(氣症) : 기실증(氣實症)이면 위장에서 밥알 같은 것이 넘어오고, 상기나 역기로 인하여 신트림을 많이 할 수 있다.

3. 위장질환을 다스리는 방법

증상에 맞게 식품이나 약재를 활용하거나 뜸을 하면 좋은데 방법은 다음과 같다.

① 한증(寒症)·허증(虛症) : 상복부나 배꼽에 필자가 개발한 약떡을 놓고 뜸을 하면 큰 효과를 볼 수 있다.

② 열증(熱症)·기증(氣症) : 절대 뜸을 하면 안 된다.

③ 실증(實症) : 습이나 담이나 한의 실증(實症)이면 필자가 개발한 약떡을 놓고 뜸을 하면 좋다. 그러나 위장이 염증으로 인하여 부은 실증(實症)이면 뜸을 하면 안 된다.

④ 열증(熱症) 외에는 중완(中脘)이나 하완(下脘)에 필자가 개발한 약떡을 놓고 뜸을 하면 큰 효과를 볼 수 있다.

4. 위장에 대한 의서의 내용

위호태창(胃號太倉) 속호위두(俗呼爲肚) 상투인문이수기소탄(上透咽門而受其所呑) 전기소부(傳其所腐) 위병허실(胃病虛實) 위맥실칙장(胃脉實則脹) 허칙설(虛則泄) 위중원기(胃中元氣) 성칙능식이불상(盛則能食而不傷) 과시이불기(過時而不飢) 비위구왕칙능식이비(脾胃具旺則能食而肥)

위장은 큰 창고로 속된 말로는 밥통이라 한다. 위로는 목구멍과 연결되어 있어 음식을 받아 소화시킨다. 위장이 실하면 창증이 나타나고, 허하면 설사를 한다. 위장의 원기가 왕성하면 음식을 소화시키지 못하므로 때가 지나도 배고픈 것을 모르고, 비장과 함께 왕성하면 먹은 것이 모두 살이 된다.

5. 단방(單方)

① 석고(石膏) : 제위열(除胃熱) 전사위중지화(專瀉胃中之火) 연수전일냥(硏水煎一兩) 혹수비이전(或水飛二錢) 수복(和水服)
위장의 열을 제거하려면 분말한 석고 40g에 물을 넣고 달여 먹거나 수비하여 8g씩 물과 함께 먹는다.

6. 위장을 다스리는 식품과 약재

① 위장을 튼튼하게 하려면 가죽나무 껍질, 감초, 개암취 뿌리, 계

피, 고비, 고수, 곽향, 구기자, 구릿대 뿌리, 구절초, 귤, 귤 껍질, 기장, 괭괭이풀, 다래, 단너삼, 대나무 잎, 대추, 대회향, 더덕, 도라지, 두릅, 띠 뿌리, 마늘, 맥문동, 머위꽃, 메꽃, 목련, 목향, 무 씨, 민들레, 반하*, 밤, 백선 뿌리의 껍질, 봉출, 비파나무 잎, 뻐꾹채, 사인, 사프란, 산달래, 산사나무, 삼능(三稜), 삼칠초 뿌리, 삽주 뿌리, 생강, 석곡, 석창포, 선인장, 소루쟁이, 신곡(神曲), 씀바귀, 엉겅퀴, 여주 열매, 오가피, 용담초, 울금, 월계수나무 잎, 육두구, 인동꽃, 으름덩굴, 자주쓴풀, 정향, 죽여, 지각(枳殼), 진범(秦凡), 질경이 씨, 쪽, 차조기 잎, 치커리, 침향, 칡 뿌리 · 꽃, 탱자, 향유, 헛개나무, 현호색, 호장근, 황금(黃芩), 황칠, 후추, 회향.

② 위장을 깨끗하게 하려면 귤 껍질, 괭괭이풀, 민들레, 석곡, 초룡담(草龍膽).

③ 위장을 편안하게 하려면 곽향, 단향, 모과, 목향, 백두구, 보두(寶豆)*, 비파나무 잎, 사인, 신곡(神曲), 삽주 뿌리, 초두구, 향부자*, 후박나무 껍질.

④ 위장의 연동운동을 좋게 하려면 괭괭이풀, 단너삼, 당귀, 삼능(三稜), 석곡, 알로에 진액, 조롱이, 참깨, 팥, 패랭이꽃, 탱자, 현미.

⑤ 만성위장병에는 삼능(三稜), 괭괭이풀.

⑥ 위궤양에는 가죽나무 껍질, 감나무 잎, 곽향, 귤 껍질, 말린 날다람쥐 똥, 모려분, 백작약, 보두(寶豆)*, 선인장, 소나무 잎의 생진, 양배추, 예덕나무, 어패류, 오적골, 전복 껍질, 함초(鹹草),

⑦ 위암이나 십이지장위염에는 가죽나무 껍질, 곽향, 귤 껍질, 말린 날다람쥐 똥, 모려분, 보두(寶豆)*, 선인장, 소나무 잎의 생진, 예

덕나무, 어패류, 오적골, 전복 껍질, 함초(鹹草).

⑧ 위하수에는 탱자, 지각(枳殼).

⑨ 위산과다에는 모려분, 어패류 껍질, 오적골, 회화나무.

⑩ 위염에는 달개비.

⑪ 위장에 통증이 있으면 감송, 모려분, 오동나무 씨, 웅담, 탱자, 회향.

⑫ 위장에 수기가 부족하면 더덕, 말린 둥굴레 뿌리, 맥문동, 벼 뿌리, 석곡.

⑬ 위장이 허약하면 감초, 계내금, 녹두, 더덕, 마늘, 말린 생강, 목향, 삽주 뿌리, 석곡, 초피나무 열매의 껍질, 탱자.

⑭ 위장이 허약하면서 냉하면 고량강, 구절초, 기장, 단향, 더덕, 말린 생강, 부자*, 사인, 오수유, 익지, 정향, 초두구, 초과, 초피나무 열매의 껍질, 후추, 흰작두콩.

⑮ 위장에 열이 있으면 말린 녹두, 갈대 뿌리, 대나무 진액, 띠 뿌리, 만년콩 뿌리, 비파나무 잎, 석고, 인동, 죽여, 초룡담(草龍膽), 할미꽃*, 황금(黃芩).

⑯ 위장에 습열이 있으면 나팔꽃 씨, 호황련.

⑰ 위장암에는 당근, 모려분, 송이버섯, 오적골, 조릿대 잎, 토마토, 회화나무.

7. 위장을 다스리는 민간요법

① 위장이 허약하면 **1** 황기를 1번에 20g씩 달여 꾸준히 먹는다. **2** 소나무 잎에 요구르트나 정화수를 넣고 갈아 즙만 먹는다. **3** 소나무 잎 몇 개를 씹어 즙만 삼킨다. 약 3개월 정도 복용하

면 평생 위장병 걱정은 하지 않아도 된다.

② 위장이 허해서 구토를 하면 반하*·생강 4~8g씩, 인삼 12g에 물 700㎖를 넣고 물이 반으로 줄 때까지 달인 다음 걸러서 꿀을 섞어 하루에 조금씩 먹는다.

③ 위장이 냉하여 식욕부진·설사·소화불량이 따르면 삽주 뿌리 160g, 말린 생강·계내금 80g씩을 빻은 다음 찧은 대추육 300g을 섞어 약떡을 작게 만들어 불에 구워 공심복에 씹어 먹는다.

④ 위암에는 **1** 짚신나물 40g, 대추 30g에 물 1 *l* 를 넣고 달여 하루에 6번씩 2개월 정도 마신다. **2** 느릅나무 껍질을 달이거나 환약으로 만들거나 빻아 먹으면 위암은 물론 다른 암에도 좋다.

⑤ 반위증에는 **1** 말린 대추나무 잎 40g, 곽향 20g, 정향 0.4g을 빻아 1번에 8g씩 물 200㎖와 생강 2g을 넣고 물이 120㎖가 될 때까지 끓여 탕액만 걸러 뜨겁게 해서 먹는다. **2** 느릅나무 껍질을 찧거나 빻은 다음 약떡을 만들어 압통점에 놓고 뜸을 한다. 반위증은 위암과 유사한 병이다.

⑥ 만성위장염에는 **1** 5월쯤에 채취하여 그늘에서 말린 약쑥 30kg 정도에 물을 적당히 넣어 오래 달인다. 탕액만 걸러 다시 엿처럼 고아 삽주 뿌리와 단너삼을 30kg씩 곱게 빻아 넣고 콩알만하게 환약을 만들어 하루에 3번 1번에 10개씩 먹는다. **2** 용담초와 더덕 3g씩에 물 300㎖를 넣고 물이 반으로 줄 때까지 달여 공심복에 먹는다. **3** 용담초를 술에 담가 숙성시켜 1번에 20㎖씩 하루에 2번 공심복에 마신다.

⑦ 급성위장염·세균성질환·과민성질환·위하수에는 탱자 40g, 작

약·천궁·인삼 20g씩을 빻아 생강이나 대추 달인 물이나 따뜻한 청주와 함께 1번에 8g씩 하루에 3번 식전에 먹는다.

⑧ 위장이 쓰리거나 신물이 넘어오면 **1** 어패류 껍질을 달여 수시로 먹거나 볶아서 빻아 먹는다. **2** 우렁이나 다슬기를 달여 수시로 먹는다.

⑨ 위장에 수기나 혈액이 부족해서 속이 쓰리면 **1** 대나무 진액을 먹는다. **2** 민들레나 대나무 잎을 달여 차처럼 마신다. **3** 생지황 10g, 단삼 4g을 넣고 달여 차처럼 마신다.

⑩ 만성위장병에는 위장병이 처음 발병할 때 먹은 음식을 밥과 뭉쳐 불 속에 넣고 까맣게 태운다. 재는 털어버리고 뜨거운 상태로 정화수에 담가두었다가 맑게 우러난 물만 마신다.

⑪ 신경성위장병에는 **1** 대나무 진액에 생강즙을 섞어 먹는다. **2** 대나무 잎을 양끝은 잘나내고 가운데 부분만 생강과 함께 넣고 달여 차처럼 마신다.

⑫ 신경성위장병으로 복통이 있으면 작약·감초·박하를 4 : 2 : 1의 비율로 넣고 달여 먹는다.

⑬ 위장에 통증이 있으면 **1** 현호색 2g을 잘 으깨 찻잔에 넣고 뜨거운 물을 부은 다음 5분 정도 우려 마신다. 만일 위급할 정도로 통증이 심하면 현호색과 감초를 1 : 2 비율로 빻아 1번에 3g씩 하루에 2~3번 따뜻한 물과 함께 먹는다. **2** 하루에 애기똥풀 2~4g에 물 300㎖를 넣고 물이 반으로 줄 때까지 달여 차처럼 따뜻하게 해서 수시로 마신다.

⑭ 위장에 열이 많아 음식을 자꾸 먹거나 몸이 야위면서 입이 건

조해져 물을 자꾸 마시면 석곡 · 맥문동 9g씩, 하늘타리 24g, 더덕 · 생지황 15g씩, 지모 12g, 깽깽이풀 3g에 물 500~700㎖를 넣고 물이 반으로 줄 때까지 달여 1~2일 동안에 나누어 마신다.

8. 소 장

소장과 심장은 음양의 관계인데 심장이 음(陰)에 해당하고 소장은 양(陽)에 해당한다. 따라서 소장을 다스릴 때는 심장도 같이 해야 효과를 볼 수 있다.

1. 소장질환의 원인

① 평소 배를 차게 하면 발생할 수 있다.

② 소화가 잘 안되면 발생할 수 있다.

③ 식중독에 걸리면 발생할 수 있다.

④ 신경을 많이 쓰거나 근심 걱정이 많으면 발생할 수 있다.

2. 소장의 한열허실기(寒熱虛實氣)

소장질환은 한증(寒症) · 열증(熱症) · 허증(虛症) · 실증(實症) · 기증(氣症)으로 인하여 생긴다.

① 한증(寒症) : 소장이 냉하면 아랫배에서 끓는 소리가 나거나 복통이 있거나 설사를 하는 경우가 많고, 아랫배에 지방이 굳어 비만이 되는 경우가 많다.

② 열증(熱症) : 소장에 열이 있으면 복부에 지방이 적어 야위고, 음식이 부패되어 대변이 반설사처럼 나오는 경우가 많다.

③ 허증(虛症) : 소장이 허하면 장기능이 떨어지며 탄력을 잃어 장이 아래로 내려앉아 탈장이 되는 경우가 많고, 장이 쳐지면 장과 허리에 있는 지방과 근육이 아래로 내려가면서 당겨 요통·측만증·디스크·좌골신경통이 생기기도 한다.

④ 실증(實症) : 소장이 실하면 장이 단단해져 통증이 생기는 경우가 많다.

⑤ 기증(氣症) : 뱃살이 꼿꼿하면서 찌르는 것처럼 아프고, 심하면 장이 끊어지는 것처럼 아프기도 하다.

3. 소장질환을 치료하는 방법

증상에 맞게 식품이나 약재를 활용하거나 뜸을 하면 좋은데 방법은 다음과 같다.

① 한증(寒症)·허증(虛症) : 배꼽이나 하복부에 필자가 개발한 약떡을 놓고 뜸을 하면 좋다.

② 열증(熱症)·실증(實症)·기증(氣症) : 절대 뜸을 하면 안 된다.

③ 소장의 기능이 떨어지면 기해(氣海)·단전·하복부에 필자가 개발한 약떡을 놓고 뜸을 하면 큰 효과를 볼 수 있다.

4. 소장에 대한 의서의 내용

상접위구(上接胃口) 수성기조박(受盛其糟粕) 하달방광(下達膀胱)

비별기청탁선통(泌別其淸濁宣通) 소장병증(小腸病症) 소장병자(小腸病者) 소복통(小腹痛) 요척공고이통(腰脊控睾而痛) 열칙소변삽(熱則小便澁) 경중동(莖中疼)

소장은 위로는 위장과 연결되어 있어 위장에서 배출하는 음식 찌꺼기를 받아들이고, 아래로는 방광과 통하면서 맑고 탁한 것을 선별한다. 소장에 병이 있으면 아랫배에 통증이 있고, 등과 허리부터 고환까지 통증이 따르면서 열이 있고, 소변이 거북하고, 요도에 통증이 따른다.

5. 소장을 다스리는 식품과 약재

① 소장질환에는 동과, 마름.

② 소장에 열이 있으면 할미꽃*, 실고사리, 패랭이꽃.

③ 십이지장궤양에는 감나무 잎, 백작약, 양배추.

9. 대 장

대장은 큰 창자라고도 하는데 음식이 위장과 소장에서 소화된 뒤 마지막으로 수분을 흡수하여 변이 제대로 배설될 수 있도록 하는 역할을 한다.

1. 대장질환의 원인

① 대개 음식 때문에 생기는 경우가 많다.

② 세균성 질환이 있으면 발생할 수 있다.

③ 배를 차게 하면 발생할 수 있다.

④ 체내에 혈액이나 수분이 부족하면 발생할 수 있다. 체내에 수분이나 혈액이 부족하면 보하려고 대장에서 수분을 많이 흡수하기 때문이다.

2. 대장의 한열허실기(寒熱虛實氣)

대장질환은 한증(寒症)·열증(熱症)·허증(虛症)으로 인하여 생긴다.

① 한증(寒症) : 대장이 냉하면 수분 흡수를 돕지 못하기 때문에 배에서 끓는 소리가 나면서 설사를 하는 경우가 많고, 옆구리 비만이 생기는 경우가 많다.

② 열증(熱症) : 대장에 열이 있으면 변비가 되는 경우가 많다. 대장은 수분을 흡수하거나 제거하는 역할을 하는데 열이 있거나 진액이 부족하면 열을 끄려고 수분을 많이 흡수하기 때문이다.

③ 허증(虛症) : 대장이 허하면 대장의 기능이 떨어지고, 탄력을 잃어 대장이 아래로 쳐지는 경우가 많다. 심하면 탈항까지도 생길 수 있다.

3. 대장질환을 다스리는 방법

증상에 맞게 식품이나 약재를 활용하거나 침구법(針灸法)을 쓰면 좋은데 방법은 다음과 같다.

① 한증(寒症)・열증(熱症)・허증(虛症)에는 모두 배꼽이나 하복부에 필자가 개발한 약떡을 놓고 뜸을 하면 좋다.

② 탈장에는 백회(百會)・공최(孔最)・승산(承山)에 침을 놓거나 뜸을 한다.

③ 대장이 운동을 제대로 하지 못하면 기해(氣海)・단전・하복부에 필자가 개발한 약떡을 놓고 뜸을 한다.

4. 대장에 대한 의서의 내용

우명회장(又名廻腸) 장이장일척이대사촌(長二丈一尺而大四寸) 수수곡일두칠승반(受水穀一斗七升半) 대장병증(大腸病症) 위오열이희청냉(胃惡熱而喜淸冷) 대장오청냉이희열(大腸惡淸冷而喜熱)

대장은 회장이라고도 한다. 길이는 2장 1척 4촌이고, 크기는 수곡 1말 8되를 저장할 수 있다. 대장질환의 증세는 위에 열을 싫어하고 청냉을 좋아하고, 대장은 청냉을 싫어하고 열을 좋아한다.

5. 대장을 다스리는 식품과 약재

① 각종 대장질환에는 가죽나무 껍질, 개암취 뿌리, 결명자, 고본뿌리, 금앵자, 기장, 깽깽이풀, 꽈리나무, 단너삼, 매실, 메꽃, 목향, 미나리, 민들레, 복숭아, 복숭아나무 잎・가지, 비단풀, 산오이풀, 쇠비름, 알로에 진액, 오리나무더부살이, 육두구, 인동꽃, 잣나무, 지각(枳殼), 차조기 씨, 청미래덩굴, 측백나무 잎, 탱자, 하늘타리, 하늘타리 씨, 함초(鹹草), 헛개나무, 황금(黃芩), 회화나무, 회화나무꽃.

② 대장의 운동을 촉진시키려면 깽깽이풀, 단너삼, 당귀, 보리, 살구씨, 삼능(三稜), 석곡, 조롱이, 팥, 패랭이꽃, 탱자, 현미.

③ 대장의 기능을 향상시키려면 보리, 부추, 살구나무, 조, 헛개나무.

④ 대장을 윤택하게 하려면 대마 씨, 벌꿀, 쇄양, 욱이인(郁以仁), 잣, 차조기 씨, 참깨.

⑤ 대장에 기가 부족해서 기능이 정체되면 욱이인(郁以仁).

⑥ 대장이 냉하면 기장, 후추, 후박나무 껍질.

⑦ 대장에 열이 있으면 대황(大黃), 망초, 범부채, 산오이풀, 알로에 진액, 쥐방울덩굴, 측백나무, 할미꽃*, 회화나무, 회화나무꽃.

⑧ 대장염에는 구릿대 뿌리, 무궁화, 비단풀, 할미꽃*.

⑨ 대장암에는 고구마, 마늘, 메밀, 무, 밀, 브로콜리, 소맥, 아스파라거스, 옥수수, 우엉, 죽순, 콩, 톳, 표고버섯, 함초(鹹草).

10. 방 광

방광은 체외로 내보낼 수분을 일시적으로 저장하는 기관이다.

1. 방광질환의 원인

① 소변을 오래 참으면 발생할 수 있다.

② 아랫배나 신장에 열이 많으면 발생할 수 있다.

2. 방광의 한열허실기(寒熱虛實氣)

방광질환은 열증(熱症)이나 허증(虛症)으로 인하여 생긴다. 열증

(熱症)이면 방광석이나 요로석이 생길 수 있다. 열은 수분을 말리는 성질이 있는데 요도나 방광에 잔뇨가 있으면 건조시켜 굳게 만들기 때문이다.

3. 방광질환을 다스리는 방법

증상에 맞게 식품이나 약재를 활용하거나 뜸을 하면 좋은데 방법은 다음과 같다.

① 열증(熱症) : 절대 뜸을 하면 안 된다.
② 허증(虛症) : 필자가 개발한 약떡을 하복부에 놓고 뜸을 하면 효험을 볼 수 있으나 많이 하는 것은 삼가해야 한다.
③ 방광염이나 방광결석 환자는 하복부에 뜸을 하면 안 된다.

4. 방광에 대한 의서의 내용

상구활이촌반(上口闊二寸半) 이성뇨구승구합(而盛尿九升九合) 중광구촌정이중구냥이수(中廣九寸正而重九兩二銖) 무출규야(无出竅也)자기해이시화(資氣海以施化) 부명진액(府名津液) 수액자소장삼입방광(水液自小腸滲入膀胱) 기화위뇨이설(氣化爲尿以泄)

방광은 위로 연결된 것이 2.5촌이고, 크기는 소변을 9되 9합을 담을 수 있고, 넓이는 9촌이고, 무게는 9량 2추이고, 구멍은 없다. 방광은 기의 바다를 이루는 곳으로 진액이라고 한다. 수액이 스스로 소장에서 방광으로 스며들고 기로 인하여 소변을 보는 것이다.

방광허칙(膀胱虛則) 소변불금(小便不禁) 열결하초(熱結下焦) 소복고만(小腹苦滿) 소변불리(小便不利) 방광절후(膀胱絶候) 유뇨광언(遺尿狂言) 목반직시(目反直視) 차위방광절야(此爲膀胱絶也)

방광이 허하면 소변을 참지 못하고, 하초에 열이 있으면 아랫배가 가득하면서 고통스럽고 소변을 보기 어렵다. 방광이 터지면 소변을 조금씩 자주 보면서 헛소리를 하고, 눈이 반대로 돌아간다.

5. 단방(單方)

① 방기(防已) : 치방광열(治膀胱熱) 우좌수전복(右剉水煎服) 혹말작환(或末作丸) 복지역가(服之亦佳)

방광에 열이 있으면 방기를 꺾어 물을 넣고 달이거나 환약을 지어 먹는다.

② 욱이인(郁以仁) : 치방광급통(治膀胱急痛) 불가인(不可忍) 위말복(爲末服) 위작환(爲作丸) 복지병가(服之幷佳)

방광에 열이 쌓여 갑자기 참을 수 없는 통증이 오면 욱이인을 가루로 만들거나 환약을 지어 먹는다.

6. 방광을 다스리는 식품과 약재

① 각종 방광질환에는 개구리밥, 개느릅나무 껍질, 개미취, 골풀, 금앵자, 꽈리나무, 나팔꽃 씨, 노간주나무, 다닥냉이 씨, 독활, 동과, 띠 뿌리, 마름, 말오줌나무, 민들레, 부들꽃가루, 살구 씨, 소나무 잎, 싸리나무 씨, 애기수영, 원추리, 위령선, 익모초, 인진쑥, 제비꽃, 저령, 진범(秦凡), 참가시나무, 참느릅나무 껍질, 청미래덩굴,

택사, 패랭이꽃, 해바라기.

② 방광염에는 구절초, 까마중, 꿀풀, 다래, 도토리, 띠 뿌리, 보리, 쇠비름, 수뤼나물, 싸리나무 씨, 연 뿌리, 오리나무더부살이, 용담초, 제비꽃, 질경이, 택사, 청미래덩굴, 크린베리, 패랭이꽃, 호장근.

③ 방광결석에는 계내금, 담쟁이덩굴, 도룡뇽, 땅강아지, 비단풀, 해바라깃대, 호장근.

④ 방광이 허약하면 복분자.

⑤ 방광에 열이 있으면 금전초(金錢草), 귤 껍질, 띠 뿌리, 마디풀, 실고사리, 싸리나무 씨, 지렁이, 택사, 패랭이꽃, 호박(琥珀), 활석.

⑥ 방광이 냉하면 회향, 오약.

7. 방광을 다스리는 민간요법

① 방광염에는 **1** 생쇠비름 500g을 잘게 썰어 흑설탕 100g과 물 1 *l*를 넣고 30분 정도 달인다. 탕액만 걸러 400㎖가 되도록 다시 끓여 하루에 3번 나누어 마신다. **2** 꿀풀 20g에 물 500㎖를 넣고 물이 반으로 줄 때까지 달여 하루에 여러 번 나누어 마신다.

② 방광염으로 인한 배뇨통에는 **1** 생연 뿌리 200g을 즙을 내어 1번에 20~30㎖씩 하루에 3~4번 먹는다. **2** 하루에 까마중 40g에 물 2 *l*를 넣고 물이 3분의 1로 줄 때까지 약한 불에 달여 공심복에 수시로 물대신 마신다.

③ 방광에 통증이 심하거나 출혈이 있으면 호장근 6g에 물 300㎖를 넣고 물이 반으로 줄 때까지 달여 하루에 여러 번 나누어 마신다.

11. 삼 초

삼초는 실제 있는 장부가 아니라 인체를 편의상 상·중·하로 나누어 구분하는 것이다. 상초는 가슴 부위를 말하고, 중초는 윗배 부위를 말하고, 하초는 아랫배 부위를 말한다.

1. 삼초에 대한 의서의 내용

삼초(三焦) 비정부이(非正腑而) 포함장위지(包含腸胃之) 총사야(總司也) 상중하삼초(上中下三焦) 무형이유용(無形而有用) 명문칙우신(命門則右腎) 비정장이(非正臟而) 배좌신(配左腎) 이장진정(以藏眞精) 삼초병증(三焦病症) 소복동종(小腹疼腫) 부득소변(不得小便) 사재삼초약야(邪在三焦約也)

삼초는 실제 있는 장부는 아니지만 장과 위장을 모두 포함한다. 상·중·하로 분류하며 형체는 없으나 사용은 한다. 오른쪽 신장은 명문이고, 왼쪽 신장은 배우자로 정기를 저장한다. 삼초에 병이 들면 아랫배에 종기가 있는 것처럼 통증이 있고 소변을 보기 어려운데 사기가 삼초에 모여 있기 때문이다.

2. 삼초를 다스리는 식품과 약재

① 삼초질환에는 초피나무 열매의 껍질, 치자, 향부자*.

② 삼초에 열이 많으면 석고.

③ 상초에 풍열이 있으면 감국, 개나리 열매, 쥐방울덩굴.

④ 중초를 편안하게 하려면 모과.

⑤ 중초에 기가 부족하면 승마, 익지.

⑥ 중초의 기가 운행하지 못하면 향부자*.

⑦ 중초가 습하면 곽향, 백두구, 사인, 삽주 뿌리, 풍란, 후박나무 껍질.

⑧ 중초에 습열이 있으면 깽깽이풀, 나팔꽃 씨.

⑨ 하초에 열이 있으면 산오이풀, 약쑥.

⑩ 하초에 습열이 있으면 나팔꽃 씨, 마디풀, 방기.

⑪ 하초에 풍습이 있으면 오가피.

⑫ 하초가 허약하면서 냉하면 양기석, 약쑥, 침향, 회향.

3장. 기 · 뼈 · 혈액 · 진액 · 맥 · 신경

1. 기(氣)

기병은 기증(氣症)으로 기분 · 마음 · 생각 등에 의하여 생기는 병이다. 기로 인한 병을 현대의학에서는 스트레스나 신경성질환이라고 하나 종류는 무수히 많다. 예를 들어 같은 음식이라도 꺼림칙하게 먹으면 소화불량이나 곽란이 생기고, 친구들이 죽는 것을 보고 자신도 죽을 때가 되었다고 생각하면 건강하던 사람도 병이 생겨 죽음의 길로 갈 수도 있다. 발병원인과 인체에 미치는 영향은 1장의 기증(氣症)을 참고하기 바란다.

1. 기병의 한열허실기(寒熱虛實氣)

기병은 열증(熱症) · 허증(虛症) · 실증(實症) · 기증(氣症)으로 인하여 생긴다.

① 열증(熱症) : 상기되어 얼굴이 붉어지면서 숨이 차고 뒷목이 뻣뻣해져 혈압이 오르는 것 같다. 또 입이 마르면서 귓속이 가렵고 눈이 충혈되는 경우도 있다.

② 허증(虛症) : 왜소하며 사지가 늘어지고, 항상 피곤하면서 추위를 잘 타고, 잠이 많으면서 권태를 많이 느낀다.

③ 실증(實症) : 매사에 활발하며 자신감이 있으나 욕심이 지나친 경우도 있다. 열증(熱症)과 실증(實症)을 겸하면 기가 올라가고, 성격이 급해지고, 열이 많아 더위를 이기지 못한다. 심하면 광증이 될 수도 있다.

④ 기증(氣症) : 기결증(氣結症)이면 기가 맺히는 곳이 붓거나 종기가 생기거나 통증이 생기거나 썩는 경우도 있다.

2. 기병을 다스리는 방법

기는 온몸을 돌기 때문에 어디서 어떻게 나타나는가를 알아야 한다. 그리고 기로 인하여 생긴 병은 기로 풀어주는 것이 가장 빠르다. 예를 들어 마음이 우울하여 생긴 병이면 기분전환을 하는 것이 가장 좋다. 그 다음은 식품이나 약재를 쓰거나 침구법(針灸法)을 활용하면 좋은데 방법은 다음과 같다.

① 열증(熱症)·실증(實症)·기울증(氣鬱症) : 정회(正會)·오령(五靈)·십지(十指)·하퇴 앞 정강이뼈에서 외부 측면 부위 중간을 기점으로 상하 근육에 사혈을 한다.

② 허증(虛症)·기결증(氣結症) : 정회(正會)·배꼽·단전·하복

부·하퇴 앞 정강이뼈에서 외부 측면 부위 중간을 기점으로 상하의 근육에 뜸을 한다.

③ 기로 인한 모든 통증에는 원심수기요법(圓心手奇療法)을 활용하면 큰 효과를 볼 수 있다.

3. 기(氣)에 대한 의서의 내용

기위정신기대(氣爲精神之根帶) 기자신지조(氣者神之祖) 정내기지자(精乃氣之子) 기위호흡지근(氣爲呼吸之根) 정리왈(正理曰) 인수생지초(人受生之初) 제포태지내(在胞胎之內) 수모호흡(隨母呼吸)

기는 정신의 근본이며 조상이고, 정은 기의 자식이다. 기는 호흡의 근본이다. 정리왈. 사람이 처음 생기면 어머니의 뱃속에서 어머니를 따라 호흡한다.

내경왈(內經曰) 제기개속어폐(諸氣皆屬於肺) 폐유육엽양이(肺有六葉兩耳) 엽중유이십사공(葉中有二十四孔) 항열분포음양청탁지기(行列分布陰陽淸濁之氣) 유여칙흉면구적(有餘則胸面俱赤) 부족칙부다언(不足則不多言)

내경왈. 모든 기는 폐가 주관한다. 폐는 2개의 귀와 6개의 잎으로 되어 있는데, 잎에는 24개의 구멍이 있다. 배열은 음과 양으로 맑은 기운과 탁한 기운으로 나뉘어 분포한다. 폐에 기가 충분하면 가슴과 얼굴이 붉고, 부족하면 말이 없다.

칠기(七氣) 희노비사우경공야(喜怒悲思憂驚恐也) 혹이위한열애노

희우수개통야(或以爲寒熱哀怒喜憂愁皆通也)
기는 희・노・우・사・비・경・공 7가지로 나눌 수 있는데 한・열・애・노・희・우・수라고도 한다.

중기증(中氣症) 여인상쟁(與人相爭) 폭노기역이훈도야(暴怒氣逆而暈倒也) 선용강탕관구(先用薑湯灌救)
중기증은 다투거나 갑자기 화를 내다 심장의 기가 상기되어 기절하는 병이다. 우선 생강을 달여 먹인다.

내경왈(內經曰) 폐장기(肺藏氣) 상기자(上氣者) 호다흡소(呼多吸少) 기식촉급(氣息促急) 한열해수(寒熱咳嗽)
내경왈. 폐는 기를 저장하는 곳인데 상기되면 내쉬는 숨은 많은데 들여마시는 숨이 적어 호흡이 조급하고, 몸에 한열이 있으면서 기침을 한다.

영구경왈(靈樞經曰) 폐장기(肺藏氣) 기부족칙식미(氣不足則息微) 소기(少氣) 우왈신주기(又曰腎主氣) 신허칙소기력치법(腎虛則少氣力治法) 인삼일근절편전복(人蔘一斤切片煎服)
영구경왈. 폐는 기를 저장하는 곳인데 기가 부족하면 호흡이 미약해지므로 소기라 한다. 신장은 기의 주인이므로 신장이 허하면 기력이 떨어진다. 이 때는 인삼 600g을 썰어 달여 먹는다.

기통증(氣痛症) 기체상초(氣滯上焦) 위심흉비동(爲心胸痞疼) 기역증(氣逆症) 기자복중(氣自腹中) 시시상충(時時上衝) 제역충상(諸逆衝上) 개속어화(皆屬於火) 우왈기지상역(又曰氣之上逆) 속양(屬陽) 무한지리(无汗之理) 각오한자(覺惡寒者) 내화극사수야(乃火極似水也) 기울증(氣鬱症) 정전왈(正傳曰) 기울이습체(氣鬱而濕滯) 습체이성열고(濕滯而成熱故) 기울지병(氣鬱之病) 다겸부증창만(多兼浮症脹滿)

기통증은 상초에 기가 막혀 심장과 가슴이 답답하면서 통증이 있는 병이고, 기역증은 뱃속의 기가 수시로 위로 올라가는 병이다. 기가 거슬러 올라가는 것은 모두 화와 양에 속하고, 몸속에 한기가 없는데 한기를 느끼는 것은 화가 다하여 물처럼 되었기 때문이다. 정전왈. 기가 많으면 습이 막히고, 습이 막히면 열이 생기므로 기울증은 부종과 창만을 겸하는 경우가 많다.

4. 단방(單方)

① 인삼(人蔘) : 보오장기부족(補五臟氣不足) 우치기단기허(又治氣短氣虛) 혹전혹말다복(或煎或末多服)

오장에 기가 부족해서 기가 끊어지거나 허약하면 인삼을 달여 먹거나 인삼 가루를 많이 먹는다.

② 당목향(唐木香) : 치심복일체기(治心腹一切氣) 범강자이기회(凡腔子裡氣滪) 용당목향행지(用唐木香行之) 조제기산체기(調諸氣散滯氣) 치복중기불전운 (治腹中氣不轉運) 말전복병가(末煎服幷佳)

만년콩 뿌리는 기증으로 명치가 아프거나 뱃속의 기에 문제가 있을 때 기를 조절하며 기가 맺힌 것을 풀어준다. 뱃속의 기가 운행하지 못할 때는 만년콩 뿌리를 가루를 내거나 달여 먹으면 좋다.

③ 향부자(香附子)* : 치주기분지병(治主氣分之病) 좌이목향(佐以木香) 산체기(散滯氣) 설폐기(泄肺氣) 좌이침향(佐以沈香) 무불승강(無不昇降) 우왈침향(又曰沈香) 좌향부(佐香附) 유동제기묘(流動諸氣妙) 범인유병(凡人有病) 기체이뇌고(氣滯而餒故) 향부입기분위군(香附入氣分爲君) 말복전복환복가(末服煎服丸服佳)
향부자는 기를 내리며 분산시켜야 할 때 쓴다. 기가 맺힌 것을 풀 때는 목향으로 보좌하고, 폐의 기를 뺄 때는 침향으로 보좌하면 안 되는 것이 없다. 또 침향으로 보좌하면 모든 기가 활발해진다. 만일 기가 정체되면 사람이 파리하면서 약해지는데 이 때는 향부자를 달이거나 가루나 환약으로 만들어 먹는다.

5. 기병을 다스리는 식품과 약재

① 사기를 제거하려면 원지.

② 기를 소통시키려면 귤 씨.

③ 기를 소통시켜 통증을 그치게 하려면 감송, 강황, 단향, 침향.

④ 기가 뭉쳐 괴로우면 오수유, 용뇌.

⑤ 기가 뭉쳐 가슴에 통증이 있으면 강진향.

⑥ 기가 통하지 않아 담이 뭉치면 반하*.

⑦ 담을 제거하면서 기를 내리려면 다닥냉이 씨, 머위꽃, 몽석, 무 씨, 바디나물 뿌리, 차조기 씨.

⑧ 가슴이나 배에 기가 막히면 맥문동, 단너삼, 단향, 차조기 잎, 침향.
⑨ 중초에 기가 부족하면 승마, 익지.
⑩ 중초의 기가 운행하지 못하면 향부자*.
⑪ 몸이 습하여 기가 통하지 않으면 대복피.
⑫ 몸이 한냉하여 기가 통하지 않으면 오약, 침향.
⑬ 몸을 따뜻하게 만들어 기를 소통시키려면 곽향, 계수나무 열매, 사인, 육두구, 후박나무 껍질.
⑭ 몸을 따뜻하게 하면서 기를 내리려면 보두(寶豆)*, 오수유.
⑮ 기를 운행시켜 담을 풀려면 천남성*, 탱자, 귤 껍질.
⑯ 대장에 기가 부족해서 대장기능이 정체되면 욱이인(郁以仁).
⑰ 기가 허해서 몸이 부으면 용안육, 삽주 뿌리.
⑱ 흉복기혈통(胸腹氣血痛)에는 말린 날다람쥐 똥.
⑲ 기가 부족해서 몸이 처지면 시호.
⑳ 기혈이 부족해서 몸이 냉하면 육계.
㉑ 기혈을 이롭게 하려면 약쑥, 소목(蘇木).
㉒ 기혈을 치료하려면 으름덩굴 열매, 천궁.
㉓ 기혈이 맺혀 통증이 있으면 현호색, 위령선, 고본 뿌리, 독활, 당귀, 강황, 단향, 목향, 사인, 삼능(三稜), 안식향, 울금, 위령선, 유향, 으름덩굴 열매, 천궁, 현호색.
㉔ 음식에 체해서 기가 통하지 않으면 무 씨.
㉕ 화가 나거나 흥분했을 때는 고량강.
㉖ 허기를 많이 느끼며 기운이 없으면 승마, 익지, 향부자*, 꿀풀, 곽향, 계수나무 열매, 사인, 육두구, 후박나무 껍질.

㉗ 오장의 기를 보하려면 마, 사람의 태반, 오리나무더부살이, 침향, 파극.

2. 뼈

뼈는 인체를 받쳐주는 기둥과 같은 것으로 뼈가 없다면 인체가 형성되지 못했을 것이다. 뼈가 하는 일은 많은데 그 중에서도 뼛속에 있는 골수에서 생명이 살아가는데 가장 필요한 혈액을 생산한다. 따라서 골수와 뼈가 약하면 혈액을 잘 생산하지 못하기 때문에 혈액과 관계 있는 질병이 많이 생길 수 있다.

1. 뼈질환의 원인

① 과로하면 뼈가 약해져 발생할 수 있다.
② 어릴 때 운동을 무리하게 하면 뼈의 발육에 지장이 되고 약해져 발생할 수 있다.
③ 인체의 열을 다스리지 못하면 골수가 약해져 발생할 수 있다.
④ 몸을 너무 차게 하면 뼈가 냉해져 발생할 수 있다.
⑤ 타박상이나 골절 등으로 인하여 발생할 수 있다.
⑥ 영양분을 골고루 섭취하지 않으면 발생할 수 있다.
⑦ 성생활을 무리하게 하면 발생할 수 있다.
⑧ 납이나 수은에 중독되면 발생할 수 있다.

2. 뼈의 한열허실기(寒熱虛實氣)

뼈질환은 한증(寒症)・열증(熱症)・허증(虛症)・실증(實症)으로 인하여 생긴다.

① 한증(寒症) : 뼛속이 시리며 신경통이 생기고, 성장기에 있는 사람은 성장이 멈출 수 있다.

② 열증(熱症) : 뼛속에서 뜨거운 열기가 느껴지면서 신경통・관절통・관절염 등이 따르고, 뼈마디가 마르고, 퇴행성관절이 따르고, 뼈가 잘 부러지는데 심하면 골수가 약해지기도 한다. 만일 골수에 열이 있으면 골수염이나 백혈병이 되기도 한다.

③ 허증(虛症) : 뼈가 약해서 제대로 성장하지 못하고, 뼈가 잘 부러지고, 항상 잔병이 많고, 혈액을 생산하기 어려우므로 혈허증으로 인한 질병이 많이 따른다. 또 면역력이 약해지고, 골수가 허해지기 때문에 정력과 정충의 기능도 약해진다.

④ 실증(實症) : 기골이 장대하며 힘이 넘치고, 매사에 의욕적이며 자신감이 있다.

3. 뼈질환을 다스리는 방법

증상에 맞게 식품이나 약재를 활용하면 큰 도움이 될 것이다.

4. 뼈에 대한 의서의 내용

골자수지부(骨者髓之府) 불능구입(不能久立) 행칙진도(行則振掉) 골장비의(骨將憊矣) 수자골지충야(髓者骨之充也)

뼈는 골수를 저장하는 곳이고, 골수는 뼛속을 가득 채우는 것이다. 오래 서 있거나 걸으면 흔들리거나 넘어져 뼈가 상한다.

골한인자(骨寒人者) 소신기(素腎氣) 승이수수위사(勝以水爲事) 태양기쇠(太陽氣衰) 신지고부장(腎脂枯不長) 일수불능승양화(一水不能勝兩火) 신자수야(腎者水也) 이생어골(而生於骨) 신부생칙(腎不生則) 수불능만고(髓不能滿故) 한심지골야(寒甚至骨也) 소이불능동율자(所以不能冬慄者) 간일양야(肝一陽也) 심이양야(心二陽也) 신고장야(腎孤藏也) 일수불능(一水不能) 승이화고(勝二火故) 불능동율(不能凍慄) 명왈골비(名曰骨痺) 시인당령절야(是人當攣節也)

뼈가 냉하면 신장의 수기로 다스려야 한다. 태양의 기가 쇠약해서 신장의 기름기가 마르면 일점의 물도 기르지 못하여 양화를 이기지 못한다. 신장의 수기는 뼈에서 나오는데 신장에 수기가 생기지 않으면 골수를 채울 수 없기 때문에 한기가 심하면 골까지 차갑다. 그러나 겨울에도 춥지 않은 것은 간장에 일양이 있고, 심장에 이양이 있기 때문이다. 신장은 하나의 외로운 장이므로 1개의 수가 2개의 화를 이기지 못하니 겨울에도 춥지 않은 것이다. 병명은 골비증이라 하는데 당연히 관절에 경련이 따른다.

골열자(骨熱者) 수학치건(髓涸齒乾) 내위골열병야(乃爲骨熱病也) 치건조자(齒乾燥者) 역시야(亦是也) 골위(骨痿) 신기열칙(腎氣熱則) 요척불거(腰脊不擧) 골고이수감(骨枯而髓減) 발위골위(發爲骨痿)

골수와 치아가 마르는 것은 뼈에 열이 있기 때문인데 심하면 골수염이나 백혈병이 된다. 신장에 열이 있으면 허리와 척추를 들지 못하고, 뼈가 마르면서 골수가 감소하여 골위증이 되는데 이것을 골다공증이라 한다.

5. 단방(單方)

① 석곡(石斛) : 골중구냉허손(骨中久冷虛損) 환복전복(丸服煎服) 개가구복(皆佳久服) 영무골통(永无骨痛)

뼛속이 오랫동안 냉하고 허약해서 뼈에 통증이 있으면 석곡을 달여 먹거나 환약으로 지어 장복한다.

② 천초(川椒) : 축골절한습비통(逐骨節寒濕痺痛) 전복환복병가(煎服丸服幷佳)

한습비통으로 뼈마디에 통증이 있으면 천초를 달이거나 환약을 지어 먹는다.

③ 별갑(鼈甲) : 제골절간노열(諸骨節間勞熱) 취갑구황위말(取甲炙黃爲末) 주하일전(酒下一錢) 기육갱식(其肉羹食)

과로해서 뼈마디가 아프면 거북이 등껍질을 황색이 되도록 찐 후 빻아 4g씩 술과 함께 먹고, 고기는 국을 끓여 먹는다.

④ 녹용(鹿茸) : 장근골위최(壯筋骨爲最) 구위말(炙爲末) 화주복지(和酒服之)

근골을 튼튼하게 하는 데는 녹용이 최고이다. 녹용을 쪄서 빻아 술과 함께 먹는다.

6. 뼈를 다스리는 식품과 약재

① 뼈를 튼튼하게 하려면 감국, 고비, 구절초, 당귀, 두충, 모려분, 속단, 쇄양, 오리나무더부살이, 조롱이, 천마(天麻), 천문동.

② 관절통이나 관절염에는 강활, 개오동나무 껍질, 고비, 고추냉이, 고추, 골담초, 구릿대 뿌리, 까마중, 꼭두서니 뿌리, 노박덩굴, 단너삼, 닭의 뼈, 도꼬마리 씨, 독활, 두릅나무 껍질, 둥굴레, 만병초, 말오줌나무, 매실나무, 모과, 백선 뿌리의 껍질, 버찌, 복어, 복숭아나무 잎 · 가지, 부자*, 뽕나무 가지, 뽕나무겨우살이, 수양버들 가지, 생강나무, 싸리나무 씨, 엄나무 껍질, 오가피, 위령선, 으름덩굴, 작두콩, 제비꽃, 조롱이, 줄풀, 질경이, 청미래덩굴, 취, 투구꽃*, 할미꽃*, 함초(鹹草), 헛개나무, 홍화.

③ 류머티즘관절통에는 가시연밥, 강활, 개자, 까마중, 꼭두서니 뿌리, 노박덩굴, 단너삼, 닭의 뼈, 대구, 독활, 두릅나무 껍질, 둥굴레, 마늘, 만병초, 말오줌나무, 맥문동, 미나리, 백선 뿌리의 껍질, 백작약, 버찌, 복숭아나무 잎 · 가지, 복어, 붓꽃 씨, 비파나무 잎, 뽕나무겨우살이, 뽕나무 잎 · 껍질 · 가지, 생강나무, 쇠무릎, 순비기나무 씨, 싸리나무 씨, 엄나무 껍질, 오가피, 위령선, 은행나무 잎, 제비꽃, 작두콩, 조롱이, 진득찰, 질경이, 쪽, 천마(天麻), 청미래덩굴, 취, 투구꽃*, 함초(鹹草), 해바라기 씨, 헛개나무, 홍화.

④ 관절을 움직이는 것이 불편하면 강진향, 강활, 강황, 고본 뿌리, 고비, 꼭두서니 줄기 · 뿌리, 나도물통이 뿌리, 말린 누에의 똥, 단삼, 당귀, 독활, 말오줌나무, 말오줌나무 잎, 목별 씨, 박유지, 방풍(防風), 백화사, 부자*, 뽕나무 가지, 뽕나무겨우살이, 삼지구

엽초, 쇠무릎, 속단, 엄나무, 오가피, 율무, 위령선, 인동, 인동꽃, 으름덩굴, 작약, 전충(全蟲), 지느러미엉겅퀴, 지네, 지렁이, 진득찰, 진범(秦凡), 천궁, 천마(天麻), 천산갑(千山甲), 천오*, 청미래덩굴, 침향, 호랑이 뼈, 호장근, 홍화.

⑤ 풍한습으로 인하여 관절이 좋지 않으면 강활, 개자, 고본 뿌리, 고비, 구릿대 뿌리, 구절초, 꼭두서니 뿌리 · 줄기, 나도물통이 뿌리, 노루귀, 말린 누에의 똥, 당귀, 도꼬마리, 독활, 마가목, 마전자, 망초, 모과, 목련꽃, 목별 씨, 몰약, 방기, 방풍(防風), 백부자, 백화사, 뱀의 허물, 부자*, 뻐꾹채, 뽕나무 가지, 뽕나무겨우살이, 사상자(巳床子), 사시나무 껍질, 삼지구엽초, 삽주 뿌리, 말린 생강, 소나무 마디, 수양버들 가지, 순비기나무 씨, 엄나무 껍질, 오가피, 오동나무 잎, 유향, 육계, 율무, 위령선, 인동, 인동꽃, 전충(全蟲), 조롱이, 지네, 지느러미엉겅퀴, 진득찰, 진범(秦凡), 창포, 천궁, 천마(天麻), 천산갑(千山甲), 천오*, 초피나무 열매의 껍질, 초두구, 투구꽃*, 파극, 파 뿌리, 팥, 할미꽃*, 호랑이 뼈, 호로파, 호장근.

⑥ 풍한습으로 인한 관절통에는 독활, 마황(麻黃), 말벌의 집, 말오줌나무, 말오줌나무 잎, 부자*, 백부자, 뻐꾹채, 삽주 뿌리, 으름덩굴, 전충(全蟲), 진득찰, 청미래덩굴, 흰봉선화.

⑦ 골다공증에는 가자미, 감국, 꼭두서니 뿌리, 꽁치, 닭발, 당귀, 된장, 말오줌나무, 메꽃, 무말랭이, 미나리, 미역, 바지락, 박주가리 씨, 붓꽃 씨, 새삼 씨, 생강나무, 숙지황, 싸리나무 씨, 약쑥, 양배추, 오골계, 오리나무더부살이, 유자, 자주쓴풀, 지황, 참개구리,

콩, 톳, 함초(鹹草), 홍화 씨.

⑧ 골수염에는 두꺼비 기름*, 말린 두꺼비, 등대풀*, 붓꽃, 야고초(蛇箭草), 자주쓴풀, 참개구리, 현삼, 호장근.

⑨ 골증열에는 거북이 등껍질, 구기자나무 껍질, 닥나무 씨, 돼지 쓸개즙, 목단 껍질, 백미꽃 뿌리, 백부근, 밀 쭉정이, 사람의 태반, 생지황, 숙지황, 은시호, 자라 등껍질, 지모, 진범(秦凡), 하늘타리, 현삼, 호황련, 황벽나무.

⑩ 통행경락통(通行經絡痛)에는 개자, 갯완두, 계수나무 가지, 꼭두서니 뿌리, 꿀풀, 마전자, 말오줌나무, 말오줌나무 잎, 모과, 백화사, 부자*, 사향, 소목(蘇木), 약쑥, 엄나무, 위령선, 인동, 인동꽃, 전충(全蟲), 조구등, 지네, 지렁이, 진득찰, 진범(秦凡), 참빗살나무, 천마(天麻), 천산갑(千山甲), 투구꽃*, 홍화.

⑪ 음기와 수기가 허해서 주기적으로 골증열이 있으면 전복 껍질, 진범(秦凡), 지모.

⑫ 골증열로 인하여 피곤하면서 야위면 생지황, 자라 등껍질. 황벽나무.

⑬ 뼛속이 찌는 것 같으면서도 땀이 나지 않는 증상에는 목단, 사람의 태반.

⑭ 뼈가 쑤시며 통증이 있으면 골담초, 말오줌나무, 말오줌나무 잎.

7. 뼈를 다스리는 민간요법

① 관절염에는 [1] 대추나무 뿌리 40g, 오가피 20g에 물 500㎖를 넣고 물이 반으로 줄 때까지 달여 하루에 여러 번 나누어 마신다.

2 소나무 관솔과 잣나무 관솔 1.2kg씩을 술 20 l 에 21일 동안 담가두었다가 매일 400㎖씩 장복한다. **3** 더덕 30~40g에 물 2 l 를 넣고 물이 반으로 줄 때까지 달여 하루에 5~10번 나누어 마신다. **4** 큰 가물치 1마리와 말린 더덕 뿌리 1.8kg 정도를 넣고 고아 탕액을 마신다. **5** 속을 파낸 늙은 호박에 더덕을 가득 채운 후 푹 고아 마신다.

② 류머티즘관절염에는 **1** 7~8월에 따서 말린 복숭아나무 잎 8g, 귤 껍질 · 인동꽃 · 백작약 4g씩, 감초 2g을 빻아 하루에 3번 식사 30분 전에 먹는데 2~3개월 꾸준히 복용하면 좋다. **2** 닭발 3g, 삼 씨 1kg, 홍화 씨 큰 1되, 자리공 뿌리* 1kg, 대소주 10병을 넣고 달여 꾸준히 먹는다. **3** 쪽 뿌리 40g, 돼지발 1개에 청주와 물 1 l 씩을 넣고 탕액이 600㎖ 정도 될 때까지 달여 2~3일 동안에 나누어 먹는다.

③ 퇴행성이나 류머티즘 관절염으로 잘 걷지 못하면 조롱이와 쇠무릎 600g씩을 좋은 술 1.8 l 에 7일 동안 담가두었다가 햇볕에 말린 다음 빻는다. 대춧살을 넣고 반죽해서 0.3g짜리 환약을 만들어 1번에 30~50개씩 공심복에 먹는다.

④ 퇴행성관절통으로 관절에 열이 나거나 붓거나 아프면 **1** 삼 씨 · 홍화 씨 · 민들레 등을 달여 차처럼 꾸준히 먹는다. **2** 싸리나무 뿌리의 껍질 100g, 돼지 살코기 100g, 소주 500㎖에 물 1 l 를 넣고 물이 반으로 줄 때까지 달여 하루에 2~3번 나누어 먹는다.

⑤ 중금속 중독으로 인한 관절염에는 **1** 도토리로 죽이나 묵을 쑤

어 먹는데 떫은맛은 약성분이니 너무 우려내지 않는다. **2** 청미래덩굴 뿌리를 고아 수시로 먹는다.

⑥ 뼈에 열이 나는 관절염에는 **1** 닭 1마리 · 인동꽃 20g · 구릿대 뿌리 40g · 쥐엄나무 열매의 씨 40g을 넣고 달여 2일 정도에 나누어 먹는다. **2** 뿌리채 말린 제비꽃과 질경이를 같은 양으로 넣고 달인 물로 온습포를 한다.

⑦ 관절에 열도 없고 붓지도 않으면서 통증만 있으면 닭발 · 지렁이 · 삼 씨 · 홍화 씨를 넣고 달여 먹는다.

⑧ 열은 없으면서 관절이 희끗하게 붓는 관절통에는 삽주 뿌리를 빻아 꾸준히 먹는다.

⑨ 역절풍으로 근육이 저리며 관절에 통증이 있으면 **1** 꼭지를 제거하고 밀기울로 볶은 빼꾹채 18.5g, 흙을 씻어내고 볶아서 분말한 지렁이 18.5g에 생지황즙과 꿀을 넣고 3~5번 펄펄 끓인다. 술 1 l 를 넣고 뚜껑이 있는 자기에 넣어 서늘한 곳에 보관하면서 매회 3g에 가루약 5~6g을 개어 수시로 따뜻하게 해서 먹는다. **2** 진통작용이 강한 투구꽃*을 진범(秦凡)과 섞어 쓴다.

⑩ 온몸의 관절이 쑤시면서 통증이 있으면 **1** 백호풍을 쓴다. **2** 버드나무 속껍질에 술을 넣고 달인 다음 수건에 싸서 온몸을 찜질한다.

⑪ 골다공증이 있거나 뼈가 약하면 **1** 현삼 · 마 600g씩, 단삼 · 천마(天麻) 300g씩, 부자* · 감초 200g씩을 오동나무 열매만하게 환약을 만들거나 가루로 만들어 먹는다. **2** 닭발 1kg, 홍화 씨 600g, 죽염 150g을 넣고 목처럼 고아 식사 때마다 조금씩 먹는

다. **3** 도라지나 더덕 30~40g에 물 2l를 넣고 물이 반으로 줄 때까지 달여 하루에 5~10번 나누어 마신다. **4** 큰 가물치 1마리와 말린 더덕 1.8kg을 고아 탕액을 마신다. **5** 늙은 호박의 속을 파내고 더덕을 가득 채운 후 푹 고아 먹는다.

⑫ 습으로 인한 골절통에는 술에 찐 오가피로 찜질한다.

⑬ 뼈마디가 쑤시면 노간주나무를 달인 물로 목욕한다.

⑭ 관절이 시큰거리면 가시오가피를 달여 차처럼 수시로 마신다.

⑮ 풍한으로 인하여 뼈가 오그라들면 **1** 삽주 뿌리 40g, 전갈 20g, 싸서 구운 투구꽃*과 부자* 8g씩, 천마(天麻) 12g을 빻아 1번에 4g씩 두림주(豆淋酒)에 타서 공심복에 먹는다. 두림주(豆淋酒)는 검정콩을 볶아 뜨거울 때 술병에 넣고 꼭 덮어둔 술을 말한다. **2** 어린 잣나무 가지 6kg을 3~5cm로 잘라 술 10l 정도를 넣고 1개월 정도 담가두었다가 하루에 3번 식사 때 1~400㎖씩 먹는다. **3** 오래 묵어 곰삭은 마른 명태 2마리에 투구꽃* 10g을 넣고 달여 2일간 아침과 저녁으로 마시면서 땀을 약간 낸다.

⑯ 골절에 담이 들면 말린 백반을 갈아 12g씩 술에 타서 3~4번 먹는다.

3. 혈 액

우리의 몸과 마음은 정(精)·신(神)·기(氣)·혈(血)이 균형을 이루며 조화롭게 운영되어야 건강할 수 있다. 혈액은 음양(陰陽)으로 구분하면 음(陰)에 속하며 음(陰)을 총괄하는 주인이다. 우리가 섭

취한 영양분은 장에서 흡수하여 간장으로 보내고, 간장에서 저장했다가 골수로 보내면 골수는 혈액을 만든다. 혈액은 인체의 구석구석을 돌며 장부와 근육에 영양분과 산소를 공급하고, 노폐물과 가스를 배출시키게 하여 인체의 모든 기관이 정상으로 돌아갈 수 있도록 윤활유 역할을 한다. 그러나 혈액이 허하면 모든 장부의 기능이 떨어져 여러 가지 질병의 원인이 될 수 있다.

1. 혈액이 허해지는 원인

① 영양분이 부족하면 혈액이 허해질 수 있다.

② 골수에 열이 있어 적혈구를 생산하지 못하면 혈액이 허해질 수 있다.

③ 하혈 · 육혈 · 치질 · 수술 등으로 출혈을 많이 하면 혈액이 허해질 수 있다.

④ 몸에 열이 많으면 수분이 말라 혈액이 허해질 수 있다.

⑤ 소장이 약하면 영양분을 흡수하지 못하기 때문에 혈액이 허해질 수 있다.

2. 혈액의 영향

몸에 혈액이 부족하면 빈혈 · 저혈압 · 부인과질환 · 건성관절통 · 퇴행성관절통 · 당뇨병 등이 따르고, 추위나 더위를 많이 타고, 몸이 야위고, 몸이 냉해지며 붓고, 피부가 거칠어지며 가렵고, 모발이 거칠어지고, 눈이 뻑뻑하고, 귓속이 가려우며 귓밥이 많이 생기고, 얼굴이 붉어지고, 숨이 답답하고, 목이 건조하고, 기가 약해져 피로를 많이 느끼고, 열이 많이 생겨 성격이 조급해지며 짜증이 많이 날 수 있다.

① 뇌에 혈액이 부족하면 뇌에 산소량이 적어져 정신이 흐려지며 치매 등이 따를 수 있다.
② 심장에 혈액이 부족하면 정충(怔忡)·경계(驚悸)·불안 등이 따를 수 있다.
③ 간장에 혈액이 부족하면 여자는 생리에 문제가 생기는 등 부인과질환이 많이 따를 수 있다.
④ 폐에 혈액이 부족하면 폐에 열이 생겨 숨이 차면서 가슴이 답답하고 마른기침을 하며 된담이 나올 수 있다.
⑤ 대장에 혈액이 부족하면 대장에 열이 생겨 장의 수분을 모두 흡수하므로 변비가 생길 수 있다.
⑥ 골수에 혈액이 부족하면 골수에 열이 생겨 골수염이나 백혈병이 따를 수 있다.

3. 혈액의 한열허실기(寒熱虛實氣)

혈액질환은 한증(寒症)·열증(熱症)·허증(虛症)·실증(實症)으로 인하여 생긴다.

① 한증(寒症) : 혈액이 냉하면 혈액이 습해져 몸이 부으며 무겁고, 나태해지며 추위를 많이 탄다.
② 열증(熱症) : 혈액에 열이 있으면 마음이 안정되지 않고, 온몸

에 열이 나고, 숨이 차고, 피부질환이나 혈액질환이 따르고, 얼굴이 붉어지고, 이가 솟는다. 특히 여자는 생리가 진하면서 검어진다.

③ 허증(虛症) : 혈액이 허하면 수많은 질병이 발생하는데 저혈압・빈혈・손발저림・생리불순・불임・손발마비・안혼 등이 따르고, 추위를 많이 타고, 입이 마르고, 콧속이 마르고, 피부가 거칠어진다.

④ 실증(實症) : 혈액이 실하면 동맥경화・고혈압・뇌출혈 등이 따르다.

4. 혈액질환을 다스리는 방법

증상에 맞게 식품이나 약재를 활용하거나 침구법(針灸法)을 쓰면 좋은데 방법은 다음과 같다.

① 한증(寒症) : 백회(百會)에 필자가 개발한 약떡을 놓고 뜸을 하면 큰 효과를 볼 수 있다.

② 열증(熱症) : 절대 뜸을 하면 안 된다.

③ 실증(實症) : 정회(正會)・오령(五靈)・십지(十指)・하퇴 앞 정강이뼈에서 외부 측면 부위 중간을 기점으로 상하의 근육에 사혈을 한다.

④ 허증(虛症) : 절대 사혈을 하면 안 된다.

⑤ 고지혈증에는 절대 뜸을 하면 안 된다. 고지혈증은 혈액에 기름기가 많아 탁해진 병인데 뜸을 하면 피가 열을 받아 기름기가

더 많아지고 탁해지기 때문이다.

5. 혈액에 대한 의서의 내용

혈위영(血爲榮) 위기배(爲氣配) 맥결왈(脉結曰) 제증실혈(諸症失血) 개견규맥(皆見芤脈) 맥귀침세(脉貴沈細) 부대난치(浮大難治) 중경왈(仲景曰) 탈혈이맥(脫血而脉) 실자난치(失者難治) 열능상혈(熱能傷血) 범열개출어심(凡熱皆出於心) 열심칙능상혈(熱甚則能傷血) 우중초유열(又中焦有熱) 두목혼중(頭目昏重) 인후종통(咽喉腫痛) 구설생창(口舌生瘡) 오심번열(惡心煩熱) 변뇨비삽(便尿秘澁)

혈은 영이며 기와 부부관계와 같다. 맥결왈. 모든 병은 잘못된 혈에서 생긴다. 모두 규맥으로 침맥이나 세맥이 잡히면 좋으나 부맥이나 대맥이 잡히면 고치기 어렵다. 중경왈. 피가 부족해서 맥을 잃으면 고치기 어렵다. 모든 열은 심장에서 나오므로 심장에 열이 많으면 혈액이 상한다. 중초에 열이 있으면 머리와 눈이 심하게 어지럽고, 목구멍과 입과 혀에 종기가 나고, 가슴에 열이 나면서 대소변이 순조롭지 않다.

실혈제증(失血諸症) 기종폐이(其從肺而) 상일우비자(上溢于鼻者) 왈뉵혈(曰衄血) 종위이상(從胃而上) 일우구자(溢于口者) 왈구혈(曰嘔血) 토혈(吐血) 기각혈(其咯血) 타혈자(唾血者) 출우신야(出于腎也) 해혈(咳血) 수혈자(嗽血者) 출우폐야(出于肺也) 기담대혈사출자(其痰帶血絲出者) 혹종신(或從腎) 혹종폐래야(或從肺來也) 기출우소변자(其出于小便者) 왈요혈(曰尿血) 왈혈임(曰血淋) 기출

우대변자(其出于大便者) 왈장풍(曰腸風) 왈혈치(曰血痔) 종한공출(從汗空出) 위지기뉵(謂之肌衄) 종치은출(從齒齦出) 위지치뉵(爲之齒衄) 종설출(從舌出) 위지설뉵(謂之舌衄) 종위중출(從委中出) 위지괵혈(謂之膕血)

혈액이 폐에서 위로 넘쳐 코로 나오는 것을 육혈이라 하고, 위장에서 위로 넘쳐 입으로 나오는 것을 구혈 또는 토혈이라 한다. 각혈과 타혈은 신장으로 인한 것이고, 해혈과 수혈은 폐로 인한 것이고, 담에 혈사가 묻어나오는 것은 신장이나 폐로 인한 것이다. 소변에 피가 섞여 나오는 것을 요혈 또는 혈임이라 하고, 대변에 섞여 나오는 것은 장풍 또는 혈치라고 한다. 피가 땀구멍에서 나오는 것을 기뉵이라 하고, 잇몸에서 나오는 것을 치뉵이라 하고, 혀에서 나오는 것을 설뉵이라 하고, 위에서 나오는 것을 괵혈이라 한다.

변활색신구(辨血色新舊) 신혈선홍(新血鮮紅) 구혈어흑(舊血瘀黑) 우왈(又曰) 풍증색청(風症色青) 한증색암(寒症色黯) 서증색홍(暑症色紅) 습증색여연매(濕症色如煉煤) 옥루수(屋漏水)

새 피는 선홍색을 띠고, 오래된 피는 검은 색을 띠며 굳어 있다. 풍증이 있으면 푸르고, 한증이 있으면 어둡고, 서증이 있으면 붉고, 습증이 있으면 지붕에서 떨어지는 상한 물의 색과 같다.

축혈증(蓄血症) 상한열병(傷寒熱病) 신황변흑여광(身黃便黑如狂) 희망자(喜忘者) 위축혈야(爲蓄血也)

축혈증은 한기에 상해서 열이 나고, 몸이 누렇고, 대변이 검고, 광증과 건망증이 있는 것을 말한다.

지뉵법(止衄法) 비뉵구부지이(鼻衄久不止以) 대백지일장혹이장(大白紙一張或二張) 작십수구접냉수침습(作十數九摺冷水浸濕) 치정중이열위(置頂中以熱熨) 두위지지일이중(頭熨熨之至一二重) 지건칙혈지(紙乾則血止)

코피가 그치지 않으면 큰 백지 1~2장을 수십 번 접어 냉수에 적셔 백회혈에 대고 뜨거운 다리미로 다린다. 종이가 마르면서 피가 그친다.

구혈토혈(嘔血吐血) 성완유성자위구(成椀有聲者爲嘔) 성분무성자위토(成盆無聲者爲吐)

토하는 것이 별로 없으면서 소리를 내는 것을 구라 하고, 많이 토하면서 소리를 내지 않는 것을 토라 한다.

해혈(咳血) 수혈(嗽血) 타혈(唾血) 객혈(喀血) 해혈자(咳血者) 해심출혈(咳甚出血) 본어폐(本於肺) 수혈약(嗽血若) 담수대혈(痰嗽帶血) 본어비(本於脾) 타혈자(唾血者) 선혈자(鮮血者) 수타이출(隨唾而出) 본어신(本於腎) 객혈자(喀血者) 객출혈설(喀出血屑) 혹객이불출(或喀而不出) 심객칙출(甚喀則出) 혹대홍사(或帶紅絲) 세여선(細如線) 차정혈갈야(此精血竭也)

해혈·수혈·타혈·객혈은 기침을 하면서 피가 나오는 것을 말한다. 기침을 심하게 하면서 피가 나오면 폐로 인한 것이고, 기침을 하면서 담에 피가 섞여 나오면 비장으로 인한 것이고, 담에 피가 섞여 나오면서 가래가 있으면 신장으로 인한 것이다. 객혈은 뱉으면 피가 가루처럼 나오기도 하고, 피는 나오지 않으나 심하게 토하기도 하고, 붉은 혈선이 나오기도 한다. 모두 정혈이 고갈되었기 때문이다.

요혈증(尿血症) 내경왈(內經曰) 포이열어방광(胞移熱於膀胱) 칙륭요혈(則癃尿血) 열재하초칙요혈(熱在下焦則尿血)

요혈증은 소변에 피가 섞여 나오는 것을 말한다. 내경왈. 방광에 열이 있으면 몸이 파리해지며 소변에 피가 섞여 나오는데 이 때 하초에 열이 있으면 요혈증이 된다.

변혈증(便血症) 대변후하혈(大便後下血) 원혈야(遠血也) 선하혈후대변(先下血後大便) 근혈야(近血也) 대변하혈(大便下血) 원년하혈(遠年下血) 주독적열(酒毒積熱) 변혈항문작열(便血肛門灼熱)

변혈증은 대변에 피가 섞여 나오는 것을 말한다. 대변이 나온 다음 피가 나오면 피가 항문과 멀리 떨어진 곳에서 나오는 것으로 장출혈이다. 피가 나온 다음 대변이 나오면 피가 항문 주위에서 나오는 것으로 치질이다. 대변에 피가 섞여 나와 몇 년씩 하혈하는 경우도 있다. 술독 때문에 열이 쌓이면 대변에 피가 섞여 나오면서 항문에 열이 생긴다.

내상제증(內傷諸症) 혈탈익기(血脫益氣) 고성인법(古聖人法) 선

리위기(先理胃氣) 이조생발기(以助生發氣) 자연퇴열(自然退熱)
혈액이 부족하면 먼저 기를 보해야 한다. 옛 성인들은 위장의 기를 이롭게 하면 기가 일어나 열이 저절로 물러난다고 하였다.

설뉵증(舌衄症) 입문왈(入門曰) 혈종설출(血從舌出) 위설뉵(謂舌衄) 혈한증(血汗症) 하간왈(河間曰) 담수열(膽受熱) 혈망행(血妄行) 위뉵멸(爲衄衊) 병혈한(幷血汗)
입문왈. 설육증은 혀에서 피가 나오는 것을 말한다. 하간왈. 혈한증은 담에 열이 생겨 혈액순환이 순조롭지 못하여 코나 땀으로 피가 나오는 것을 말한다.

구규출혈증(九竅出血증) 인졸대경(人卒大驚) 칙구규혈(則九竅血) 개일출(皆溢出) 위지구규혈(謂之九竅出血) 상한소음(傷寒少陰) 의자불식(醫者不識) 강발기한칙복열(强發其汗則伏熱) 핍혈종구규이출(逼血從九竅而出)
구규출혈증이란 크게 놀라 인체의 9개 구멍에서 피가 나오는 것을 말한다. 한기에 상한 소음증인 것을 모르고 강제로 땀을 내면 열이 숨어서 피를 압박하니 9개의 구멍에서 피가 나오는 것이다.

실혈현운증(失血眩暈症) 거혈과다(去血過多) 칙필치현운(則必致眩暈) 면절범붕(悶絶凡崩) 중거혈다(中去血多) 발아치거혈다(拔牙齒去血多) 금창거혈다(金瘡去血多) 산후거혈다(産後去血多) 개유차증(皆有此症) 부인인붕루(婦人因崩漏) 대탈혈(大脫血) 혹남자거혈과다(或男子去血過多) 인이학조(因而涸燥) 순의모상(循衣模床) 촬공폐목불성(撮空閉目不省) 양수칙족(揚手擲足) 착어실신(錯語失神) 혈허현운졸도(血虛眩暈卒倒) 불가애구(不可艾灸) 경곡규동(驚哭叫動) 동칙승허이사(動則乘虛而死) 자기소변(自己小便) 매거두미(每去頭未) 접용일완(接用一椀) 승복(乘服) 화혈청화(化血淸火) 혈증묘약(血症妙藥) 여추석부동(與秋石不同) 신물복추석(愼勿服秋石)

실혈현운증은 피가 빠져 어지러운 것을 말한다. 피가 많이 빠지면 반드시 어지럽고 답답해진다. 하혈을 많이 하거나 이를 뽑거나 종기가 나거나 출산 등으로 피가 빠진다. 산후에 하혈을 하여 피가 많이 줄거나 남자가 피가 많이 빠지면 수기가 말라 옷깃을 만지며 침상을 어루만지고, 눈을 감고 허공을 잡으려 하고, 의식이 없고, 손을 위로 쳐들고 헛발질을 하고, 정신이 나가 헛소리를 한다. 혈액이 허해서 어지럽거나 기절했을 때는 뜸을 하면 안 된다. 놀라서 울거나 큰소리를 치면서 돌아다니다 허기가 올라와 죽는다. 이 때는 자신의 소변을 처음과 나중에 나오는 것은 버리고 중간의 것을 한 그릇씩 마시면 피가 좋아지며 화가 맑아진다. 이 때 추석을 쓰면 안 된다.

창혈증(創血症) 도상출혈여토뉵부동(刀傷出血與吐衄不同) 도상내평인피상출혈(刀傷乃平人被傷出血) 기무편음편양지병고(既无偏陰偏陽之病故) 일미지혈위요지(一味止血爲要止) 득일분혈칙보득일분명(得一分血則保得一分命) 기지혈(其止血) 역부분음양(亦不分陰陽) 유이양약부상이혈지자도화산시야(有以凉藥敷上而血止者桃花

散是也) 유이열약부상이혈지자(有以熱藥敷上而血止者) 흑강회시야(黑薑灰是也)

창혈증은 칼에 다쳐 피가 나는 것을 말한다. 구토나 코피로 인한 출혈과 다르다. 도상은 피부가 상해서 출혈하는 것으로 음이나 양으로 치우쳐 생긴 병이 아니니 지혈이 중요하다. 일 푼의 피를 얻으면 일 푼의 생명을 보호하고, 지혈은 음양으로 나누지도 않는다. 시원한 성분의 약을 붙여 피가 그치면 복숭아꽃을 붙이고, 뜨거운 성분의 약을 붙여 피가 그치면 생강을 재로 만들어 붙인다.

불사토뉵(不似吐衄) 출어편음(出於偏陰) 편양지병고(偏陽之病故) 토뉵가지혈(吐衄家止血) 필이치병기위주(必以治病氣爲主) 병기퇴(病氣退) 사여도상혈부동야(斯與刀傷迥不同也) 연도상이삼일후칙(然刀傷二三日後則) 역여토뉵약동(亦與吐衄略同) 유어혈(有瘀血)

토혈과 육혈은 음과 양으로 인한 출혈이므로 서로 다르다. 토혈과 육혈은 체내에서 지혈하는데 기를 위주로 치료하면 반드시 물러간다. 토혈과 육혈은 도상과 다르다. 그러나 칼에 다친 상처도 2~3일이 지나면 토혈이나 육혈과 같은 증세가 되어 어혈이 된다.

종동자의소어혈(腫疼者宜消瘀血) 도구부화예석산(刀口敷花蕊石散) 종처용유향(腫處用乳香) 몰약사향삼칠근총백도부(沒藥麝香三七根蔥白搗敷) 어혈소산칙종자제(瘀血消散則腫自除) 내복여동환치지(內服藜洞丸治之) 소어정동(消瘀定疼) 강기지혈(降氣止血) 각약기미형질(各藥氣味形質) 개정기소결(皆精氣所結) 비심상초목가차

고(非尋常草木可此故) 능건대공(能建大功)

종기로 인하여 통증이 있으면 어혈을 제거해야 한다. 상처 입구에 화예석산을 붙이고, 유향・몰약・사향・삼칠근・파 뿌리를 찧어 붙이면 어혈이 사라지면서 종기도 저절로 낫는다. 달이거나 여동환을 지어 먹어도 된다. 여동환은 어혈을 소멸하며 기를 내려 출혈을 막아준다. 약은 모두 기와 맛과 모양과 성질이 다르며 각각의 정기가 뭉쳐 있다. 초목은 멀리 있는 것이 아니니 이런 약들을 쓰면 능히 치료할 수 있다.

6. 단방(單方)

① 포황(蒲黃) : 지일체지혈(止一切止血) 파혈칙생용(破血則生用) 보혈칙초용(補血則炒用) 냉수위이삼전(冷水謂二三錢)

모든 지혈에는 부들꽃가루를 쓴다. 파혈에는 생것을 쓰고, 보혈에는 볶은 것을 쓰는데 2~12g씩 찬물과 함께 먹는다.

② 천초근(茜草根) : 치토뉵(治吐衄) 변뇨붕중(便尿崩中) 일체혈증(一切血症) 위말매이전(爲末每二錢) 수전냉복(水煎冷服)

토혈과 육혈에는 꼭두서니 뿌리를 가루로 만들어 1번에 8g씩 달인 다음 차게 식혀 먹는다.

③ 측백엽(側柏葉) : 측백나무 잎을 가루로 만들어 1번에 8g씩 달인 다음 차게 식혀 먹는다.

④ 나복즙(蘿菖汁) : 치토뉵(治吐衄) 해타담혈(咳唾痰血) 취즙입염(取汁入鹽) 소허복지지(少許服之)

토혈과 육혈로 인하여 기침을 하는데 담에 피가 섞여 나오면무 씨를 즙을 내어 소금을 약간 넣어 먹는다.

7. 혈액을 다스리는 식품과 약재

1. 혈액순환이 잘 되게 하려면 감국, 거머리, 고등어, 고추, 꼭두서니 뿌리, 당귀, 대합조개, 더덕, 독활, 둥굴레, 돼지의 간, 땅콩, 띠 뿌리, 마디풀, 말오줌나무, 맥문동, 메밀, 목단 껍질, 목이버섯, 무, 미꾸라지, 민들레, 복숭아나무, 부들꽃가루, 부처손, 부추, 비단풀, 사프란, 산감국꽃, 산사나무, 삼지구엽초, 삽주 뿌리, 선지, 쇠무릎, 야관문(夜關門), 약쑥, 엉겅퀴, 연꽃 씨, 연 뿌리, 염소고기, 용담초, 우엉, 은방울꽃, 자주쓴풀, 작두콩, 적작약, 정어리, 쥐방울덩굴, 지치, 지황, 참깨, 취, 콩, 큰바늘꽃, 톳, 표고버섯, 함초(鹹草), 해바라기 씨, 호박 씨, 홍화.
2. 혈액을 활발하게 하려면 강진향, 강황, 거머리, 건칠, 계혈등(鷄血藤), 골담초, 곰취, 말린 누에의 똥, 능소화, 단삼, 당귀, 말린 날다람쥐 똥, 말린 쉽싸리 잎과 줄기, 말오줌나무, 말오줌나무 잎, 목단, 몰약, 물방개, 부처손, 복숭아나무, 봉출, 사향, 산양의 피, 삼능(三稜), 삼칠초, 소목(蘇木), 쇠무릎, 속단, 쇠파리, 씀바귀, 애기박쥐의 똥, 왕불류행(王不留行), 울금, 유향, 엄나무 껍질, 익모초, 익모초 씨, 자연동, 적작약, 쥐며느리, 쥐엄나무 열매의 씨, 지치, 천궁, 천산갑(千山甲), 파고지, 해마, 현호색, 혈갈, 호장근, 홍화, 흰봉선화.
3. 혈액을 보하려면 구기자, 구기자나무 껍질, 거북이 등껍질, 녹두, 녹용, 단삼, 당귀, 더덕, 대추, 띠 뿌리, 백작약, 뽕나무겨우살이, 생

지황, 숙지황, 아교주, 오디, 용안육, 울금, 조롱이, 홍합.

4. 혈액을 깨끗하게 하려면 띠 뿌리, 민들레, 엉겅퀴, 익모초.

5. 혈액을 이롭게 하려면 소목(蘇木), 약쑥.

6. 나쁜 혈액을 빼려면 거머리, 지네.

7. 피를 토하면 감, 개구리밥, 개미취, 거북이 등껍질, 구기자나무 껍질, 깽깽이풀, 꼭두서니 뿌리, 동충하초, 띠 뿌리, 맥문동, 모시풀 뿌리, 목단, 물소의 뿔, 바위솔, 부들꽃가루, 부용화, 부처손, 붓꽃 씨, 비단풀, 사람의 태반, 산오이풀, 삼칠초 뿌리, 생지황, 소루쟁이, 쇠무릎, 속단, 쇠뜨기, 석위, 석이버섯, 아교주, 아궁이 바닥의 흙, 약쑥, 애기수영, 엉겅퀴, 연 뿌리, 옥수수 수염, 울금, 원추리, 자란, 적작약, 전복, 접시꽃 뿌리, 종려나무 껍질, 지치, 질경이 씨, 짚신나물, 쪽, 참나리, 천궁, 측백나무 잎, 치자, 칡꽃, 한련초, 현삼, 형개, 화예석, 황금(黃芩), 회화나무.

8. 혈허증에는 감, 감나무 잎, 구기자, 굴, 꼬막, 꽁치, 녹용, 말오줌나무, 멜론, 모과, 목이버섯, 문어, 미꾸라지, 미나리, 민들레, 달걀, 닭 간·가슴살, 당귀, 당근, 대추, 대합조개, 더덕, 도미, 동충하초, 돼지고기, 바지락, 백작약, 뱀장어, 붕어, 산달래, 산수유, 생지황, 선지, 숙지황, 시금치, 약쑥, 양송이버섯, 양파, 엉겅퀴, 연꽃 씨, 연 뿌리, 염소, 오가피, 오골계, 오디, 오리나무더부살이, 오징어, 잣, 재첩, 조롱이, 참깨, 천궁, 청어, 콩, 콩나물, 피조개, 함초(鹹草), 홍합, 황기.

9. 고지혈증에는 감국, 게, 고구마, 고등어, 굴, 귤, 느타리버섯, 다시마, 대합조개, 두충, 땅콩, 마늘, 메밀, 목이버섯, 무말랭이, 문어,

미역, 부추, 붉은조롱이, 붕어, 뽕나무겨우살이, 수뤼나물, 수세미, 산사나무, 삼지구엽초, 싸리나무, 아스파라거스, 약모밀, 양파, 어류, 영지버섯, 오미자, 오징어, 우엉, 은행나무 잎, 정어리, 조구등, 조롱이, 조릿대 잎, 지치, 진득찰, 참깨, 참빗살나무, 천마(天麻), 취, 칡 뿌리, 콩, 택사, 토마토, 톳, 표고버섯, 피망, 해바라기, 헛개나무, 호두, 호박 씨, 홍화, 홍화 씨, 황금(黃芩), 회화나무.

10. 혈치료에는 으름덩굴 열매, 천궁.

11. 열을 맑게 하여 혈액의 열을 내리려면 개사철쑥, 구기자나무 껍질, 꼭두서니 뿌리, 능소화, 단삼, 달개비, 대황(大黃), 띠 뿌리, 말린 갈대 뿌리, 맨드라미, 모시풀 뿌리, 목단, 무궁화, 물소의 뿔, 밀몽화, 백미, 부용화, 뽕나무 잎 · 껍질, 산오이풀, 상황버섯, 생지황, 석위, 소의 뿔, 쇠뜨기, 쇠비름, 수세미, 엉겅퀴, 왕고들빼기, 울금, 은시호, 적작약, 접시꽃 뿌리, 지치, 쪽, 참오동나무 껍질, 측백나무 잎, 치자, 한련초, 할미꽃*, 호손안(胡孫眼), 호황련, 현삼, 회화나무, 회화나무꽃.

12. 굳은 혈액을 풀려면 강황, 건칠, 패랭이꽃, 쇠파리, 봉출, 지느러미엉겅퀴, 삼능(三稜), 소목(蘇木), 거머리, 홍화.

13. 출혈을 멈추게 하려면 강진향, 꼭두서니 뿌리, 마디풀, 말린 날다람쥐 똥, 맨드라미, 모시풀 뿌리, 부들꽃가루, 부처손, 자란, 띠 뿌리, 산오이풀, 삼칠초, 석류 껍질, 석위, 짚신나물, 아교주, 약쑥, 양지꽃, 옥수수 수염, 용골, 울금, 종려나무 껍질, 천산갑(千山甲), 측백나무, 한련초, 할미꽃*, 회화나무, 회화나무꽃.

14. 음기가 약해서 혈액에서 열이 나면 구기자나무 껍질.

15. 혈액의 열독을 제거하려면 띠 뿌리, 지치, 측백나무.
16. 혈액을 시원하게 해서 지혈시키려면 띠 뿌리, 모시풀 뿌리, 산오이풀, 엉겅퀴, 조뱅이.
17. 어혈을 풀어 지혈시키려면 꼭두서니 뿌리, 부들꽃가루, 삼칠초, 화예석.
18. 경락을 따뜻하게 해서 지혈시키려면 아궁이 바닥의 흙, 약쑥.
19. 백혈병에는 물소의 뿔, 생지황, 지치, 현삼.
20. 저혈압에는 녹용, 좋은 술.
21. 노년에 혈액이 건조해지면 삼 씨.
22. 자음(滋陰) 보음(補陰) 생진(生津)에는 검정콩, 광나무 열매, 구기자, 거북이 등껍질, 구판교(龜版膠), 닥나무 씨, 둥굴레, 말린 둥굴레 뿌리, 더덕, 맥문동, 뽕나무겨우살이, 오디, 석곡, 석위, 숙지황, 아교주, 자라 등껍질, 참나리, 참깨, 천문동.
23. 기혈이 부족해서 몸이 냉하면 육계.
24. 기혈을 이롭게 하려면 소목(蘇木), 약쑥.
25. 기혈을 치료하려면 으름덩굴 열매, 천궁.
26. 기혈이 맺혀 통증이 있으면 강황, 고본 뿌리, 독활, 단향, 당귀, 목향, 사인, 삼능(三稜), 안식향, 울금, 유향, 위령선, 으름덩굴 열매, 천궁, 현호색.
27. 혈관경화에는 감, 감국, 귤, 더덕, 독활, 둥굴레, 메밀, 목향, 미역, 뽕나무 껍질, 산사나무, 삼지구엽초, 쇠무릎, 약모밀, 약쑥, 자주쓴풀, 정어리, 지치, 질경이, 천궁, 콩, 토마토, 피망, 함초(鹹草).
28. 혈전으로 혈관이 막히면 건칠, 단삼, 참빗살나무, 현삼, 홍화.

29. 말초혈관을 확장하거나 강화하려면 가지, 감국꽃, 검정깨, 더덕, 독활, 둥굴레, 말오줌나무, 목향, 부추, 산사, 삼지구엽초, 약쑥, 약모밀, 인진쑥, 조롱이, 천궁, 천마(天麻), 콩, 함초(鹹草), 해바라기.
30. 말초혈관 순환에는 둥굴레, 멧대추 씨, 수뤼나물, 약쑥, 지치, 천궁.
31. 모세혈관 투과에는 도꼬마리 씨, 목단 껍질.
32. 혈관수축에는 바위솔.
33. 모세혈관 출혈에는 약모밀.
34. 기혈순환에는 목향.
35. 혈소판이 늘어나면 거머리.
36. 성장기 어린이 조혈에는 메기.

8. 혈액을 다스리는 민간요법

① 혈액순환이 잘 되게 하려면 **1** 연 뿌리를 조리해서 먹는다. **2** 생강나무 50~70g에 물 2 *l* 를 넣고 물이 반으로 줄 때까지 달여 하루에 3~4번 나누어 마신다.

② 혈액순환이 안 되면 **1** 산사나무 20g과 계피 20g에 물 500㎖를 넣고 물이 반으로 줄 때까지 달인 다음 흑설탕을 약간 넣어 하루에 여러 번 나누어 마신다. **2** 생엉겅퀴 뿌리로 즙을 내어 먹는다. **3** 삼지구엽초 10g에 물 600㎖를 넣고 강한 불에 10분 정도 끓여 탕액만 하루에 3번 나누어 마신다. 45일 정도 꾸준히 복용하면 혈액순환이 좋아져 활동력과 성기능도 좋아진다. **4** 흰 봉선화를 진하게 달여 마신다.

③ 혈액순환장애로 피가 탁하거나 뭉치면 민들레나 홍화로 죽을

쑤어 먹는다.

④ 피를 토하면 1 사람의 머리카락을 태워 1번에 12~20g씩 여러 번 먹는다. 2 자란 가루 2g을 냉수에 타서 마신 후 바로 생달걀 2개를 먹는데, 어린아이는 절반만 먹인다. 3 측백나무 잎을 빻아 술에 타서 먹는다. 4 참기름을 따뜻하게 데워 마시면 효과가 있는데, 장복하면 영원히 막을 수 있다. 5 새 솜으로 태워 만든 재 2g을 술에 타서 먹는다. 6 껍질을 벗긴 은행 40개와 문의 돌쩌귀 2쌍을 달여 3번 먹는다. 7 물 100㎖ 정도에 쪽 8g을 섞어 하루에 마신다. 8 붓꽃 씨 8g, 띠 뿌리 40g, 짚신나물 20g에 물을 넣고 달여 먹는다. 9 개미취와 꼭두서니 뿌리나 오미자를 같은 양으로 빻은 다음 꿀을 넣고 앵두만하게 환약을 만들어 입에 물고 녹여먹는다.

⑤ 혈허증에는 1 피문어·대추·찹쌀을 넣고 죽을 쑤어 먹는다. 2 녹용 8g과 단삼 3g을 넣고 달여 먹는다. 3 당귀·천궁·작약·숙지황·단삼 5g씩을 꾸준히 복용한다. 4 오디 15kg에 물을 넣고 엿처럼 고아 1번에 30~40g씩 하루에 2~3번 식후에 먹는다. 이것을 상심고라 한다.

⑥ 혈관경화나 사지마목에는 뽕나무겨우살이·백작약·목단 껍질·결명자를 섞어 쓰면 좋다.

⑦ 고지혈증에는 죽순·민들레·완전히 볶은 거머리를 달이거나 빻아 먹는다.

⑧ 혈액이 탁해져 온몸이 쑤시면 1 우엉 8g에 물 300㎖ 정도를 넣고 달여 잠자기 전에 먹는다. 2 우엉 잎과 소금을 1 : 1로 넣고

찐 다음 헝겊에 싸서 환부에 붙인다.

■ 혈액순환을 돕는 술 만드는 방법

1) 홍화주(紅花酒)

혈액순환은 물론 산전과 산후의 모든 통증·진통·갱년기 장애·혈행불리·냉증·두통·인후통 등에 효과가 있고, 여자의 모든 질병에 좋다. 진한 갈색인데 은은한 향이 일품이다.

① 홍화 100g과 소주 1.8 l 를 준비한다.

② 홍화를 물에 살짝 헹구어 물기를 빼고 가재주머니에 넣어 봉한다. 홍화가 많이 부풀어 오르니 주머니가 넉넉한 것이 좋다.

③ 주머니를 옹기에 넣고 술을 붓는다.

④ 서늘하면서 어두운 곳에 2개월 정도 보관했다가 다 익으면 주머니를 건져내고 술을 거른다.

2) 우슬주(牛膝酒)

심장기능을 강화하고 혈액순환을 촉진하며 신경통에도 좋다.

① 가늘게 썰은 쇠무릎 150g에 소주 1 l 를 붓고 밀봉한다.

② 서늘한 곳에 10일 정도 두었다 쇠무릎을 10분의 1 정도만 남겨두고 걸러 다시 밀봉한다.

③ 1~2개월 정도 지난 뒤 적갈색으로 변한 술만 걸러 아침과 저녁으로 공심복에 20㎖씩 마신다.

4. 진 액

진액(津液)은 땀이나 침 등 몸에서 나오는 끈끈한 액체를 말한다. 우리가 먹은 음식을 흡수하여 체내에서 생성되는 물질로 인체의 조직을 강하게 묶어 한 덩어리가 되도록 만들어준다. 진액은 뼈를 단단하게 만들어주고, 근육이 흩어지지 않게 하며, 오장이 제기능을 할 수 있도록 도와준다. 또 원기에 직접 영향을 주므로 땀을 많이 흘리면 기가 부족해져 쉽게 지치며 피로를 느낀다.

1. 진액이 허해지는 원인

① 음식을 골고루 먹지 않아 영양분이 부족하면 허해질 수 있다.

② 수분이 부족하거나 혈액을 많이 소모하거나 출혈을 많이 하면 허해질 수 있다.

③ 장기능이 원활하지 못하면 영양분을 잘 흡수하지 못하므로 허해질 수 있다.

④ 과로 등으로 몸에서 진기가 빠지거나 열병 등으로 수분이 마르거나 진액이 마르면 허해질 수 있다.

⑤ 화병이 있으면 수분과 진액이 마르므로 허해질 수 있다.

⑥ 성생활을 무리하게 하면 허해질 수 있다.

⑦ 신경을 많이 쓰거나 근심 걱정이 많으면 허해질 수 있다.

⑧ 위장에 열이 있으면 허해질 수 있다.

2. 진액의 영향

① 몸에 진액이 부족하면 뼈가 약해서 잘 부러지고, 근육에 힘이 없어 탄력이 떨어지고, 장부가 제기능을 하지 못할 수 있다.

② 대장에 진액이 부족하면 변비가 생길 수 있다.

③ 눈·코·귀에 진액이 부족하면 눈·콧속·귓속이 건조해서 뻑뻑하며 가렵고, 입에 진액이 부족하면 입이 마르는데 심하면 입이 헐기도 한다. 그러나 눈에 진액이 너무 많으면 눈꼽이 많이 끼면서 눈이 끈적거리기도 한다.

④ 피부에 진액이 부족하면 피부가 거칠어지고 부스럼이나 비듬이 많이 생길 수 있다. 그러나 진액이 너무 많으면 피부에서 개기름 같은 것이 많이 나온다.

⑤ 소변에 진액이 들면 소변이 끈적거리며 탁해진다.

⑥ 대변에 진액이 들면 대변에 기름기 같은 것이 생겨 대변이 번들거린다.

3. 진액의 한열허실기(寒熱虛實氣)

진액질환은 열증(熱症)이나 허증(虛症)으로 인하여 발생하는데 모두 몸이 마르고 피부가 거칠어진다.

4. 진액질환을 다스리는 방법

증상에 맞게 식품이나 약재를 활용하면 큰 도움이 될 것이다.

5. 진액에 대한 의서의 내용

난경왈(難經曰) 신주오액(腎主五液) 분화오장(分化五臟) 입간위루(入肝爲淚) 입심위한(入心爲汗) 입비위연(入脾爲涎) 입폐위체(入肺爲涕) 자입위타(自入爲唾) 영구경왈(靈樞經曰) 오장화액(五臟化液) 심위한(心爲汗) 폐위체(肺爲涕) 간위루(肝爲淚) 비위연(脾爲涎) 신위타(腎爲唾) 시위오액(是爲五液)

난경왈. 오액은 신장이 주관하며 오장에 나누어 준다. 간에 들면 눈물이 되고, 심장에 들면 땀이 되고, 비장에 들면 침이 되고, 폐장에 들면 콧물이 되고, 신장에 들면 가래침이 된다. 영구경왈. 심장에서는 땀이 되고, 폐장에서는 콧물이 되고, 간장에서는 눈물이 되고, 비장에서는 침이 되고, 신장에서는 가래침이 되는데 이것을 오액이라 한다.

한인습열(汗因濕熱) 심위군화(心爲君火) 비위속토(脾胃屬土) 차습열상박(此濕熱相搏) 위한명의(爲汗明矣)

땀은 습열로 인하여 생긴다. 심장은 화에 속하고 비장과 위장은 토에 속하니 습과 열이 부딪치면 땀이 되는 것이다. 그래서 몸에 습이 많으면 조금만 열이 나는 일을 해도 땀을 많이 흘리는 것이다.

도한증(盜汗症) 내경왈(內經曰) 신병자(腎病者) 중한출(寢汗出) 증풍(憎風) 주왈(註曰) 침한자(寢汗者) 도한야(盜汗也) 두한(頭汗) 무대열자(无大熱者) 위수결(爲水結) 두미한출(頭微汗出)

내경왈. 신장에 병이 있으면 잠잘 때 땀이 나며 바람을 싫어하는데 잠잘 때 땀이 나는 것을 도한이라고 한다. 두한은 수결증으로 열은 없는데 머리에서 땀이 나는 것을 말한다.

수족한증(手足汗症) 진액자위(津液自胃) 부방달어외칙(府傍達於外則) 수족자한(手足自汗) 유열치위부(有熱取胃府) 핍이출지자(逼而出之者) 차양명증야(此陽明症也)

수족한증은 손과 발바닥에서 땀이 나는 것을 말한다. 위장의 진액이 외부와 연결되어 손발에서 땀이 나는 것이다. 열이 위장을 핍박하기 때문인데 양명증에서 비롯된 것이다.

음한증(陰汗症) 신허양쇠야(腎虛陽衰也) 황한증(黃汗症) 황달증(黃疸症)

음한증은 신장이 허해서 양기가 쇠약해져 땀이 나는 것을 말하고, 황한증은 황달로 인하여 누런 땀이 나는 것을 말한다.

음황증(陰黃症) 음황편신냉한(陰黃遍身冷汗) 지체역냉(肢體逆冷) 자한증(自汗症) 냉한부지(冷汗不止) 혈한(血汗) 하간왈(河間曰) 담수열(膽受熱) 혈망행(血妄行) 위뉵혈(爲衄衊) 병혈한(幷血汗)

음황증은 음증으로 몸과 손발이 냉하고, 황달이 있고, 자한증이 있고, 식은땀이 그치지 않는 것을 말한다. 하간왈. 담이 열을 받으면 혈액이 순조롭지 못하여 더러운 피가 코와 땀으로 나오는데 이것을 혈한이라 한다.

구각유출이(口角流出而) 불금자연야(不禁者涎也) 연자(涎者) 비지액야(脾之液也) 비역칙연출(脾熱則涎出) 일인구유연부지(一人口流涎不止) 희소설음(喜笑舌瘖) 맥홍대(脉洪大) 금연치백창창출(芩連梔栢蒼白朮) 반하죽력강즙복지(半夏竹瀝薑汁服之) 오일연지소식(五日涎止笑息)

침이 계속 흐르는 것을 연이라고 한다. 연증은 비장의 액인데 비장의 열 때문에 침이 나온다. 침이 그치지 않고, 웃으면서 말을 하지 못하고, 홍맥과 대맥이 잡히면 황금・황련・황백・치자・창출・백출・반하・중력・생강즙을 먹으면 5일만에 낫는다. 이것은 위산과다로 인하여 신물이 넘어올 때 해당하는 약이다.

6. 진액을 다스리는 식품과 약재

① 혈이 허해져 진액이 고갈되면 구기자, 녹각, 당귀, 대추, 더덕, 맥동(麥冬), 박주가리 씨, 사람의 태반, 산사나무, 살구 씨, 멧대추 씨, 오디, 생지황, 석곡, 숙지황, 아교주, 오골계, 오미자, 용안육, 인삼, 작약, 조롱이, 측백나무 씨, 홍합.

② 열병으로 진액이 상하면 말린 갈대 뿌리, 말린 둥굴레 뿌리, 맥문동, 석곡, 자라 등껍질, 지모. 천문동, 칡 뿌리, 하눌타리.

③ 땀이 너무 많이 나면 마황 뿌리, 밀 쭉정이, 작약.

④ 시도때도 없이 땀이 나면 동충하초, 마황 뿌리, 모려분, 밀 쭉정이, 붉나무 씨, 벼 뿌리, 산수유, 오미자, 오배자, 용골, 인삼, 작약, 현삼, 홍합, 황기.

⑤ 피부나 근육이 약해서 땀을 흘리면 작약.

⑥ 밤에 잠을 잘 때만 땀을 흘리면서 뼛속에 열기가 생기면 거북이 등껍질, 구기자나무 껍질, 동충하초, 마황 뿌리, 모려분, 밀 쭉정이, 백미, 벼 뿌리, 붉나무 씨, 산수유, 숙지황, 오미자, 오배자, 용골, 사람의 태반, 작약, 현삼, 호황련, 홍합, 황기, 황벽나무.

⑦ 신체가 허해서 땀이 나면 멧대추 씨, 용골.

⑧ 음기가 허해서 잠잘 때 땀이 나면 마황 뿌리, 벼 뿌리, 잣.

⑨ 양기가 부족해서 땀이 많이 나거나 냉한이 흐르면 마황 뿌리, 부자*, 산수유.

⑩ 음양이 모두 허해서 땀이 나면 멧대추 씨, 부자*.

⑪ 잠잘 때 땀이 나면 연꽃 잎·대.

⑫ 열이 주기적으로 나면서 잠잘 때 땀이 나면 구기자나무 껍질, 호황련.

⑬ 땀이 나면서 근육에 탄력이 없어지면 강활, 개구리밥, 계수나무 가지, 고본 뿌리, 마황(麻黃), 생강, 칡 뿌리, 파 뿌리, 향유.

7. 진액을 다스리는 민간요법

① 땀을 많이 흘리면 산수유·구운 감초 3g씩, 숙지황 30g, 구기자 6g, 마 12g, 복령 9g에 물 500㎖를 넣고 물이 반으로 줄 때까지 달여 하루에 여러 번 나누어 마신다.

② 잠잘 때 땀을 흘리면 **1** 쇠꼬리 1개를 고아 5~6일 정도에 나누어 먹는다. **2** 싱싱한 생달걀을 장복한다. **3** 용담초와 방풍(防風)을 같은 양으로 빻아 1번에 3g씩 미음 한 그릇과 함께 잠자기 전에 먹는다.

③ 땀이 나며 한열이 왕래하면 시호와 호황련을 같은 양으로 빻아 꿀을 넣고 갠 다음 환약을 만들어 1번에 술 20㎖씩을 넣고 녹인 뒤 다시 물을 넣고 달여 적당히 식혀 먹는다.

④ 진땀이 나고 때로는 밤에 이불을 적실만큼 땀이 많이 나면 내장을 제거한 닭 1마리, 인삼과 황기 12g씩, 마늘 · 대추 · 찹쌀 약간씩에 물 1.8 l 를 넣고 물이 반으로 줄 때까지 달인 다음 탕액을 여러 번에 나누어 마시면서 닭고기도 조금씩 먹는다.

5. 맥

맥은 질병에 따라 뛰는 상태가 다른데, 그것을 알 수 있는 부위가 손목의 맥을 짚는 곳이다. 맥은 감각으로 잡는 것이기 때문에 손끝의 감각이 예민해야 하고, 또 무수히 많은 질병들을 원인부터 모두 파악할 줄 알아야 한다. 예를 들어 무슨 맥인지 알아도 병명을 모르면 치료할 수 없고, 병을 알아도 맥을 잡을 줄 모르면 병의 원인을 파악할 수 없기 때문이다.

1. 맥에 대한 의서의 내용

맥자혈기지선(脉者血氣之先) 인신지맥(人身之脉) 기혈지소(氣血之所) 위이부지소(爲而不知所) 이주유불식자(以周流不息者) 정건도(正乾道) 건곤지의(乾坤之意) 역유리지우호(亦猶理之寓乎) 기소이위(氣所以爲) 혈기지선(血氣之先) 선지일자(先之一字) 궐유지언(厥有志焉)

맥은 혈이나 기보다 우선한다. 사람의 맥은 기혈에 의하여 뛰지만 쉬지 않고 계속 흐르는 것을 알지 못한다. 우주의 도리와 같기 때문이다. 또한 이가 기에 붙어 움직이는 것과 같으니 기는 혈보다 우선한다. 선이라는 글자에 궐이라는 뜻이 있다.

병맥견복맥(病脈見伏脈) 인삼황기탕(人蔘黃芪湯) 자양혈기(滋養血氣) 조화영위(調和榮衛) 화순삼초(和順三焦) 치잡병맥복(治雜病脈伏) 진피이전(陳皮二錢) 황기(黃芪) 백작약(白芍藥) 길경(桔梗) 천문동(天門冬) 반하(半夏) 당귀(當歸) 각일전(各一錢) 인삼(人蔘) 백복령(白茯苓) 숙지황(熟地黃) 지골피(地骨皮) 감초(甘草) 각칠분(各七分)

병이 있는데 복맥이 잡히면 인삼황기탕으로 혈기를 자양해서 영위를 조화시키면서 삼초를 편하게 해야 한다. 잡병에 복맥이 잡히면 귤 껍질 8g, 황기·백작약·도라지·천문동·반하·당귀 4g씩, 인삼·백복령·숙지황·구기자나무 껍질·감초 2.8g씩을 쓴다.

6. 신 경

신경은 인체에서 통신망과 같은 역할을 하며, 인체에서 발생하는 모든 질환을 뇌로 연결해주는 작용을 하는 중요한 기관 중의 하나이다. 따라서 신경이 마비되거나 끊어지면 어떤 통증도 모르기 때문에 살이 썩고 뼈가 부러져도 모른다.

1. 신경을 다스리는 식품과 약재

강활, 개오동나무 껍질, 고비, 고추냉이, 고추, 골담초, 구릿대 뿌리, 까마중, 꼭두서니 뿌리, 노박덩굴, 단너삼, 닭의 뼈, 도꼬마리 씨, 독활, 두릅나무 껍질, 둥굴레, 만병초, 말오줌나무, 매실나무, 모과, 백선 뿌리의 껍질, 버찌, 복어, 복숭아나무 잎·가지, 부자*, 뽕나무겨우살이, 뽕나무 가지, 산사, 생강나무, 수양버들 가지, 싸리나무 씨, 엄나무 껍질, 오가피, 위령선, 으름덩굴, 작두콩, 제비꽃, 조롱이, 줄풀, 질경이, 청미래덩굴, 취, 투구꽃*, 할미꽃*, 함초(鹹草), 헛개나무, 홍화.

2. 신경을 다스리는 민간요법

① 각종 신경통에는 **1** 고비 뿌리를 달여 먹는다. **2** 유자 씨를 빻아 달여 먹는다. **3** 투구꽃* 4g과 삭을 정도로 오래 묵은 명태 1마리를 함께 넣고 고아 먹는다. **4** 흰봉선화 씨나 잎 30~40g을 달여 하루에 3번 1개월 정도 먹는다. **5** 용화수(龍和水)를 바른 후 온습포한다. 용화수(龍和水)는 홍화·연꽃 씨·회향 20g씩에 소주 600㎖를 넣고 7일 동안 우린 다음 거즈로 걸러낸 액체이다. **6** 순비기나무 씨 가루 300g을 명주 주머니에 넣은 다음 술 1.8 *l* 정도에 7일 동안 담가두었다가 걸러내 1번에 20㎖씩 하루에 3번 따뜻하게 먹는다. **7** 작약 20g과 분말한 녹각이나 호경골 40g을 명주 주머니에 담은 뒤 소주 1.8 *l* 를 넣고 1개월 정도 숙성시켜 아침과 저녁에 20㎖씩 공심복에 먹는다. **8** 대추나무 뿌리 40g, 오가피 20g에 물 500㎖를 넣고 물이 반으로

줄 때까지 달여 하루에 여러 번 나누어 마신다. **9** 소나무 관솔과 잣나무 관솔 1.2kg씩에 술 20 l 를 넣고 21일 동안 담가두었다가 매일 400㎖씩 장복한다. 여자의 산후풍이나 팔다리에 쥐가 났을 때도 잘 듣고, 따뜻하게 데워 마시면 어혈 · 타박상 · 요통에도 좋다. **10** 더덕 30~40g에 물 2 l 를 넣고 물이 반으로 줄 때까지 달여 하루에 5~10번 나누어 마신다. **11** 큰 가물치 1마리와 말린 더덕 뿌리 1.8kg 정도를 넣고 고아 탕액을 마신다. **12** 속을 파낸 늙은 호박에 더덕을 가득 채우고 푹 고아 마신다.

② 류머티즘신경통에는 마늘 30쪽 정도를 갈아 진득진득해질 때까지 조린 다음 달걀 3개를 넣고 골고루 저으면서 볶는다. 다갈색으로 변하면서 포슬포슬해지면 가루로 만들어 잠자기 전에 매일 큰 순갈로 1번씩 먹는다.

③ 어혈에 의한 신경통에는 **1** 부추나 두릅나무의 뿌리와 줄기를 즙을 내어 마신다. **2** 머리와 꼬리와 발을 떼고 볶은 지네 100마리, 홍화와 분말한 거머리 40g씩을 과립에 0.5g씩 넣고 환약을 지어 1번에 2개씩 아침과 저녁에 먹는다.

④ 중금속 중독으로 인한 신경통에는 **1** 도토리로 죽이나 묵을 쑤어 먹는데 떫은맛은 약성분이니 너무 우려내지 않는 것이 좋다. **2** 청미래덩굴 뿌리를 고아 수시로 먹는다.

⑤ 말초신경회복에는 산사와 계피 20g씩에 물 500㎖를 넣고 물이 반으로 줄 때까지 달여 흑설탕을 약간 타서 하루에 여러 번 나누어 마신다.

4장. 두뇌 · 성음

1. 두 뇌

인간의 머리는 하늘을 향하여 있고, 하늘과 통한다고 할 수 있다. 그래서 머리로 무한한 상상이나 꿈을 키우기도 한다. 머리에는 뇌가 가득 차 있는데 뇌는 세상 그 어떤 기능이나 조직보다 정밀한 기관이다. 뇌는 정보를 저장하며 필요할 때 활용한다. 뇌는 심장과 함께 인체의 생사를 결정짓는 중요한 기관이다. 이러한 뇌가 인체에서 일어나는 어떤 일이나 상황 때문에 압력을 받거나 부족함이 생기면 문제가 생길 수밖에 없다.

1. 두뇌질환의 원인

① 머리에 열이 있거나 혈액이 부족하거나 혈압이 오르면 발생할 수 있다.

② 상기나 역기되면 발생할 수 있다.

③ 우울증 · 근심 · 걱정 · 번민 · 화병 · 신경성질환 등이 있으면 발생할 수 있다.

④ 과로하거나 신경을 많이 쓰거나 지나치게 무언가를 집중해서 보면 발생할 수 있다.

⑤ 척추나 등에 이상이 있으면 발생할 수 있다.

⑥ 신장에 수분이 부족하면 발생할 수 있다.

⑦ 감기나 장질부사 같은 전염병에 걸리면 발생할 수 있다.

⑧ 고지혈증 · 동맥경화 · 위장질환 · 축농증 등이 발생할 수 있다.

2. 두뇌의 한열허실기(寒熱虛實氣)

두뇌질환은 한증(寒症) · 열증(熱症) · 허증(虛症) · 실증(實症) · 기증(氣症)으로 인하여 생긴다.

① 한증(寒症) : 머리가 냉하면 머리가 무겁고, 정신이 맑지 못하고, 두통이 생길 수 있다. 머리는 너무 뜨겁거나 차가우면 안 된다. 시원한 정도로 유지해야 머리가 맑고 상쾌하다.

② 열증(熱症) : 머리에 열이 있으면 뇌가 부풀어 올라 통증이 따르고, 염증이 생겨 뇌막염이나 뇌수막염이 될 수 있다.

③ 허증(虛症) : 머리가 허하면 정신이 흐리며 산만하고, 기억력이 떨어지고, 혈압이 떨어지고, 치매가 따를 수 있다.

④ 실증(實症) : 머리가 실하면 뇌를 압박하기 때문에 두통이 생기고, 정신이 흐려지고, 고혈압 · 뇌손상 · 뇌출혈 · 중풍 등이 따를 수 있다. 실증이 되는 원인은 혈류량이 많거나 상기되거나 열이

오르기 때문이다.

⑤ 기증(氣症) : 기허증(氣虛症)이면 뇌에 혈액이나 기가 부족해서 가슴이 텅빈 것 같고, 기실증(氣實症)이면 무언가 막혀 있는 것 같아 두통이 생기거나 멍해지는 경우가 많다.

3. 두뇌질환을 다스리는 방법

증상에 맞게 식품이나 약재를 쓰거나 침구법(針灸法)을 활용하면 좋은데 방법은 다음과 같다.

① 한증(寒症) · 허증(虛症) : 절대 사혈을 하면 안 된다.

② 열증(熱症) · 실증(實症) : 절대 뜸을 하면 안 된다.

③ 기증(氣症) : 기허증(氣虛症)인지 기실증(氣實症)인지를 파악한 후에 시술해야 한다.

4. 두통의 원인과 다스리는 방법

① 정수리 통증 : 신경성이나 화병이 있거나 열이 나면 발생할 수 있다.

② 앞머리 통증 : 위장질환으로 인한 경우가 많고, 술이나 담배 중독 · 만성신장염 · 변비 · 만성위장염으로 인한 경우도 있다.

③ 뒷머리 통증 : 혈압으로 인한 두통으로 저혈압이나 고혈압으로 인한 경우가 많다.

④ 편두통 : 편두통으로 시작했으나 나중에는 좌우에 모두 통증이 오는 경우가 많다. 이 때 어느 쪽에서 먼저 시작했는지 몰라 그

냥 두통으로 시술하려는 경향이 있는데 원인을 모르면 효과를 빨리 보기 어렵거나 치료되지 않는 경우가 많다. 이럴 때는 환자에게 묻거나 맥을 보고 시술방법을 결정하는 것이 좋다.

⑤ 미능골통 : 양 눈썹 위의 인당 부위에 통증이 있는 것을 말한다. 무언가를 많이 보거나 눈에 신경을 쓰면서 힘을 주면 시신경이 상하거나 눈에 이상이 있어 생기는 통증이다.

⑥ 머리 전체가 울리는 두통 : 대개 감기몸살로 인하여 생긴다.

⑦ 모든 두통에는 원심수기요법(圓心手奇療法)을 활용하면 즉석에서 큰 효과를 볼 수 있다. 그러나 완치가 아니라 임시치료라는 것을 알고 시술하는 것이 좋다

5. 두뇌에 대한 의서의 내용

영구경왈(靈樞經曰) 두지대골(頭之大骨) 위이척육촌(圍二尺六寸) 뇌자두개골야(腦者頭蓋骨也) 즉백회혈(卽百會穴)

영구경왈. 머리는 큰 뼈로 이루어져 있는데 둘레는 2자 6촌이다. 뇌는 뇌를 감싸고 있는 머리뼈, 즉 개골과 백회혈을 말한다.

현운증(眩暈症) 상허칙현(上虛則眩) 우왈상기부족(右曰上氣不足) 목위지현(目爲之眩) 차언허이현운(此言虛而眩暈) 풍운(風暈) 상풍현운(傷風眩暈) 오풍자한(惡風自汗) 혹소유두풍이발(或素有頭風而發) 담운(痰暈) 담성구토(痰盛嘔吐) 두중불거(頭重不擧) 현이계시음야(眩而悸是飮也)

현운증은 어지럼증을 말한다. 상초가 허하면 머리가 어지럽고, 상

초에 기가 부족하면 눈이 어지럽다. 풍운은 바람에 상해서 어지러운 병이다. 바람기를 싫어하며 식은땀이 난다. 혹은 두풍이 있어 어지럼증이 생기기도 한다. 담운은 담이 많아 구토하는 병이다. 머리가 무거워 들기 어렵고, 어지러워 두려운 마음이 생기는데 음료수로 인하여 생기는 병이다.

정두통(正頭痛) 영구경왈(靈樞經曰) 육양지맥(六陽之脉) 구상우두면이위(俱上于頭面而爲) 두통사탈항(頭疼似脫項) 사발시야(似拔是也) 편두통(偏頭痛) 두반변동자시야(頭半邊疼者是也) 기동재우재좌(其疼在右在左) 풍한두통(風寒頭痛) 풍상한(風傷寒) 상사종외입(上邪從外入) 객어경락(客於經絡) 영인진(茵蔯)한두통(令人振寒頭疼) 궐역두통(厥逆頭痛) 궐두통칙신궐(闕頭痛則腎厥)

영구경왈. 정두통은 육부의 맥이 머리와 얼굴로 올라와 통증이 있고, 목이 기울거나 빠진 것 같은 병이다. 편두통은 왼쪽이나 오른쪽 한쪽에만 통증이 있는 병이다. 풍한두통은 바람에 상해서 생긴 두통이다. 상초 밖에서 사기가 안으로 들어와 춥고 떨리며 머리가 아프다. 궐역두통은 신장의 기가 위로 올라와 머리에 통증이 있는 병이다.

담궐두통(痰厥頭痛) 나어언어(懶於言語) 신체침중(身體沈重) 항올욕토(亢兀欲吐) 치궐음태음합병야(此厥陰太陰合病也) 미능골통(眉陵骨痛) 연목불가개(連目不可開) 주정야극(晝靜夜劇) 풍두선(風頭旋) 별무질동(別无疾疼) 불자각지(不自覺知) 상상두자(常常

頭自) 요자시야(搖者是也) 치동두풍(治同頭風) 토법(吐法) 풍두통(風頭痛) 약불토연(若不吐涎) 구칙고목이불치(久則瞽目而不治)

담궐두통은 말이 어눌해지고, 몸이 무거워 가라앉고, 토할 것 같은 두통인데, 궐음증과 태음증이 합쳐진 병이다. 미능골통은 눈썹 위의 뼈에서 통증이 생겨 눈을 뜨지 못하거나 볼 수 없는 병이다. 낮에는 편안하나 밤에는 심하다. 풍두선은 머리를 흔드는 병으로 통증은 없다. 자신도 모르게 항상 머리를 흔드는데 두풍증과 같은 방법으로 치료한다. 바람에 상한 두통이면 토해야 한다. 만일 오랫동안 점액을 토하지 않으면 장님이 되어 치료하기 어렵다.

6. 단방(單方)

① 석고(石膏) : 치열궐두통(治熱厥頭痛) 양명두통(陽明頭痛) 위주약(爲主藥) 석고천궁백지(石膏川芎白芷) 등분위말(等分爲末) 매취삼전(每取三錢) 차청조하(茶淸調下)

상열이나 양명으로 인한 두통에는 석고・천궁・백지를 같은 양으로 빻아 1번에 12g씩 맑은 차와 함께 먹는다.

② 고본(藁本) : 주풍두통(主風頭痛) 거두풍(去頭風) 우치전정동(又治顚頂疼) 전복말복병가(煎服末服幷佳)

바람에 상해서 두통이 있거나 정수리에 통증이 있으면 고본 뿌리를 달이거나 가루를 내어 먹는다.

7. 두뇌를 다스리는 식품과 약재

① 뇌신경을 강화하려면 강활, 고추냉이, 까마중, 노루귀, 당귀, 독

활, 둥굴레, 땅콩 기름, 마가목, 목이버섯, 바나나, 말린 누에, 백선 뿌리의 껍질, 뽕나무겨우살이, 사상자(巳床子), 삼지구엽초, 삽주 뿌리, 양파, 오리, 오리 알, 우황, 위령선, 잣, 정어리, 조릿대 잎, 진득찰, 참나물, 천남성*, 천마(天麻), 콩, 투구꽃*, 비파나무 잎, 형개, 호두, 홍화 씨, 회화나무.

② 머리를 맑게 하려면 두꺼비 기름*, 사향, 안식향, 오미자, 용뇌, 원지, 창포.

③ 지혜롭고 총명해지려면 가시연밥, 노루꽁댕이버섯, 도라지, 원지, 창포, 호두.

④ 뇌혈관질환에는 결명자, 쇠무릎, 은행나무 잎, 적작약, 지렁이, 천궁, 칡 뿌리.

⑤ 머리에 갑자기 열이 오르면 우엉, 승마.

⑥ 고열로 인하여 정신을 잃고 헛소리를 하면 대황(大黃), 대나무 진액.

⑦ 열병으로 정신을 잃으면 울금, 지렁이, 영양의 뿔, 우황.

⑧ 각종 두통에는 가르비, 가시연밥, 감국, 감나무 잎, 강활, 결명자, 계피, 고등어, 고본 뿌리, 곽향, 구릿대 뿌리, 구절초, 귤 껍질, 기장, 까마중, 꿀풀, 남가새 열매, 남가새의 흰꽃, 노루귀, 녹차, 단삼, 달개비, 당귀, 대나무 잎, 도꼬마리, 도꼬마리 씨, 독활, 라벤더, 로즈메리, 마황(麻黃), 만병초, 말린 누에, 매실, 맨드라미 씨, 목방풍(木防風), 목련꽃, 박하, 반하*, 백선 뿌리의 껍질, 백작약, 비단풀, 뽕나무 잎 · 가지, 산감국, 살구 씨, 삽주 뿌리, 생강, 생강나무, 소루쟁이, 쇠무릎, 순비기나무 씨, 승마, 시호, 싸리나무 씨,

알로에 진액, 엉겅퀴, 용담초, 우엉, 위령선, 인동, 인동꽃, 작두콩, 전복, 적작약, 조릿대 잎, 쪽, 차조기 씨, 천궁, 천마(天麻), 칡, 치자, 투구꽃*, 파 뿌리, 칡 뿌리 · 꽃, 하늘타리 씨, 향유, 현호색, 형개, 홍화, 황감국, 황금(黃芩), 흰봉선화.

⑨ 간장의 열로 인한 두통에는 감국, 꿀풀, 쇠무릎, 알로에 진액, 영양의 뿔, 익모초 씨, 작약, 전복 껍질, 초룡담(草龍膽), 간장의 열을 푸는 약재.

⑩ 위장의 냉증으로 인한 두통에는 곽향, 기장, 소화제류.

⑪ 음료수의 정체로 인한 두통에는 반하*, 백부자, 복령, 택사, 홍합, 소화제류.

⑫ 앞머리 통증에는 고본 뿌리, 구릿대 뿌리, 노루귀, 박하, 백부자, 순비기나무 씨, 전충(全蟲), 천마(天麻), 소화제류.

⑬ 정수리 통증이나 스트레스로 인한 두통에는 감나무 잎, 깽깽이풀, 꿀풀, 녹차, 맥문동, 멧대추 씨, 뽕나무 잎, 석창포, 죽여, 참깨, 치자, 칡 뿌리, 향유.

⑭ 감기몸살로 인한 두통에는 감국, 강활, 계수나무 가지, 고본 뿌리, 곽향, 구릿대 뿌리, 노루귀, 독활, 마황(麻黃), 목련꽃, 박하, 방풍(防風), 뽕나무 잎, 생강, 석고, 순비기나무 씨, 차조기 잎, 칡 뿌리, 파 뿌리.

⑮ 고혈압이나 저혈압으로 인한 두통에는 결명자, 까마중, 꿀풀, 남가새 열매, 산사나무, 소나무 잎, 엉겅퀴, 영지버섯, 옥수수 수염, 은행나무 잎, 진득찰, 천마(天麻), 측백나무 잎, 칡 뿌리.

⑯ 혈허증으로 인한 두통에는 감국, 구릿대 뿌리, 구절초, 노루귀,

단삼, 당귀, 순비기나무 씨, 오디, 위령선, 작두콩, 조롱이, 조릿대 잎, 쪽, 천마(天麻), 천궁.

⑰ 기허증으로 인한 두통에는 가르비, 가시연밥, 감국, 강활, 고등어, 고본 뿌리, 구릿대 뿌리, 기장, 까마중, 노루귀, 도꼬마리 씨, 독활, 라벤더, 로즈메리, 만병초, 순비기나무 씨, 위령선, 작두콩, 전복, 천궁, 천마(天麻), 칡차, 파 뿌리, 홍화.

⑱ 미능골통에는 구릿대 뿌리.

⑲ 뇌종양으로 인한 두통에는 순비기나무 씨.

⑳ 궐음경으로 인한 두통에는 오수유.

㉑ 소양경으로 인한 두통에는 독활.

㉒ 땀이 나지 않는 두통에는 강활, 마황(麻黃).

㉓ 두풍으로 인한 두통에는 말린 누에, 목련, 천오*.

㉔ 코가 막혀 생긴 두통에는 구릿대 뿌리, 도꼬마리 씨, 노루귀, 목련꽃, 생강, 생강나무, 황금(黃芩),

㉕ 눈의 열로 인한 두통에는 결명자, 말린 누에, 박하.

㉖ 더위로 인한 두통에는 향유, 흰작두콩.

㉗ 한열이 왕래하는 두통에는 독활, 감기와 화열을 다스리는 약재 겸용.

㉘ 담 · 침 · 수족냉증으로 인한 두통에는 반하*, 백부자, 오수유, 습담을 제거하는 약재나 몸을 따뜻하게 하는 약재 겸용.

㉙ 뇌나 얼굴의 열로 인한 두통에는 고본 뿌리, 대나무 진액, 매미의 허물, 박하, 방풍(防風), 승마, 영양의 뿔, 우엉, 치자, 형개.

㉚ 상열로 인하여 뇌가 울리는 두통에는 순비기나무 씨, 심장안정

제나 울결이나 화열을 푸는 약재 겸용.

31. 머리 전체가 울리며 멍하면서 생기는 두통에는 말린 누에, 목련, 천오*, 감기나 신열에 사용하는 약재.
32. 뇌막염으로 인한 두통에는 영양의 뿔.
33. 유행성뇌척수막염으로 인한 두통에는 천마(天麻).
34. 두통과 눈물을 겸하면 질경이 씨, 시신경을 보하는 약재 겸용.
35. 감기로 인하여 간장에 바람이 들어 편두통이 있거나 어지러우면 결명자, 구기자, 광나무 열매, 남가새 열매, 닥나무 씨, 당귀, 목향, 물개의 음경과 고환, 산수유, 삽주 뿌리, 숙지황, 아교주, 알로에 진액, 영양의 뿔, 오디, 인삼, 작약, 잣, 전복 껍질, 조구등, 참깨, 천마(天麻), 한련초. 회화나무꽃.
36. 간장에 바람이 들거나 담습으로 인한 편두통이나 어지럼증에는 천마(天麻).
37. 어지럼증에는 감국, 거북이 등껍질, 결명자, 광나무 열매, 구기자, 꿀풀, 남가새 열매, 녹용, 닥나무 씨, 당귀, 모려분, 목향, 물개의 음경과 고환, 백복령, 산수유, 삽주 뿌리, 쇠무릎, 순비기나무 씨, 숙지황, 아교주, 알로에 진액, 영양의 뿔, 오디, 육계, 인삼, 작약, 잣, 전복 껍질, 조구등, 참깨, 찹쌀, 천마(天麻), 한련초, 홍합, 회화나무꽃.
38. 담음으로 인한 어지럼증에는 반하*, 복령, 택사, 홍합.
39. 머리가 어지러우면서 눈에 꽃이 날리는 것 같으면 광나무 열매, 당귀, 조롱이.

8. 두뇌를 다스리는 민간요법

① 두통 예방에는 양파 1kg, 생강 300g, 큰 배 1개, 콩나물 100g을 넣고 푹 고아 꿀을 타서 마신다.

② 각종 두통에는 **1** 구릿대 뿌리와 천궁 4g씩을 따뜻한 물에 3번 우려 진하게 졸인다. 노루귀 가루 4g과 꿀을 넣고 개어 환약을 만든다. 하루에 3번 1번에 1~2개씩 식사 1시간 후에 먹는다. 30분 정도가 지나면 두통이 사라지기 시작하고, 3일 정도 먹으면 아주 가벼워지고, 1주일 정도 지나면 완전히 낫는다. **2** 복숭아나무・천궁 10g씩, 당귀・백작약 12g씩, 생지황・숙지황 15g씩, 홍화 8g에 물을 넣고 달여 하루에 3번 식후에 먹는다. 대개 15일 정도 지나면 모든 두통이 사라진다. **3** 천궁을 쌀뜨물에 하룻밤 담가두었다가 말려 곱게 가루를 낸다. 꿀과 1 : 6 비율로 섞어 하루에 3번 1번에 3~4g씩 식전에 먹는다. **4** 산감국꽃 10~15g에 물 200㎖를 넣고 달여 하루에 3번 식간에 먹는다. 꽃잎을 빻아 먹어도 좋다. 산감국꽃은 머리를 맑게 하고, 기억력과 뇌의 혈액순환을 좋게 한다. 그러나 과용하면 체온이 떨어지면서 심장의 기능이 악화될 수 있으니 주의해야 한다. **5** 고본 뿌리 6~8g에 물 300㎖를 넣고 10~15분 정도 달여 하루에 3번 먹는다. 고본 뿌리는 막힌 기를 뚫어주고 두통을 멈추게 하는데 특히 뒷머리 통증에 좋다. **6** 구릿대 뿌리 8g을 빻아 따뜻한 꿀물에 타서 2~3번 먹는다. **7** 천궁과 구릿대 뿌리를 같은 양으로 곱게 빻아 1번에 3~4g씩 하루에 3~4번 먹는다. **8** 볶은 우엉과 메꽃을 같은 양으로 빻아 1번에 4g씩 녹차와 함께 먹는다. **9**

반하* 19g, 깽깽이풀 9g, 하눌타리 큰 것 4분의 1에 물 700㎖를 넣고 물이 3분의 2로 줄 때까지 달여 하루에 3번 따뜻하게 마시는데 설사할 때까지 마신다. ⑩ 순비기나무 씨 300g 정도를 가루를 내어 명주 주머니에 넣고 술 1,8 l 를 붓는다. 7일 동안 담가두었다가 걸러 1번에 20mI씩 하루에 3번 따뜻하게 해서 먹는다. ⑪ 순비기나무 씨 12g을 달여 마시면서 순비기나무 씨와 감국으로 만든 베개를 베고 잔다. ⑫ 맨드라미 씨 10~20g에 물 500㎖를 넣고 물이 반으로 줄 때까지 달여 하루에 여러 번 나누어 마신다. ⑬ 천마(天麻) 생즙을 100㎖ 정도 마시거나 천마(天麻) 발효액이나 천마(天麻)로 담근 술 200㎖를 마신다. ⑭ 천궁 4g, 차조기 잎 8g에 물을 넣고 달여 10일 정도 계속 복용한다(중국 비방).

③ 앞머리 통증에는 구릿대 뿌리, 윗머리 통증에는 강활, 옆머리 통증에는 시호, 산후 두통에는 자두를 달여 먹는다.

④ 염증으로 인한 두통에는 양파나 고추냉이를 찧어 목덜미나 장딴지나 발바닥에 붙인다.

⑤ 수면부족이나 피로가 쌓여 생긴 두통에는 잠들기 전에 처음에는 미지근한 물로 시작해서 점점 뜨거운 물로 머리를 따뜻하게 해주면 두통이 사라지면서 잠이 든다(중국 비방).

⑥ 두통이 있으면서 눈이 어두워지면 위령선과 도꼬마리 씨 75g씩에 물 1.2 l 를 넣고 끓인 물에 10여 차례 머리를 감는다.

⑦ 태양경의 사기로 인한 두통에는 방풍(防風) 0.74g, 강활 1~11g, 붉은콩 2개를 함께 빻아 콧속에 불어넣는다.

⑧ 음식에 체해서 열이 나고 두통이 있으면 도씨평위산(陶氏平胃

⑧ 음식에 체해서 열이 나고 두통이 있으면 도씨평위산(陶氏平胃散 : 처방은 방약합편에 있음)을 먹는다.

⑨ 한기로 인한 두통에는 강활 3.78g, 부자* · 말린 생강 1.85g씩, 자감초(煮甘草) 2.96g에 물 500㎖를 넣고 물이 반으로 줄 때까지 달인 다음 식혀서 하루에 조금씩 나누어 먹는다.

⑩ 혈압이 오르면서 두통이 있으면 **1** 분말한 용담초 4~6g과 치자 1개를 뜨거운 물에 넣고 5분 정도 우려낸 다음 하루에 2번 아침과 저녁에 공심복에 마신다. **2** 순비기나무 씨와 감국 9g씩, 구릿대 뿌리 6g에 물 700㎖를 넣고 물이 500㎖로 줄 때까지 달인 다음 탕액만 걸러 박하 6g과 조구등 12g을 넣고 다시 10분 정도 끓여 하루에 여러 번 나누어 마신다.

⑪ 고열을 동반하는 두통에는 쪽 뿌리 20g, 석고 60g에 물 600㎖를 넣고 물이 반으로 줄 때까지 달여 2일 동안에 나누어 마신다.

⑫ 고열을 동반하는 편두통에는 구릿대 뿌리 · 노루귀 · 유향 · 기름기를 제거한 몰약을 같은 양으로 빻아 콧속에 조금씩 넣는다. 왼쪽 두통에는 오른쪽 코에, 오른쪽 두통에는 왼쪽 코에 넣는다.

⑬ 편두통에는 **1** 정월 보름 안에 산비둘기 2마리를 고아 먹는다. **2** 초 · 중 · 말복에 뽕나무 잎을 진하게 달여 머리를 감는데, 해마다 하면 좋다. **3** 무즙에 용뇌를 약간 넣어 골고루 섞어 콧속에 넣는다. 왼쪽 두통이면 오른쪽 콧속에 넣고, 오른쪽 두통이면 왼쪽 콧속에 넣고, 좌우 두통이면 좌우 콧속에 모두 넣는다(중국 비방). **4** 쪽 뿌리 40g에 물 600㎖를 넣고 물이 반으로 줄 때까지 달여 1~3일 동안 식전에 조금씩 마신다.

⑭ 탄두통(炭頭痛)에는 무김치 국물을 먹거나 솜에 식초를 묻혀 코 밑에 놓아둔다. 탄두통(炭頭痛)은 숯머리 또는 불머리 두통이라 하는데 지금의 가스중독을 말한다.

⑮ 머리가 어지러우면 **1** 오리나무더부살이 150g에 소주 1 l 와 설탕을 적당히 넣고 1개월 정도 숙성시켰다가 걸러서 마신다. **2** 오리나무더부살이를 가루를 내어 따뜻한 청주와 함께 먹는다. **3** 오디 15kg에 물을 넣고 엿처럼 고아 1번에 30~40g씩 하루에 2~3번 식후에 먹는다. 이것을 상심고(桑椹膏)라 한다. **4** 순비기나무 씨 20g에 물 500㎖를 넣고 물이 반으로 줄 때까지 달여 하루에 여러 번 공심복에 마신다.

⑯ 가슴에 무언가가 있는 것 같아 고통스러우면서 어지러우면 택사 20g, 삽주 뿌리 8g에 물 700㎖를 넣고 물이 반으로 줄 때까지 달여 하루에 여러 번 나누어 마신다.

⑰ 두풍에는 **1** 천궁과 구릿대 뿌리 8g씩과 소 머릿골을 자기에 담아 중탕한 것과 끓인 술을 양껏 먹고 잔다. **2** 찰볏짚을 썰어 빈 병과 함께 삶아 더운 김이 빈 병에 가득차면 병을 꺼내 앓는 귀에 김을 쏘인다. **3** 맨드라미 씨 10~20g에 물 500㎖를 넣고 물이 반으로 줄 때까지 달여 하루에 여러 번 나누어 마신다.

⑱ 두풍으로 인하여 눈이 어두워지면 위령선과 도꼬마리 씨 80g씩에 물 1.2 l 를 넣고 끓인 물에 10여 번 머리를 감는다.

⑲ 두풍으로 인한 안질에는 7월에 채취한 으름덩굴 1.8kg을 껍질을 벗겨 3.3㎝씩 자른다. 물 5~6동이를 넣고 물이 10분의 1로 줄 때까지 달여 3번에 걸쳐 눈을 씻고 머리를 감는다.

⑳ 몸이 허해서 신경이 쇠약해지면 오리나무더부살이 150g에 소주 1 *l* 와 설탕을 적당히 넣어 1개월 정도 숙성시킨 다음 걸러서 마신다. 가루를 내어 따끈한 청주와 함께 마셔도 좋다.

㉑ 신경이 쇠약해져 잠을 자지 못하면 **1** 조롱이와 오미자 250g씩과 멧대추 씨 100g을 깨끗하게 씻어 찬물에 1시간 정도 담가둔다. 물 8 *l* 정도를 붓고 약한 불에 물이 반으로 줄 때까지 달여 찌꺼기는 버린다. 탕액에 꿀 500g, 흑설탕 250g을 넣고 다시 약한 불에 20분 정도 더 끓인 다음 식힌다. 병에 담아두고 점심과 저녁 식사 후에 1~2순갈씩 뜨거운 물에 풀어서 먹는다. **2** 어린 까마중 줄기와 잎을 생것은 100~150g, 말린 것은 25~40g을 쌀과 함께 죽을 쑤어 먹거나, 까마중 달인 물로 밥을 지어 먹거나, 국을 끓여 먹는다.

㉒ 스트레스로 인하여 잠을 자지 못하면 가시연밥을 쓴다. 우울하거나 초조하거나 가슴이 떨리거나 얼굴이 달아오르면서 진땀이 나거나 자꾸 야위는 증상에도 효과가 있다.

2. 성 음

성음(聲音)은 소리와 말 2가지로 구분할 수 있다. 소리는 폐를 통해 신장에서 나오고, 말은 혀의 작용에 의하여 이루어진다. 혀는 잘 움직이는데 소리가 나오지 않아 말을 할 수 없는 것은 양기와 폐의 기가 허약하기 때문이다.

1. 소리가 나오지 않거나 말을 하지 못하는 원인

① 중풍으로 혀가 굳거나 갑자기 충격을 받아 혀가 굳거나 몸에 열이 많아 혀가 굳거나 혀가 부으면 목에서 소리가 나와도 말을 하지 못하는 경우가 있다.

② 감기나 인후염에 걸리면 말을 하지 못하는 경우가 있다.

2. 성음의 한열허실기(寒熱虛實氣)

성음 자체에는 한열허실기가 없다. 다만 몸에서 일어나는 한열허실기의 작용에 의하여 나타날 뿐이다.

3. 성음을 다스리는 방법

말이 느리거나 더듬을 때는 원심수기요법(圓心手奇療法)을 활용하면 큰 효과를 볼 수 있다.

4. 성음에 대한 의서의 내용

성음출어신(聲音出於腎) 심위성음지주(心爲聲音之主) 폐위성음지문(肺爲聲音之門) 신위성음지근(腎爲聲音之根) 풍한서습기혈담화사기(風寒暑濕氣血痰火邪氣) 유간이심폐자(有干於心肺者) 병재상완(病在上脘) 수증치지(隨症治之)

말과 소리는 신장에서 나온다. 심장은 소리의 주인이고, 폐는 소리의 문이고, 신장은 소리의 근본이다. 풍·한·서·습·기·혈·담·화의 사기는 심장과 폐에 영향을 주므로 병이 상초에 있으니 증세에 따라 치료해야 한다.

졸연무음(卒然無音) 인졸연(人卒然) 한기객우궐(寒氣客于厥) 칙불능발(則不能發) 발불능하(發不能下) 지기개합(至其開闔) 불치고무음(不致故無音)

갑자기 나쁜 한기가 체내로 들어가면 소리가 나오지 않는다. 소리가 나오지 않는 것은 입이 열리고 닫히는 것과는 관계없이 소리만 나오지 않는 것이다.

신겁여실음상사(腎怯與失音相似) 병토사급대병후(病吐瀉及大病後) 수유성이불능언(雖有聲而不能言) 우능진약(又能進藥) 차비실음(此非失音) 내신겁(乃腎怯) 불능상접(不能上接) 어양고야(於陽故也) 의보신(宜補腎) 지황환주지(地黃丸主之) 실음내감(失音乃感) 풍한졸병(風寒卒病) 수증치지(隨症治之)

신장이 약하다는 것과 실음은 같은 뜻이다. 토하거나 설사를 하거나 큰 병을 앓고 난 후 소리는 나와도 말이 수월하지 않은 경우가 있는데 약으로 치료할 수 있으면 실음병이 아니다. 음경이 위축되면서 소리가 나오지 않는 것은 위로 양에 접촉이 능하지 못하기 때문이니 대개 보신지황환이 좋다. 실음병은 풍한으로 인하여 갑자기 발병하는 경우도 있으니 증세에 따라 치료해야 한다.

내장허손(內傷虛損) 인창실음자(咽瘡失音者) 무치법(无治法) 병인오장기탈(病人五臟已奪) 신명불수(神命不守) 실성자사(失聲者死) 병인음양(病人陰陽) 구절실음(俱絶失音) 불능언자(不能言者) 삼일반사(三日半死)

오장육부가 상하거나 허약하면 치료하기 어렵고, 목구멍에 종기가 생겨 소리를 잃었으면 치료하기 어렵고, 오장이 이미 허손하여 기를 잃고 신명을 지키지 못해서 소리를 잃었으면 죽는다. 음양이 모두 끊어져 소리를 잃어 말을 하지 못하면 3일 반만에 죽는다.

폐주위성언(肺主聲爲言) 난경왈(難經曰) 폐주성(肺主聲) 입간위호(入肝爲呼) 입심위언(入心爲言) 입비위가(入脾爲歌) 입신위신(入腎爲呻) 자입위곡(自入爲哭) 폐사입심(肺邪入心) 위섬언망어(爲譫言妄語) 대경불어(大驚不語) 대경입심칙패혈완담(大驚入心則敗血頑痰) 전색심규고불능언(塡塞心竅故不能言)

폐는 소리를 주관하며 말을 만든다. 난경왈. 소리가 간장에 들면 부르짖는 소리를 내고, 심장에 들면 말하는 소리를 내고, 비장에 들면 노래하는 소리를 내고, 신장에 들면 신음하는 소리를 내고, 폐에 들면 통곡하는 소리를 낸다. 폐의 사기가 심장에 들면 헛소리를 하고, 크게 놀랜 기가 심장에 들면 혈액이 망가지고 담이 생겨 심장의 구멍을 메우기 때문에 말을 하지 못한다.

5. 단방(單方)

① 석창포(石菖蒲) : 출성음(出聲音) 장소허수전복(將少許水煎服) 혹말복병가(或末服幷佳)
소리가 나오지 않을 때는 석창포 약간에 물을 넣고 달여 먹거나 가루로 만들어 먹는다.

② 청죽엽(靑竹葉) : 치졸실음(治卒失音) 성일불출(聲噎不出) 농전

음지(濃煎飮之)

갑자기 소리가 나오지 않거나 목이 메어 소리가 나오지 않으면 푸른 대나무 잎을 진하게 달여 먹는다.

③ 동자뇨(童子尿) : 주구수실음(主久嗽失音) 유기능강화고야(由其能降火故也) 인뇨가은복지(人尿可溫服之)

오래된 기침으로 인하여 소리가 나오지 않으면 어린아이 소변을 마신다. 사람의 소변은 따뜻할 때 마시는 것이 좋다.

5장. 얼굴 · 이목구비 · 인후

1. 얼 굴

얼굴은 인체에서 일어나는 모든 일을 알 수 있는 창이라고 할 수 있다. 어디가 좋지 않으면 얼굴색이 변하고, 신경을 쓰거나 화병이 있거나 감기 등으로 열이 있거나 술을 마시면 얼굴이 붉어지고, 싫어하거나 좋아하는 감정의 변화가 그대로 드러난다. 그래서 얼굴만 보아도 어디가 아픈지 어느 정도 알 수 있는 것이다. 얼굴은 이목구비의 변화에 따라 증상이 다르니 잘 살펴야 한다.

1. 얼굴질환의 원인

① 얼굴을 너무 차거나 뜨거운 곳에 오래 노출하면 생길 수 있다.

② 신경을 많이 쓰거나 화병이 있으면 발생할 수 있다.

③ 위장질환 · 혈압 · 중풍 · 구안와사 등이 있으면 발생할 수 있다.

④ 몸에 수분이나 혈액이 부족하면 발생할 수 있다.

2. 얼굴의 한열허실기(寒熱虛實氣)

얼굴질환은 한증(寒症)·열증(熱症)·허증(虛症)·실증(實症)·기증(氣症)으로 인하여 생긴다.

① 한증(寒症) : 얼굴이 냉하면 얼굴에 핏기가 없거나 붓거나 무겁거나 유분이 많아지거나 안면신경마비나 구안와사가 따를 수 있다.

② 열증(熱症) : 얼굴에 열이 있으면 얼굴이 건조하거나 붉어지거나 뾰루지가 생기거나 트는 경우가 많다.

③ 허증(虛症) : 얼굴 근육이 허하면 얼굴에 탄력이 없어 늘어지는 경우가 많다.

④ 실증(實症) : 얼굴 근육이 뻣뻣하게 굳으면서 뭉치면 입이 틀어지거나 턱의 움직임이 무겁거나 둔한 경우가 많다.

⑤ 기증(氣症) : 얼굴에 기가 뭉치면 얼굴에 경련이 잘 생기거나 근육이 굳는 경우도 있다.

3. 얼굴질환을 다스리는 방법

① 얼굴이 차거나 기미나 주근깨가 있으면 필자가 개발한 약떡을 백회(百會) 주위에 놓고 뜸을 하면 큰 효과를 볼 수 있다.

② 얼굴 근육에 이상이 있으면 원심수기요법(圓心手奇療法)을 활용하면 많은 도움을 받을 수 있다.

4. 얼굴에 대한 의서의 내용

영구경왈(靈樞經曰) 양권지간(兩顴之間) 상거칠촌(相去七寸) 수삼양지제회(手三陽之諸會) 족삼양시발처(足三陽始發處)

영구경왈. 양 광대뼈 사이는 7촌이다. 얼굴은 수삼양경이 모두 모이는 곳이며 족삼양경이 시작하는 곳이다.

면열증(面熱症) 족삼양병(足三陽病) 면적여취증(面赤如醉症) 위열상훈(爲熱上熏 면열즉위병야(面熱卽胃病也) 면한증(面寒症) 위중유한습(胃中有寒濕) 칙면불능내한(則面不能耐寒)

면열증은 얼굴에 열이 나는 병인데 족삼양경으로 인한 병이고, 면적여취증은 술에 취한 것처럼 얼굴이 붉어지는 병인데 위장으로 인한 병이고, 면한증은 얼굴이 냉해지는 병인데 위장의 한습으로 인한 병으로 참기 어렵다.

면대양증(面戴陽症) 부화소충야(浮火所衝也) 면수적이불홍활(面雖赤而不紅滑) 내하허야(乃下虛也) 의자불찰(醫者不察) 오용양약(誤用凉藥) 칙기소이(則氣消而) 성대병의(成大病矣)

면대양증은 얼굴에 양증을 이고 있는 것 같은 병인데 화가 오르면서 찌르는 것처럼 아프다. 얼굴이 붉어져도 뜨겁지 않으면 하초가 허한 허열증인데 잘못 판단하여 찬 성분의 약을 쓰면 기가 빠져 큰 병이 된다.

5. 단방(單方)

① 밀타승(密陀僧) : 치면상(治面上) 간증반점(皯黯斑點) 연세말(硏細末) 인유도(人乳調塗) 매야용지(每夜用之)

얼굴에 기미가 끼고 반점이 생기면 일산화납 가루에 사람의 젖을 넣고 개어 매일 밤마다 바른다.

② 백부자(白附子) : 주면상백병(主面上百病) 거간증반자(去皯黯斑疵) 가입면니(可入面膩) 혹작조두용(或作燥豆用)

얼굴에 기미나 죽은깨가 생기면 백부자를 쓰는데 마른 콩도 무방하다.

③ 주사(朱砂) : 호안색(好顔色) 수비위말(水飛爲末) 정화수점(井華水點) 소허복지(少許服之)

안색을 좋아지게 하려면 주사를 수비하여 정화수와 함께 조금씩 먹는다.

④ 복분자(覆盆子) : 구식호안(久食好顔)

복분자를 오래 복용하면 안색이 좋아진다.

6. 얼굴을 다스리는 식품과 약재

① 얼굴의 기미 · 주근깨 · 여드름 · 반점에는 가지, 고본 뿌리, 구릿대 뿌리, 두충, 둥굴레, 레몬, 말린 누에, 말오줌나무, 매실술, 메꽃, 목련꽃, 복숭아나무 가지, 사람의 태반, 살구 씨, 은행, 작두콩, 피망, 함초(鹹草), 향유.

② 얼굴에 종기가 생기면 파 뿌리, 팥.

③ 폐에 독이 쌓여 얼굴에 트러블이 생기면 뽕나무 잎.

④ 얼굴에 여드름이 생기면 도라지.

⑤ 얼굴이 부으면 우엉.

⑥ 얼굴이 붉어지면 전복 껍질, 치자.

⑦ 얼굴에 통증이 있으면 승마.

⑧ 얼굴 근육이 틀어지면 말린 누에.

⑨ 볼이 헐면 관중, 팥.

⑩ 얼굴 신경이 마비되면 방풍(防風), 승마, 지네.

⑪ 얼굴에 갑자기 열이 오르면 우엉, 승마.

⑫ 열로 인하여 얼굴에 통증이 있으면 승마.

⑬ 볼거리에는 달팽이, 우엉, 위령선, 전충(全蟲), 지렁이.

7. 얼굴을 다스리는 민간요법

① 얼굴에 종기가 생기면 **1** 나을 때까지 참깨를 씹어 붙인다. **2** 불린 팥을 빻아 초를 넣고 반죽해서 붙인다. **3** 마늘즙을 자주 바른다. **4** 뽕나무 벌레즙을 바른다. **5** 메뚜기를 불에 태운 다음 기름을 넣고 개어 바른다. **6** 백양목을 불에 태워 진을 낸 다음 바른다. **7** 납가루 40g, 경분(輕粉) 1g에 돼지 기름을 넣고 개어 하루에 3번씩 바른다.

② 얼굴에 기미나 주근깨가 생기면 **1** 작두콩을 장복한다. **2** 2일 정도 달걀 노른자와 살구 씨 기름을 섞어 바른 후 청주로 씻는다. **3** 아위와 쥐엄나무 열매의 씨를 같은 양으로 넣고 달여 먹는다. **4** 기미나 주근깨를 조금 긁어낸 후 생강즙에 유황 가루를 타서 바른다. **5** 도라지 80g, 겉껍질을 벗긴 계피 12g을 곱게

빻은 다음 식초를 조금 탄 물과 함께 1번에 4g씩 하루에 3번 매일 먹는다. 6 둥굴레 잎과 줄기를 곱게 찧어 바른다. 7 말린 둥굴레 5~10g에 물 600㎖를 넣고 물이 반으로 줄 때까지 달여 하루에 3~4번 마시면서 바른다. 8 그늘에서 말린 복숭아꽃과 복숭아나무를 같은 양으로 곱게 빻아 꿀을 넣고 걸쭉하게 갠 후 잠자기 전에 바르고 다음날 아침에 씻어낸다. 9 살구 씨 가루 5g에 달걀 흰자 1개를 넣고 골고루 개어 취침 전에 바르고 20~30분 후에 미지근한 물로 씻어낸다.

③ 얼굴에 여드름이 생기면 1 녹두를 곱게 갈아 따뜻한 물을 넣고 개어 바른다. 2 살구 씨 기름을 바른다. 3 개구리밥을 끓인 물로 씻어낸다.

④ 얼굴에 월경불순으로 인하여 여드름이 생기면 약모밀 15g, 청미래덩굴 5g, 초룡담(草龍膽) 2g에 물 800㎖를 넣고 물이 반으로 줄 때까지 달여 먹는다.

⑤ 얼굴에 심장의 화열로 인하여 여드름이 생기면 1 죽여나 대나무 잎이나 대나무 진액에 생강즙을 약간 섞어 먹는다. 2 민들레 · 멧대추 씨 4g씩, 깽깽이풀 · 승마 2g씩을 넣고 달인 다음 생강즙을 약간 섞어 먹는다. 3 곽향 40g, 차조기 잎 · 향부자* 20g씩을 넣고 달여 먹는다.

⑥ 얼굴이 헐어 진물이 흐르면 선달에 잡은 돼지를 기름을 내어 바른다.

⑦ 얼굴에 하얀 버짐이 생기면 1 싸리나무 씨 기름을 하루에 2~3번 바른다. 대개 3~10일 정도 바르면 낫는다. 2 싸리나무 뿌리

의 껍질을 곱게 빻아 참기름이나 들기름을 넣고 개어 2~3번 바른다.

⑧ 얼굴이 부으면 **1** 우엉을 볶아서 빻아 식후에 4g씩 먹는다. 땀띠에도 효과가 있다. **2** 마름 씨를 볶아서 빻아 따뜻한 물과 식후에 4g씩 먹는다.

⑨ 얼굴이 가려우면 목련꽃 4g, 백부자·반하*·하늘타리·구릿대 뿌리·말린 누에·현삼·적작약 2g씩, 박하 0.32g에 물 300㎖를 넣고 물이 반으로 줄 때까지 달여 1번에 마신다.

⑩ 얼굴이 상기되면 골풀 12g에 물 300㎖를 넣고 물이 반으로 줄 때까지 달인 다음 탕액만 걸러 차게 해서 하루에 여러 번 나누어 마신다.

⑪ 장의 냉독으로 인하여 몸이 냉하면서 얼굴이 푸르거나 검으면 잔뿌리째 썬 파 뿌리·밀기울 30g씩, 소금 20g에 물을 넣고 반죽한 다음 헝겊에 싸서 뜨겁게 만들어 배꼽에 찜질한다.

⑫ 삼차신경통에는 구릿대 뿌리 80g, 용뇌 0.8g을 갈아 콧속에 조금씩 불어넣는다. 짧으면 1분, 길면 10분 안에 효과가 나타난다.

⑬ 얼굴의 주름을 제거하려면 밤 속껍질을 곱게 빻아 꿀을 넣고 개어 잠자기 전이나 아침에 마사지한다.

⑭ 인중창에는 나무 위에 사는 참개구리를 먹는다.

⑮ 볼거리에는 신선한 미나리를 찧어 붙인다.

2. 눈

젊었을 때는 안경을 쓰다가 나이가 들면서 눈이 밝아져 안경을 쓰지 않고도 작은 글씨를 잘 보는 사람이 많다. 이것은 젊어서는 신경을 많이 쓰거나 피로가 쌓여 눈동자를 감싸는 막이 부어 잘 보이지 않다가, 나이가 들면서 사회활동이나 신경쓰는 일이 줄면서 부어오른 막이 가라앉아 생기는 현상이다.

요즘은 라식수술 같은 것을 많이 하는데 이 수술은 눈동자의 부어오른 막을 걷어내는 것이라 우선은 잘 보일지 몰라도 나중에 나이가 들어 부어오른 막이 가라앉으면 오목렌즈 현상이 나타나 다시 어두워진다. 이 때는 막을 붙일 수도 없어 더 고생할 수 있으니 주의해야 한다.

1. 눈병의 원인

① 피로가 쌓이거나 혈액이 부족하거나 영양분이 부족하면 눈이 침침해서 잘 보이지 않을 수 있다.

② 상기되면 눈동자가 튀어나올 것 같으면서 불편한 경우가 있다.

③ 꽃가루 등 이물질이 눈에 들어가 상처가 생기면 눈병이 발생할 수 있다.

④ 시신경이 상하거나 뇌신경계에 변위가 생기면 눈병이 생길 수 있다.

⑤ 신경을 많이 쓰거나 화병이 있으면 눈병이 생길 수 있다.

⑥ 감기나 세균성질환을 앓으면 눈병이 생길 수 있다.

⑦ 신장이나 간 기능이 떨어지면 눈병이 생길 수 있다.

⑧ 고혈압이나 당뇨가 있으면 눈병이 생길 수 있다.

2. 눈의 한열허실기(寒熱虛實氣)

눈병은 한증(寒症)·열증(熱症)·허증(虛症)·실증(實症)·기증(氣症)으로 인하여 생긴다.

① 한증(寒症) : 눈이 냉하면 찬 눈물이 자주 흐르거나 시력이 떨어지는 경우가 많다.

② 열증(熱症) : 눈에 열이 있으면 눈이 충혈되거나 가렵고, 눈동자를 감싸는 막이 부어 볼록렌즈 현상이 나타나 난시나 원시가 되는 경우도 있고, 눈꼽이 끼거나 눈이 뻑뻑한 경우가 많다.

③ 허증(虛症) : 눈이 허하면 눈에 정기가 없어지면서 썩은 동태의 눈처럼 흐리멍텅해질 수 있다.

④ 실증(實症) : 눈이 실하면 눈에 기가 살아 눈동자가 윤택하나 눈동자가 튀어나와 보이는 경우가 있다.

⑤ 기증(氣症) : 기실증(氣實症)이면 눈이 튀어나오거나 안압이 높아져 시력에 장애가 생기는 경우가 많다. 기실증(氣實症)이면서 열이 있으면 눈에서 빛이 나며 정신력이나 집중력이 매우 좋다. 기허증(氣虛症)이면 눈에 힘이 없어 흐리멍텅하고, 난시나 근시가 되고, 정신이 흐려지며 기억력이 떨어지는 경우가 많다.

3. 눈병을 다스리는 방법

증상에 맞게 식품이나 약재를 쓰거나 뜸을 하면 좋은데 방법은 다음과 같다.

① 한증(寒症) : 외과적인 방법으로는 수시로 손바닥을 비벼 따뜻할 때 눈동자를 문질러주면 좋고, 뜸은 백회(百會)에 필자가 개발한 약떡을 놓고 하면 좋다.

② 열증(熱症) : 간간한 소금물이나 본인의 소변으로 자주 씻어주면 좋다. 뜸은 절대 하면 안 된다.

③ 허증(虛症) : 약재나 식품으로 신장의 기능을 강화시켜준다.

④ 실증(實症) : 보와 뜸은 절대 하면 안 된다.

⑤ 기증(氣症) : 기허증(氣虛症)이면 앞의 허증(虛症)을 참고하고, 기실증(氣實症)이면 실증(實症)을 참고한다.

⑥ 눈이 냉하여 찬 눈물이 흐르거나 눈동자의 기가 허해서 시력이 약해지거나 시신경이 약해지면 필자가 개발한 약떡을 백회(百會)에 놓고 뜸을 하면 큰 효과를 볼 수 있다. 그러나 눈이 충혈되었을 때는 조심해야 한다.

4. 눈에 대한 의서의 내용

속오장(屬五臟) 수미적자속심(首尾赤眦屬心) 만안백청속폐(滿眼白睛屬肺) 기조청(其烏睛) 원대속간(圓大屬肝) 기상하육포속비(其上下肉胞屬脾) 이중간흑동일점(而中間黑瞳一點) 여칠자(如漆者) 신실주지(腎實主之) 안본화병(眼本火病) 심간삭홍(心肝數洪) 좌촌

관견(左寸關見) 상화상충(相火上衝)

눈은 오장에 비유할 수 있다. 양 눈초리는 심장, 흰자위는 폐, 흑점의 검은점은 간장, 상하의 속눈썹은 비장, 중간의 검은동자는 신장에 속한다. 눈병은 대개 화로 인한 경우가 많다. 심장과 간장에서 삭맥과 홍맥이 잡히고, 좌촌맥과 관맥에서 나타난다. 화가 상충해서 오는 병이다.

안병무한유화(眼病无寒有火) 목불인화칙불병(目不因火則不病) 하이언지(何以言之) 백륜변적(白輪变赤) 화승폐야(火升肺也) 육륜적종(肉輪赤腫) 화승폐야(火升脾也) 흑수신광피예화승간여신야(黑水神光被瞖火乘肝與腎也) 적맥관목(赤脉貫目) 화자심야(火自甚也)

눈에 찬 기운이 없고 열이 있으면 병이 생기지만 열이 없으면 병이 생기지 않는다. 흰자위가 붉어지면 화가 폐를 침범한 것이고, 눈썹에 붉은 종기가 생기면 화가 비장을 침범한 것이고, 검은동자에 백태가 끼면 화가 간장과 신장을 침범한 것이고, 눈에 핏줄이 생기면 화가 생긴 것이다.

고풍작목증(高風雀目症) 여전증수동(與前症雖同) 단재지황혼(旦纔至黃昏) 변불견물(便不見物) 경년칙동자여금색(經年則瞳子如金色) 명왈황풍(名曰黃風) 불치(不治)

고풍작목증은 간장이 허해서 생기는 야맹증과 비슷한데 해가 지면 사물을 구분하지 못한다. 오래되면 눈동자가 황금색으로 변한다. 황풍증이라고도 하는데 치료하기 어렵다.

외장자(外障者) 폐병야(肺病也) 영구경왈(靈樞經曰) 진복동맥(診目疼脉) 종상하자(從上下者) 태양병(太陽病) 종상하자(從下上者) 양명병(陽明病) 종상하자(從外內者) 소양병(少陽病)
눈병은 폐로 인하여 생긴다. 영구경왈. 눈을 진찰할 때는 통증과 맥을 보는데 병이 위에서 생겨 아래로 내려오면 태양증으로 인한 병이고, 아래에서 생겨 위로 올라가면 양명증으로 인한 병이고, 바깥에서 생겨 안으로 들어가면 소양증으로 인한 병이다.

예막증(瞖膜症) 풍열중칙유지(風熱重則有之) 혹반두후역생예(或瘢痘後亦生瞖) 차간기성이발재표야(此肝氣盛而發在表也) 의발산이거지(宜發散而去之)
예막증은 눈에 백태가 끼는 병이다. 심한 풍열이나 천연두를 앓고 난 후에 생긴다. 간장의 기가 왕성하기 때문이니 발산시켜 없애야 한다.

안화안견흑화(眼花眼見黑花) 내간신구허야(乃肝腎俱虛也) 상허속간허(上虛屬肝虛) 필두운목현이롱(必頭暈目眩耳聾) 하허속신허(下虛屬腎虛) 필안화(必眼花) 정동이명(睛疼耳鳴)
눈이 아찔아찔하면서 헛것이 보이는 것은 간장과 신장이 허하기 때문이다. 간장이 허하면 반드시 눈과 머리가 어지러우며 귀가 어둡고, 신장이 허하면 반드시 눈이 아찔아찔하면서 헛것이 보이며 동자에 통증이 있고 귀에서 우는 소리가 난다.

안혼증(眼昏症) 오장정명(五臟精明) 취어목(聚於目) 목정전칙적명(目精全則的明) 노인안혼증(老人眼昏症) 인년노이목혼자(人年老而目昏者) 혈기쇠이간엽박(血氣衰而肝葉薄) 담즙감이목내혼의(膽汁減而目乃昏矣) 의명안지황환(宜明眼地黃丸)

안혼증은 눈이 어두워지는 병이다. 오장의 맑은 정기가 눈으로 모여 눈의 정기가 온전해지면 다시 밝아진다. 사람이 늙으면 눈이 어두워지는 것은 혈기가 쇠약하고, 간장이 얇아지고, 담즙이 줄어들기 때문인데 명안지황환이 좋다.

능근시(能近視) 능원시(能遠視) 불능근시자(不能近視者) 양기유여(陽氣有餘) 음기부족야(陰氣不足也) 내혈허기성(乃血虛氣盛) 기성자(氣盛者) 화유여야(火有餘也) 능근시(能近視) 불능원시(不能遠視) 양기부족(陽氣不足) 음기유여야(陰氣有餘也) 내기허혈성(乃氣虛血盛) 혈성자(血盛者) 음화유여야(陰火有餘也) 기허자(氣虛者) 원기쇠약야(元氣衰弱也) 노인상유지상(老人桑揄之象)

먼 데를 보지 못하는 것을 근시라 하고, 가까운 데를 보지 못하는 것을 원시라 한다. 원시는 양기는 있으나 음기가 부족하고, 기는 왕성하나 혈액은 허하고, 화가 있기 때문이다. 근시는 음기는 있으나 양기가 부족하고, 혈액은 왕성하나 기가 허하기 때문이다. 혈이 성하다고 하는 것은 음화가 여유가 있다는 뜻이고, 기가 허한 것은 원기가 쇠약하다는 뜻이다. 이것은 노인들의 예를 든 증세이다.

시일물위양(視一物爲兩) 혼암불능원시(昏暗不能遠視) 간일성이성

삼(看一成二成三) 속간신허(屬肝腎虛)
하나의 사물이 둘로 보이거나 먼 것을 보지 못하는 것은 간장과 신장이 허하기 때문이다.

독서손목(讀書損目) 내경왈(內經曰) 목득혈이능시(目得血而能視) 연구시상혈(然久視傷血) 역능손목(亦能損目)
독서를 많이 하면 눈이 상한다. 내경왈. 눈은 혈액이 있어야 볼 수 있는데 책을 오래 보면 혈액이 상해서 눈이 상하게 된다.

혈주간고(血主肝故) 상간이목혼(傷肝而目昏) 간상칙자생풍열(肝傷則自生風熱) 당익혈진간이목자명(當益血鎭肝而目自明)
간장은 혈액의 주인이므로 간장이 상하면 눈이 어두워지고 풍열이 생긴다. 혈액을 보하여 간장을 밝게 하는 것이 마땅하다.

안병(眼病) 당분표리허실(當分表裏虛實) 안지위병(眼之爲病) 재부칙위표(在府則爲表) 당제풍산열(當除風散熱) 재장칙위리(在藏則爲裏) 당양혈안신(當養血安神)
눈병은 안팎의 허실로 구분해야 한다. 병이 외부에 있으면 마땅히 풍을 제거하며 열을 풀어야 하고, 오장에 있으면 마땅히 혈액을 보하며 정신을 안정시켜야 한다.

이치난치(易治難治) 외장이치(外障易治) 내장난치(內障難治) 폭발자위표(暴發(폭발)者爲表) 이치(易治) 구병자(久病者) 위리난치

(爲裏難治)

눈병은 치료하기 쉬운 경우와 어려운 경우가 있다. 원인이 외부에 있으면 쉽게 치료되나 안에 있으면 치료하기 어렵다. 갑자기 생긴 눈병은 대개 원인이 외부에 있으므로 치료하기 쉽지만 오래된 눈병은 안에서 생긴 것이므로 치료하기 어렵다.

목시흉증(目視兇症) 내경왈(內經曰) 동자고자(瞳子高者) 태양부족(太陽不足) 대안자(戴眼者) 태양기절(太陽已絶) 차결사생지요(此結死生之要) 불가불찰야(不可不察也) 병인목직시자사(病人目直視者死)

목시흉증은 눈동자가 흉해지는 병이다. 내경왈. 눈동자가 위로 올라가는 것은 태양경이 부족하기 때문이고, 눈을 치뜨는 것은 태양경이 끊어졌기 때문이다. 이것은 생사를 결정하는 중요한 것이니 반드시 잘 살펴야 하는데 눈이 바로 박혀 직시하면 죽는다.

점안약(點眼藥) 범점세지법(凡點洗之法) 약폭적종(若暴赤腫) 혈옹기체자(血壅氣滯者) 일시연점삼오차(一時連點三五次) 여기혈초허자(如氣血稍虛者) 의복약이색기원(宜服藥而塞其源) 약수세지(藥水洗之) 생유운막(生有雲膜) 방가용점(方可用點) 약무예막(若无瞖膜) 단가세지(但可洗之)

점안약은 눈에 넣어 씻어내는 약이다. 갑자기 기혈이 막혀 눈에 붉은 종기가 생기면 1번에 3~5번 계속 넣는다. 기혈이 허약해져 생긴 눈병이면 먹는 약으로 원인을 치료하면서 약물로 씻어낸다.

태어날 때부터 눈에 구름 같은 막이 생겼으면 점안약을 쓸 수 있으나 백태가 없으면 씻는 방법도 가능하다.

5. 단방(單方)

① 노감석(爐甘石) : 치풍안유루부지(治風眼流淚不止) 감석오적골등분(甘石烏賊骨等分) 입용뇌소허위말(入龍腦少許爲末) 점안기루즉지유(點眼其淚卽止愈)

바람만 쏘이면 눈물이 그치지 않고 계속 나오면 노감석과 오적골 양에 용뇌를 약간 넣고 가루로 만들어 눈에 넣는다.

② 진피(秦皮) : 주목중청예백막(主目中靑瞖白膜) 치양목적종통(治兩目赤腫痛) 누부지(淚不止) 우일승수전징청(右一升水煎澄淸) 냉세극효(冷洗極效) 익정명목(益睛明目)

눈 가운데 청색이나 백색 막이 생기거나 양 눈에 붉은 종기가 생겨 통증이 따르면서 눈물이 그치지 않으면 물푸레나무 껍질 600g에 물을 넣고 달인 다음 탕액만 걸러 차게 식혀 눈을 씻는다. 눈동자를 보하며 밝아지게 한다.

③ 야명사(夜明砂) : 치내외장(治內外障) 도세배위말(陶洗焙爲末) 작환복혹산복병가(作丸服或散服幷佳)

내외장증에는 애기박쥐의 똥을 도자기 그릇에 넣고 씻은 다음 불에 말려 가루를 내거나 환약을 지어 먹는다.

④ 웅담(熊膽) : 목질적난생예(目疾赤爛生瞖) 다취진웅담수(多取眞熊膽水) 연상점지(硏常點之)

눈이 붉고 문드러지며 백태가 끼면 항상 웅담 끓인 물을 눈에 넣고 문지른다.

⑤ 수달(水獺) : 주안생장예(主眼生障瞖) 흑화비승(黑花飛蠅) 상하시물불명(上下視物不明) 취즙점목(取汁點目)

백내장으로 검은 물체가 보이거나 파리가 날아다니는 것 같거나 물체를 분명하게 구분하지 못하면 눈에 수달의 쓸개즙을 넣는다.

⑥ 저담(猪膽) : 요청맹(療靑盲) 저담일매(猪膽一枚) 미초전지(微炒煎之) 환여서미(丸如黍米) 납안중(納眼中) 우치외장예(又治外障瞖) 저담일매(猪膽一枚) 은석기전성고(銀石器煎成膏) 입용뇌소허(入龍腦少許) 점안중(點眼中)

눈이 보이지 않으면 돼지 쓸개 1개를 약한 불에 달여 지장미만하게 환약을 만들어 눈에 넣는다. 또 외장에 백태가 끼면 은이나 돌그릇에 돼지 쓸개 1개를 넣고 고약처럼 달인 다음 용뇌를 약간 섞어 눈에 넣는다.

6. 눈을 다스리는 식품과 약재

① 시력을 좋게 하려면 염소, 도라지.

② 눈이 어두워지면 감국, 결명자, 구기자, 녹용, 닥나무 씨, 밀몽화, 뽕나무 잎, 새삼 씨, 숙지황, 순비기나무 씨, 전복 껍질, 주사(珠砂), 질경이 씨, 포도.

③ 음기가 허해서 눈이 어두워지면 석곡.

④ 간을 밝게 하여 눈을 밝게 하려면 결명자, 귤 껍질, 꿀풀, 남가새 열매, 닥나무 씨, 매미의 허물, 말린 누에, 목적(目賊), 밀몽화, 영

양의 뿔, 오디, 전복 껍질, 질경이 씨, 치자, 호황련, 회화나무꽃.

⑤ 눈병에는 회화나무, 회화나무꽃.

⑥ 내장에는 질경이 씨.

⑦ 백내장에는 닭의 뼈, 양의 간, 애기박쥐의 똥, 전복 껍질, 키위.

⑧ 결막염에는 결명자, 말린 누에의 똥, 망초, 밀몽화, 애기박쥐의 똥, 전복 껍질.

⑨ 눈동자가 커지면서 흩어지면 오미자.

⑩ 눈동자에 통증이 따르면서 눈물이 흐르면 질경이 씨.

⑪ 눈이 붉어지면서 눈물이 많이 나오면 결명자, 남가새 열매, 밀몽화, 순비기나무 씨, 치자.

⑫ 눈이 붉어지면 감국, 결명자, 깽깽이풀, 남가새 열매, 대황(大黃), 밀몽화, 민들레, 뽕나무 잎, 영양의 뿔, 용뇌, 적작약, 질경이 씨, 치자, 황금(黃芩).

⑬ 간장의 열로 눈이 붉어지면 남가새 열매, 돼지 쓸개즙, 매미의 허물, 맨드라미 씨, 민들레, 목적(目賊), 용담초, 웅담, 익모초 씨, 회화나무꽃.

⑭ 눈이 붉고 눈곱이 끼며 통증이 있으면 거머리, 닥나무 씨, 꿀풀, 돼지 쓸개즙, 매미의 허물, 맨드라미 씨, 목적(目賊), 민들레, 밀몽화, 순비기나무 씨, 영양의 뿔, 익모초 씨, 전복 껍질, 우렁, 진주, 질경이 씨, 패랭이꽃, 황금(黃芩).

⑮ 눈이 어지러우면 구기자, 닥나무 씨, 방풍(防風), 질경이 씨.

⑯ 눈동자에 종기가 생기면 형개.

⑰ 야맹증에는 결명자, 당근, 삽주 뿌리.

⑱ 색맹에는 전복 껍질, 애기박쥐의 똥.

7. 눈을 다스리는 민간요법

① 눈이 피곤하면 소의 간과 당근을 볶아 먹는다. 당근은 채소 중에서 카로틴이 가장 풍부하다.

② 눈병에는 **1** 9번 찐 홍영사를 수비하여 눈에 조금씩 넣는다. 9번 찌지 않은 것은 사용하면 안 된다. **2** 백설탕을 빻아 잠잘 때 조금씩 넣는다. **3** 대추 7개를 씨를 빼고 그 속에 백반을 넣는다. 숯불에 구워 흰꿀을 바른 뒤 소금을 발라 다시 굽는다. 일황연(日黃連)과 황벽나무를 80g씩 넣고 달인 물로 눈을 씻는다. **4** 생지황을 즙을 내어 눈에 넣고 잔 후 단풍나무 껍질 달인 물로 씻는다. **5** 단풍나무 잎을 잘게 썰어 소주에 담갔다 짜서 즙을 눈에 넣는다. **6** 말린 존충을 가루를 내어 눈에 뿌린다. **7** 콩깍지를 달여 더운 김을 쏘이고 그 물로 눈을 씻는다. **8** 생강 껍질을 벗겨 즙을 내어 본인의 손가락으로 찍어 바른다.

③ 눈병에 걸려 눈동자가 붉어지면 **1** 우렁 1개를 딱지를 깨고 깽깽이풀 가루를 뿌려 이슬을 맞게 두었다가 새벽에 보면 살이 모두 물로 되는데 이 물을 눈에 바른다. **2** 순비기나무 씨 12g을 달여 마시면서 순비기나무 씨와 감국을 넣어 만든 베개를 베고 잔다.

④ 눈이 피곤하면서 충혈되거나 껄끄러우면 결명자 8~12g에 물 500~700㎖를 넣고 2~3시간 정도 달여 하루에 여러 번 나누어 마신다.

⑤ 결막염에는 **1** 꿀풀 20g을 달여 마시면서 그 물로 눈을 씻는다. **2** 자주쓴풀 18.5g에 물 700㎖를 넣고 물이 반으로 줄 때까지 달여 하루에 여러 번 나누어 마시는데 마실 때 황설탕을 넣는다. **3** 자주쓴풀 18.5g을 빻아 하루에 3~5번 1번에 1~2g씩 끓인 물과 함께 먹는다.

⑥ 두풍으로 인한 안질에는 7월에 채취한 으름덩굴 1.8kg을 껍질을 벗겨 3.3㎝씩 자른다. 물 5~6동이를 넣고 물이 10분의 1로 줄 때까지 달여 3번에 걸쳐 눈을 씻고 머리를 감는다.

⑦ 백내장에는 양의 간을 썰어 식초와 섞어 먹는다.

⑧ 유행성눈병에는 소주로 눈을 씻는다.

⑨ 눈동자에 통증이 있으면 **1** 꿀풀과 향부자* 80g씩, 감초 14g을 빻아 6g씩 차에 타서 4~5번 먹는다. **2** 개 쓸개에 남자아이가 먹는 젖을 타서 눈에 넣고 잔다.

⑩ 흰자위가 갑자기 푸른색으로 변하면 천마(天麻) · 감국 · 당귀 · 강활 · 감초 15g씩을 갈아 물 500㎖를 넣고 끓여 따뜻하게 해서 물과 함께 먹는다.

⑪ 눈에 백태가 끼면 **1** 햇볕에 말린 갓난아이의 배내똥을 빻은 다음 사람의 젖에 타서 눈에 넣는다. **2** 껍질을 벗긴 살구 씨를 사람의 젖과 갈아 5~6일 동안 눈에 넣는다. **3** 껍질을 벗긴 호박 씨를 찧은 다음 밥솥에 쪄서 기름을 내어 눈에 넣는다.

⑫ 눈동자가 깊어지면서 백태가 끼면 **1** 삽주 뿌리 12g과 칡 뿌리 80g을 빻아 8g씩 따뜻한 물과 함께 자주 먹는다. **2** 새벽에 소의 콧물을 받아 눈에 넣는다.

⑬ 풍기나 냉기로 인하여 눈이 부으며 통증이 있고, 눈물이 나며 따끔거리고, 눈이 부셔 강한 빛을 바로 보지 못하며 눈물이 저절로 흐르면 순비기나무 씨 12g, 형개·남가새 열매 8g씩, 시호·방풍(防風) 4g씩, 감초 2g에 물 700㎖를 넣고 물이 반으로 줄 때까지 달여 하루에 여러 번 나누어 마신다.

⑭ 풍열로 인하여 눈물이 자주 나오면 맨드라미 씨 12g, 닭의 간 1~2개에 물 700㎖를 넣고 약한 불에 삶아 닭의 간만 1~2일 동안에 먹는다.

⑮ 눈에 삼이 생기면 **1** 촌충을 말려 가루를 내어 눈에 뿌린다. **2** 사람이 토한 회를 말린 다음 빻아 사람의 젖에 섞어 먹는다. **3** 후추를 사람의 젖에 담갔다가 2~3번 눈에 넣는다. **4** 말린 고추를 갈라 한 끝을 뾰쪽하게 비벼 해가 뜰 때 동쪽을 향하여 고추 끝으로 침을 주듯 삼에 대었다 뗀다.

⑯ 눈에 다래끼가 생기면 **1** 왼쪽 눈 위에 있으면 오른쪽 발바닥 중앙에 지평(地平)이라 쓰고, 눈 아래에 있으면 천평(天平)이라 쓴다. 오른쪽 눈 위에 있으면 왼쪽 발바닥 중앙에 지평(地平)이라 쓰고, 눈 아래에 있으면 천평(天平)이라 쓴다. 그러나 곪기 시작했으면 효과가 없다. **2** 다래끼가 생긴 지 얼마 안돼 좁쌀만하면 침으로 따서 피를 낸다.

⑰ 눈이 침침하거나 어두워지면 **1** 본인의 소변으로 눈을 씻는다. **2** 전복 껍질과 초결명을 넣고 달여 먹는다. **3** 자귀나무꽃과 닭의 간을 넣고 삶아 탕액을 마신다. **4** 단오날 오전 11시~12시에 살구나무 잎을 따서 그늘에 말렸다가 달여 뜨겁게 데워 자

주 눈을 씻는다. **5** 황기·인삼 40g씩, 구운 감초 30g, 순비기나무 씨 10g, 볶은 황벽나무·백작약 12g씩을 갈아 1번에 12g씩 물 500㎖를 넣고 물이 반으로 줄 때까지 달여 하루에 2번 마신다. **6** 맨드라미 씨 10g, 대추 20g에 물 500㎖를 넣고 약한 불에 물이 반으로 줄 때까지 달여 하루에 2~3번 식전에 마신다.

⑱ 백태가 끼어 눈이 어두워지면 전복 껍질·초결명·목적(目賊)을 넣고 달여 먹는다.

⑲ 혈이 부족해서 눈이 어두워지면 전복 껍질·초결명·단삼을 넣고 달여 먹는다.

⑳ 두풍으로 눈이 어두워지면 **1** 위령선과 도꼬마리 씨 80g씩에 물 1.2 l 를 넣고 달인 물로 10여 차례 머리를 감는다. **2** 7월에 채취한 으름덩굴 1.8kg을 껍질을 벗겨 3.3㎝ 정도씩 자른다. 물 5~6동이를 넣고 물이 10분의 1로 줄 때까지 달인 다음 3번에 걸쳐 눈을 씻고 머리를 감는다.

㉑ 중병을 앓고 난 후 눈이 어두워지면 4~5일 정도 매일 밤 11~1시와 낮 11~1시에 정화수를 먹는다.

㉒ 야맹증에는 **1** 박쥐의 똥을 술에 타서 먹는다. **2** 참새의 피를 눈에 넣는다. **3** 북어 기름을 먹는다. **4** 석곡과 삼지구엽초 40g씩을 쌀뜨물에 담갔다 썰어 구운 삽주 뿌리 20g을 빻아 1번에 12g씩 미음과 함께 공심복에 먹는다. **5** 맨드라미 씨 10g, 대추 20g에 물 500㎖를 넣고 약한 불에 물이 반으로 줄 때까지 달여 하루에 2~3번 식전에 먹는다.

㉓ 눈꺼풀이 늘어져 눈을 감기 어려우면 묵은 닭을 많이 삶아 먹

는다.

3. 귀

귀는 소리를 듣는 기관으로 귀가 어두우면 말까지도 못하는 벙어리가 될 수도 있다. 어릴 때 귀에 물이 많이 들어가면 귀에서 농이 나오는 등 질병이 발생할 수 있는데, 어릴 때는 말을 하지 못하고 통증의 감각이 둔하다보니 소홀히 하는 경우가 많다. 어린아이들을 목욕시킬 때는 특별히 조심해야 한다.

1. 귓병의 원인

① 귀에 열이 있거나 혈압이 오르면 발생할 수 있다.

② 상기나 역기되면 발생할 수 있다.

③ 감기에 걸리거나 신경성이나 화병이 있으면 발생할 수 있다.

④ 몸에 수분이나 영양분이 모자라 열이 나면 발생할 수 있다.

⑤ 귓속에 염증이 있거나 물이 들어가면 발생할 수 있다.

⑥ 상기나 역기되거나 귀가 막히거나 기가 떨어지거나 양기가 부족하면 귀가 잘 들리지 않는 경우가 있다.

2. 귀의 한열허실기(寒熱虛實氣)

귓병은 열증(熱症)·허증(虛症)·실증(實症)·기증(氣症)으로 인하여 생긴다.

① 열증(熱症) : 귀에 열이 있으면 귓속에 염증이 생기거나 가렵거나 귀지가 생기거나 귀에서 우는 소리가 나는 경우가 많다.

② 허증(虛症) : 귀가 허하면 잘 들리지 않는 경우가 많다.

③ 실증(實症) : 귀가 실하면 귓속에 무언가가 꽉 차 있는 것 같고, 무언가로 막아놓은 것처럼 멍멍하면서 답답한 경우가 많다.

④ 기증(氣症) : 기실증(氣實症)이면 귀가 멍멍하며 막힌 것 같고, 윙윙대는 소리가 들리거나 잘 들리지 않고, 어지러운 경우가 많다. 기허증(氣虛症)이면 소리가 들리지 않고 어지러운 경우가 많다.

3. 귓병을 다스리는 방법

식품이나 약재를 활용하면 큰 도움이 될 것이다.

4. 귀에 대한 의서의 내용

내경왈(內經曰) 신주이(腎主耳) 우왈(又曰) 신재규위이(腎在竅爲耳) 신기통어이(腎氣通於耳) 신화칙이(腎和則耳) 능문오음(能聞五音)

내경왈. 귀는 신장이 주관하므로 귀와 신장은 서로 통한다. 신장의 기는 귀로 통하므로 신장이 조화로우면 귀는 오음을 들을 수 있다.

이명증(耳鳴症) 황제왈(黃帝曰) 인지이중명자(人之耳中鳴者) 하기사연(何氣使然) 기백왈(岐伯曰) 이자종맥지소취야(耳者宗脉之所聚也) 고위중공칙종맥허(故胃中空則宗脉虛) 종맥허칙하유(宗脉虛則下流) 맥유소갈고이명(脉有所渴故耳鳴) 상기부족(上氣不足) 이

위지고명(耳爲之苦鳴)

이명증은 귀에서 우는 소리가 나는 병이다. 황제왈. 귀에서 우는 소리가 나는 이유는 무엇인가. 기백왈. 귀는 종맥이 모이는 곳인데 위장이 허하면 종맥이 허하고, 종맥이 허하면 위장의 기가 아래로 내려가 위장이 약해지고, 상기가 부족하면 귀가 심하게 운다.

이농증(耳聾症) 신수규이이능문(腎水竅耳而能聞) 성자수생어금야(聲者水生於金也) 폐주기일신지기(肺主氣一身之氣) 관어이고능청성(貫於耳故能聽聲)

이농증은 귀가 들리지 않는 병이다. 신장의 수기가 귀를 통하면 소리가 잘 들린다. 소리는 신장에서 생겨 폐장으로 나오기 때문이다. 폐는 기의 주인으로 일신을 주관하며 귀를 관통하기 때문이다.

풍농증(風聾症) 풍사입이(風邪入耳) 필이중양(必耳中痒)

풍농증은 풍으로 인하여 귀가 어두워지는 병을 말한다. 풍의 사기가 귀로 들어가기 때문인데 반드시 귓속이 가렵다.

습농증(濕聾症) 인우수입이(因雨水入耳) 침지필이내종(浸漬必耳內腫)

습농증은 습으로 인하여 귀가 어두워지는 병이다. 귀에 물이 들어가면 종기가 생기고 잘 들리지 않는다.

허농증(虛聾症) 인구사(因久瀉) 혹대병후(或大病後) 풍사승허입

이(風邪乘虛入耳) 여기상박(與氣相搏) 조조이명(嘈嘈而鳴) 혹시안견흑화(或時眼見黑花)

허농증은 몸이 허해서 귀가 어두워지는 병이다. 설사를 오래 하거나 큰 병을 앓고 난 후에 풍사가 귀로 들어가 기와 서로 싸우면 지껄이는 것처럼 울리는 소리가 나고, 검거나 헛것이 보이기도 한다.

노농증(勞聾症) 내경왈(內經曰) 정탈자이롱(精脫者耳聾) 기후협권색흑(其候頰顴色黑) 이륜초고수진구자야(耳輪焦枯受塵垢者也) 인방탈정(因房脫精)

노농증은 과로해서 귀가 어두워지는 병이다. 경왈. 정이 떨어지면 귀가 어두워진다. 볼과 광대뼈가 어두워지고, 귓가가 마르면서 때가 끼는데 과도한 성생활이 원인이다.

궐농증(厥聾症) 폭궐이롱(暴厥耳聾) 편색폐불통(偏塞閉不通) 내기폭박야(內氣暴薄也) 인장기궐역(因藏氣厥逆) 입이점색불통(入耳漸塞不通) 필겸현운(必兼眩暈)

궐농증은 역기로 인하여 귀가 어두워지는 병이다. 갑자기 발병하여 한쪽 귀만 막히는데 내기가 약한 것이 원인이다. 장의 기가 귀로 들어가면 귀가 막혀 들리지 않는데 반드시 어지럼증을 겸한다.

졸농증(卒聾症) 신기허(腎氣虛) 풍사박어경락(風邪搏於經絡) 입어이중(入於耳中) 정기여사기(正氣與邪氣) 상박고(相搏故) 영졸롱(令卒聾)

졸농증은 신장이 허하고 풍사가 경락을 통해 귀로 들어가면 정기와 사기가 서로 공박하기 때문에 발병한다.

5. 단방(單方)

① 사향(麝香) : 귀에서 농이 나오면 면에 사향을 조금 싸서 귀에 막아둔다.

② 구인즙(蚯蚓汁) : 귀가 어두워지면 지렁이를 파 잎에 넣었다가 물이 되면 그 물을 귀에 넣는다.

6. 귀를 다스리는 식품과 약재

① 각종 귓병에는 가시연밥, 녹용, 도꼬마리, 도꼬마리 씨, 만병초, 망초, 산수유, 삼지구엽초, 석창포, 선인장, 숙지황, 순비기나무 씨, 시호, 오디, 원지, 칡 뿌리.

② 이명증에는 결명자, 꿀풀, 넉줄고사리, 녹용, 둥굴레, 모려분, 비단풀, 사향, 산수유, 삼지구엽초, 석창포, 숙지황, 순비기나무 씨, 오디, 작약, 오디, 참깨, 칡 뿌리, 파 뿌리,한련초, 해바라기.

③ 신장이 허해서 생긴 이명증에는 파고지.

④ 귀가 들리지 않으면 녹각, 숙지황, 용뇌, 참깨, 창포, 초룡담(草龍膽).

⑤ 중이염에는 망초, 작두콩.

7. 귀를 다스리는 민간요법

① 귀앓이에는 찰볏짚을 썰어 빈 병과 함께 삶으면 빈 병에 더운 김이 가득 들어간다. 귀에 병 입을 대고 김을 쏘인다.

② 귓속에서 피가 나면서 통증이 있으면 배 껍질을 불에 태워 가루를 내어 귓속에 불어넣는다.

③ 귓속이 곪아 통증이 있으면 병아리를 부화시킨 알 껍질을 누런 빛이 나도록 구운 후 가루를 내어 귓속에 불어넣는다.

④ 귓속이 헐거나 종기가 생기면 **1** 뽕잎을 불에 태운 다음 돼지 기름을 넣고 개어 바른다. **2** 쇠무릎을 찧어서 갈아 붙인다.

⑤ 중이염에는 **1** 손톱이나 발톱을 살짝 구워 빻은 다음 말린 백반 12g을 섞어 귓속에 넣어둔다. **2** 석류꽃을 기왓장 위에 놓고 뜨겁게 데워 말린 다음 빻아 귓속에 넣어둔다. **3** 쪽을 빻아 귓속에 자주 넣는다. **4** 검게 볶은 살구 씨를 분말하여 물을 넣고 개어 솜에 싸서 귓속에 넣어두는데 하루에 3~4번 갈아준다. **5** 고양이 오줌을 귀에 넣는다.

⑥ 만성중이염에는 산수유 20g에 물 500㎖를 넣고 끓여 하루에 여러 번 차처럼 마신다.

⑦ 이명증에는 **1** 잣 60개를 씹어 오미자 물과 함께 삼킨다. **2** 증세가 심하면 해바라기 12~20g에 물 500~700㎖를 넣고 물이 반으로 줄 때까지 달여 하루에 여러 번 나누어 마신다.

⑧ 고혈압으로 인한 이명증에는 꿀풀·결명자 30g씩에 물 600㎖를 넣고 반으로 줄 때까지 달여 하루에 여러 번 나누어 마신다.

⑨ 귀가 울리면 **1** 산수유 100g을 소주 1 *l* 에 1개월 정도 담가두었다가 걸러 1번에 20㎖씩 하루에 2번 공심복에 마신다. **2** 순비기나무 씨 12g을 달여 마시면서 순비기나무 씨와 감국을 넣어 만든 베개를 베고 잔다. **3** 소주 1 *l* 에 오리나무더부살이 150g과

설탕 적당량을 넣고 1개월 정도 숙성시켰다가 걸러서 마신다. **4** 오리나무더부살이 150g을 가루를 내어 따뜻한 청주와 함께 마신다.

⑩ 귀가 들리지 않으면 **1** 방 안의 세간을 모두 꺼내고 깨끗하게 치운 다음 고양이를 가둔다. 고양이가 오줌을 누면 고양이를 내보내고 솜에 고양이의 오줌을 묻혀 귓속에 넣어둔다. **2** 쥐 쓸개를 귓속에 넣어두는데 매월 음력 3일이 지나면 쥐는 쓸개가 없으니 시기를 잘 잡아야 한다. **3** 지렁이를 파 잎 속에 넣어두면 물이 되는데 그 물을 귓속에 넣어둔다. **4** 지렁이를 큰 그릇에 담아놓고 하룻밤이 지나면 물이 생기는데 그 물을 귓속에 넣어둔다.

⑪ 멀리서 나는 소리를 듣지 못하면 석웅황과 유황을 솜에 싸서 귀에 막아둔다.

⑫ 갑자기 귀가 들리지 않으면 독을 제거한 전갈을 빻아 술에 적셔서 귓속에 넣어둔다.

⑬ 귀가 들리지 않은 지가 오래되었으면 우렁 2~3마리를 그릇에 담아 밥할 때 넣고 찌면 물이 나온다. 그 물에 참기름을 약간 섞어 귓속에 넣어둔다. 1개월 정도 반복하면 귓속의 잡물이 모두 나오면서 귀가 들린다.

⑭ 노인성 귀먹음에는 **1** 자석(磁石)으로 귀를 막고 낫 담근 물을 입에 머금고 있는다. **2** 귀를 막고 감초 달인 물을 마신다.

4. 코

코는 얼굴의 중심에 있으면서 호흡을 할 때 산소 중에 있는 이물질을 걸러주는 기관으로 필터와 같은 역할을 한다.

1. 콧병의 원인

① 감기에 걸리면 발생할 수 있다.

② 화병이나 신경성 등이 있으면 발생할 수 있다.

③ 기공 등을 하다 역기되면 발생할 수 있다.

④ 몸이 냉하거나 열이 있으면 발생할 수 있다.

⑤ 몸에 수분이 부족하면 콧속이 마르면서 발생할 수 있다.

⑥ 축농증이 있으면 발생할 수 있다.

⑦ 머리를 오래 숙이고 일을 하면 발생할 수 있다.

⑧ 탁한 공기 속에 오래 있으면 발생할 수 있다.

2. 코의 한열허실기(寒熱虛實氣)

콧병은 한증(寒症)과 열증(熱症)으로 인하여 생긴다.

① 한증(寒症) : 코가 냉하면 콧물이 많이 흐르거나 콧속이 답답한 경우가 많다.

② 열증(熱症) : 코에 열이 있으면 콧속이 헐거나 염증이 잘 생기고, 콧속의 근육이 자라기도 한다.

3. 콧병을 다스리는 방법

증상에 맞게 식품이나 약재를 활용하면 큰 도움이 될 것이다. 그리고 각종 콧병에는 원심수기요법(圓心手奇療法)이나 필자가 개발한 약떡을 백회(百會)에 놓고 뜸을 하면 효과를 볼 수 있다.

4. 코에 대한 의서의 내용

비위폐지규(鼻爲肺之竅) 경왈서방백색(經曰西方白色) 입통어폐(入通於肺) 폐규어비(肺竅於鼻) 폐재규위비(肺在竅爲鼻) 오기입비(五氣入鼻) 장우심폐(藏于心肺) 심폐유병(心肺有病) 이비위지(而鼻爲之) 불리야(不利也)

코는 폐의 문이다. 경왈. 서방의 흰색은 폐로 통하고, 폐는 콧구멍으로 통한다. 5기는 코로 들어와 심장과 폐에 저장되는데 심장이나 폐에 병이 있으면 코가 불리해진다.

비연증(鼻淵症) 내경왈(內經曰) 담이열어뇌(膽移熱於腦) 칙신알비연(則辛頞鼻淵) 비연자(鼻淵者) 탁체하부지야(濁涕下不止也) 외한속내열지증(外寒束內熱之症) 비구증(鼻鼽症) 비중출수이구(鼻中出水而鼽) 상풍칙결(傷風則決) 연비류청체(然鼻流清涕)

비연증은 탁한 콧물이 계속 나오는 병이다. 경왈. 쓸개의 열이 뇌로 들어가면 콧줄기가 매우면서 콧물이 나오는데 외부의 한기가 내부의 열을 속박하기 때문이다. 비구증은 콧물이 나오면서 코가 막히는 병이다. 바람에 상하면 당연히 맑은 콧물이 나오는데 감기 증세를 말한다.

비색증(鼻塞症) 상한피모(傷寒皮毛) 칙비색불리(則鼻塞不利) 화울청도칙향취부지(火鬱淸道則香臭不知) 신자우감풍한(新者偶感風寒) 비창증(鼻瘡症) 비중생창(鼻中生瘡) 내폐열야(乃肺熱也) 비치증(鼻痔症) 경위비창(輕爲鼻瘡) 중위비치(重爲鼻痔) 개폐열야(皆肺熱也)

비색증은 한기에 피부와 모발이 상해서 코가 막히는 병이다. 화로 인하여 코가 막히면 냄새를 맡지 못하는데 우연히 풍한을 만나 발병한다. 비창증은 콧속에 종기가 생기는 병으로 폐의 열로 인하여 발병한다. 비치증은 콧속의 살이 자라는 병이다. 가벼우면 비창이라 하고, 심하면 비치라고 하는데, 모두 폐의 열로 인하여 생긴다.

폐기증(肺氣症) 열극일구(熱極日久) 응탁결성식육(凝濁結成瘜肉) 여조대(如棗大) 체색비규(滯塞鼻竅) 심자역명비옹(甚者亦名鼻齆) 비사증(鼻皻症) 비지준두홍야(鼻之準頭紅也) 심칙자흑(甚則紫黑) 주객외유지(酒客外有之)

폐기증은 폐에 심한 열이 오래 머무르면 탁기가 뭉쳐 콧속에 굳은살이 생기는 병이다. 큰 대추만하게 생겨 콧구멍을 막는데 심하면 비옹증이 된다. 비사증은 코끝이 붉어지는 병이다. 심하면 검붉어지는데 과음이 원인이다.

5. 단방(單方)

① 유황(硫黃) : 비홍증을 다스리는데 탁월한 효과가 있다. 유황을 소주에 3번 담갔다 가루를 내어 가지즙에 섞어 3번 바른다.

② 웅황(雄黃) : 콧속에 굳은살이 생기면 웅황을 대추 씨만하게 만들어 콧속에 넣어둔다.

③ 신이(辛夷) : 코가 막히면 목련 가루 4g을 파 잎 끓인 물과 함께 먹고, 목련 가루를 면에 싸서 콧속에 넣어둔다.

④ 견담(犬膽) : 콧속에 종기가 생기면 개 쓸개즙에 외꼭지와 노루귀 가루를 섞어 콧속에 넣어둔다.

6. 코를 다스리는 식품과 약재

① 각종 콧병에는 깽깽이풀, 달개비, 도꼬마리 씨, 목련꽃, 야생 복숭아꽃.

② 비염이나 축농증에는 구릿대 뿌리, 도꼬마리 씨, 만병초, 목련꽃, 알로에 진액, 야생 복숭아나무 잎, 약모밀, 옥수수 수염, 작두콩, 천궁, 한련초, 함초(鹹草), 현삼.

③ 냄새를 맡지 못하면 도꼬마리, 목련꽃.

④ 폐의 열로 인하여 코가 막히면 마황(麻黃), 초피나무 열매의 껍질, 황금(黃芩).

⑤ 폐에 바람이 들어가 코가 막히면 백화사, 참외 꼭지.

⑥ 코가 막히면서 두통이 있으면 구릿대 뿌리, 노루귀, 목련꽃, 황금(黃芩).

⑦ 코에 종기나 창이 생기면 목련꽃, 산오이풀, 황벽나무.

⑧ 콧물이 나오면 구릿대 뿌리, 노루귀, 도꼬마리, 목련꽃, 벌꿀.

⑨ 술독으로 콧등이 붉어지면 능소화, 동과, 치자.

7. 코를 다스리는 민간요법

① 각종 콧병에는 **1** 깽깽이풀 3g에 물 200㎖를 넣고 물이 반으로 줄 때까지 끓인다. 탕맥만 걸러 죽염 3g을 넣고 다시 끓여 5~10㎖ 정도되면 식혀서 가라앉힌다. 윗물을 안약병 같은 작은 병에 담아두고 잠자기 전에 누워서 1~2방울씩 콧속에 넣는다. 이 때 숨을 쉬다 목구멍으로 넘어가기도 하는데 그대로 먹는 것이 좋다. 약을 넣고 나면 대개 따가운데 2~3시간 지나면 괜찮아지고 다 나으면 따가움이 사라진다. 빠르면 2~3일 걸리나 늦으면 1~2개월 걸리는 경우도 있다. **2** 도꼬마리 씨를 곱게 빻아 95% 알코올에 1~2일 동안 담갔다가 가라앉힌 다음 걸러서 말린다. 꿀을 넣고 반죽해서 환약을 지어 1번에 1~2개 정도씩 2~4주 동안 먹는다. **3** 말린 달개비를 빻아 0.2~0.3g씩 콧속에 불어넣거나 물을 약간 적신 솜에 달개비 가루를 묻혀 콧속에 넣어두었다가 20~30분이 지나면 꺼낸다. 달개비는 매우 냉하기 때문에 온갖 염증과 열병에 좋지만 장복하면 안 된다. **4** 초 15g에 물 500㎖를 넣고 물이 반으로 줄 때까지 달여 하루에 여러 번 나누어 마신다.

② 코피가 나면 **1** 후두골에 찰밥을 붙인다. **2** 무즙과 따뜻한 술 100㎖씩을 섞은 다음 뜨겁게 끓여 먹는다. **3** 마늘 1개를 찧어 발바닥 중앙에 붙이는데 왼쪽 코에서 피가 나면 오른쪽발바닥에 붙이고, 오른쪽 코에서 피가 나면 왼쪽 발바닥에 붙인다. **4** 솥 밑에 붙은 검정 그을음을 긁어 물에 타서 먹는다. **5** 개사철쑥으로 코를 막는다. **6** 부추 뿌리와 파 뿌리를 같은 양으로 찧

어 대추만하게 뭉쳐 콧속에 넣는다.

③ 코피가 자주 나오거나 잘 멈추지 않으면 **1** 제비꽃 80~120g, 꿀 40g에 물 800~1200㎖를 넣고 물이 반으로 줄 때까지 달여 며칠에 나누어 마시는데 3~4번 반복하면 낫는다. **2** 붓꽃 씨 8g, 띠 뿌리 40g, 짚신나물 20g을 넣고 달여 먹는다. **3** 원추리 뿌리즙 100㎖과 생강즙 50㎖를 섞어 마신다. **4** 맨드라미 씨를 즙을 내어 콧속에 넣는다.

④ 비염이나 축농증에는 **1** 꽃이 피기 전에 목련을 말린 다음 빻아 솜에 싸서 콧속에 넣어둔다. **2** 목련꽃이 떨어진 뒤 열매를 채취하여 차처럼 끓여 마신다. **3** 생목련꽃을 즙을 내어 솜에 약간 묻혀 콧속에 넣어두는데 양쪽 코를 교대로 한다. **4** 목련꽃 봉오리로 한쪽 코를 막고 잔다. **5** 목련나무 껍질을 곱게 가루를 내어 콧속에 조금씩 넣는다. **6** 목련 속껍질을 진하게 달인 물을 하루에 2~3번 콧속에 넣는다. **7** 어린 야생 복숭아나무의 잎을 손으로 주물러 솜뭉치처럼 만들어 콧속에 넣는다. 10~20분이 지나 콧물이 많이 나오면 뽑아버린다. 하루에 4번씩 1주일 정도 하면 90% 이상 낫는다. **8** 약모밀 잎을 깨끗이 씻어 물기를 뺀 후 비벼서 부드럽게 만들어 30분 정도 콧구멍에 막아 둔다.

⑤ 알레르기성비염에는 **1** 도꼬마리 씨 6~8g을 다갈색이 되도록 볶는다. 물 300~500㎖를 넣고 물이 반으로 줄 때까지 달여 하루에 여러 번 나누어 마신다. **2** 도꼬마리 씨 6~8g을 가루를 내어 1번에 4g씩 하루에 3번 따뜻한 물과 함께 먹는다.

⑥ 만성비염으로 두통이 있거나 코가 막히거나 농이 섞인 콧물이 나오면 삽주 뿌리 · 반하* · 인동꽃 40g씩, 구릿대 뿌리 20g, 노루귀 10g에 물 700㎖를 넣고 물이 반으로 줄 때까지 달여 하루에 수시로 마신다.

⑦ 콧속이 헐거나 종기가 생기면 **1** 감국 20g을 빻아 정화수에 타서 먹는다. **2** 개의 귀를 벤 후 나오는 피를 바른다. **3** 하늘타리 씨 20g을 달여 먹는다. **4** 소의 침을 바른다. **5** 침으로 쪼아 피를 낸다. **6** 도라지나물에 계자즙을 섞어 먹는다. **7** 계속 계자로 김치를 만들어 먹으면서 계자즙을 바른다. **8** 살구 씨로 기름을 내어 바른다.

⑧ 과음으로 콧속이 헐면 목련꽃 40g, 깽깽이풀 20g, 개나리 열매 80g을 넣고 약한 불에 살짝 볶아 빻은 다음 4~8g씩 식후에 따뜻한 물과 함께 먹는다.

⑨ 술독으로 콧등이 붉어지면 귤 씨를 볶아서 곱게 빻아 1번에 4g씩 먹는다.

⑩ 콧속에 굳은살이 생기면 **1** 파두*를 기름끼를 빼고 빻은 다음 약솜에 싸서 콧속에 넣어둔다. 누런 물이 나오면서 굳은살이 녹는다. 파두*는 독성이 있으므로 살에 닿지 않도록 해야 한다. **2** 돼지의 어금니 · 쥐엄나무 열매의 씨 · 투구꽃*을 같은 양으로 가루를 낸다. 파즙을 넣고 고아 고약을 만들어 콧속에 넣는다.

⑪ 갑자기 콧속이 부으면 소금을 발라 독혈을 빼고, 천남성* 가루에 생강즙을 넣고 개어 콧속에 넣어둔다.

⑫ 콧물이 나오면 **1** 노루귀를 끓여 먹거나 가루를 내어 솜에 싸

서 콧속에 넣어둔다. **2** 삽주 뿌리 · 반하* · 인동꽃 40g씩, 구릿대 뿌리 20g, 노루귀 10g에 물 700㎖를 넣고 물이 반으로 줄 때까지 달여 하루에 수시로 마신다.

⑬ 코가 막히면 **1** 목련꽃을 곱게 빻은 다음 1번에 4g씩 파 뿌리 1개와 녹차를 달인 물과 함께 먹는다. **2** 목련꽃 가루를 대추 씨 크기만큼 솜에 싸서 콧속에 넣어둔다. **3** 약모밀 잎을 깨끗이 씻어 물기를 뺀 후 비벼서 부드럽게 만들어 콧속에 30분 정도 넣어둔다.

⑭ 코가 막혀 냄새를 맡지 못하면 목련꽃과 석창포를 같은 양으로 빻아 대추 씨 크기만큼 솜에 싸서 콧속에 넣어둔다.

5. 입 · 혀 · 치아 · 턱

입 · 혀 · 턱 · 치아는 인간이 생명을 유지하는데 기초가 되는 음식을 1차적으로 잘게 써는 작용을 하고, 또 말을 하는데 가장 필요한 기관이다.

1. 입과 혀의 한열허실기(寒熱虛實氣)

입과 혀질환은 한증(寒症) · 열증(熱症) · 허증(虛症) · 실증(實症) · 기증(氣症)으로 인하여 생긴다.

① 한증(寒症) : 입이나 혀가 냉하면 혀가 부으면서 감각이 둔해지고, 입에 침이 고이고, 말이 둔해지는 경우가 많다.

② 열증(熱症) : 입이나 혀에 열이 있으면 입 안에 창이 생기고, 입에서 썩는 냄새가 나고, 이가 솟고, 입술이 터지고, 혀에 황태나 백태가 끼고, 혀가 갈라지며 붓고, 혀가 마비되어 맛을 모르고, 말이 둔해지는 경우가 많다.

③ 허증(虛症) : 입이나 혀가 허하면 말할 때 힘이 들고 말이 둔해지는 경우가 많다.

④ 실증(實症) : 입이 실하면 입 안에 무언가가 가득차 있는 것 같아 입이 어둔해지고, 혀가 실하면 혀가 무겁고 둔하며 부푼 것 같아 헛소리를 하는 경우가 있다.

⑤ 기증(氣症) : 기실증(氣實症)이면 실증(實症)과 같은 경우가 발생하면서 혀가 굳고, 기허증(氣虛症)이면 혀에 힘과 탄력이 없어 말을 하기 어렵다.

2. 입과 혀질환을 다스리는 방법

증상에 맞게 식품이나 약재를 쓰거나 침구법(針灸法)을 활용하면 좋은데 방법은 다음과 같다.

① 한증(寒症) : 백회(百會)에 필자가 개발한 약떡을 놓고 뜸을 하면 큰 효험을 볼 수 있다.

② 열증(熱症)·실증(實症) : 신주(身柱)·대추(大椎)·백회(百會)에서 약간씩 사혈을 하면 임시효과는 볼 수 있다.

③ 허증(虛症) : 약재나 식품을 활용한다.

④ 기증(氣症) : 기허증(氣虛症)이면 위의 허증(虛症)을 참고하고,

기실증(氣實症)이면 실증(實症)을 참고한다.

3. 입과 혀 · 치아 · 턱에 대한 의서의 내용

내경왈(內經曰) 구순속비(口脣屬脾) 구설속심(口舌屬心) 구병허실(口病虛實) 실화창용냉약(實火瘡用冷藥) 맥허실반증(脉虛實班症)

내경왈. 입술은 비장에 속하고 혀는 심장에 속한다. 입속에 열이 많아 염증이 생기면 찬 성분의 약을 쓰는데 맥을 보아 허와 실을 구분한다.

구산간열(口酸肝熱) 구고심열(口苦心熱) 간열이어담칙구역고(肝熱移於膽則口亦苦) 구감비열(口甘脾熱) 구신폐열(口辛肺熱) 구염신열(口鹽腎熱)

입이 신 것은 간장의 열로 인한 것이고, 쓴 것은 심장의 열로 인한 것인데, 간장의 열이 쓸개로 들어가 입이 쓴 경우도 있다. 입이 단 것은 비장의 열로 인한 것이고, 매운 것은 폐의 열로 인한 것이고, 짠 것은 신장의 열로 인한 것이다.

구성폐옹(口腥肺癰) 구취위열(口臭胃熱) 허화울열(虛火鬱熱) 온어흉중(蘊於胸中) 내작구취(乃作口臭) 순종순창(脣腫脣瘡) 순설초조(脣舌焦燥) 구파생창(口破生瘡) 개심비수(盖心脾受) 열소치야(熱所致夜)

입에서 썩은 냄새가 나는 것은 폐의 종기로 인한 것이고, 입에서 냄새가 나는 것은 위장의 열로 인한 것이다. 허약한데 가슴에 화가 쌓이면 입에서 냄새가 난다. 입과 혀에 수기가 없어 마르거나 갈라지거나 종기가 생기는 것은 비장과 심장에 열이 있기 때문이다.

전순증(繭脣症) 구순긴소(口脣緊小) 불능개합(不能開合) 음식부득(飮食不得) 불급치칙사(不急治則死) 역기병(亦奇病) 명왈견순(名曰繭脣) 우왈긴순(又曰緊脣) 설종증(舌腫症) 설종만구(舌腫滿口) 기부득토자(氣不得吐者) 명왈목설(名曰木舌)

전순증은 입술이 오그라드는 병이다. 입을 벌리거나 다물기 어려워 음식을 먹기 어려운데 급히 치료하지 않으면 죽음에 이를 수 있다. 기이한 병으로 견진 또는 긴진이라고도 한다. 설종증은 혀가 붓는 병이다. 기의 운행이 좋지 않아 생기는데 목설이라고도 한다.

중설증(重舌症) 부설근이중생소설(附舌根而重生小舌) 위지중설(謂之重舌) 침자거오혈즉유(針刺去惡血卽愈)

중설증은 혀 밑에 작은 혀가 또 생기는 병이다. 침으로 쪼아 나쁜 피를 제거하면 즉시 낫는다. 필자는 감기로 인하여 열이 많이 생긴 후, 과로로 인하여 열이 생긴 후, 심장의 화, 비를 맞은 후에 감기에 걸려 중설증이 된 경우를 보았는데 모두 해열제로 치료하였다.

설장설단(舌長舌短) 설토불유(舌吐不攸) 명왈양강(名曰陽强) 설축불능언(舌縮不能言) 명왈음강(名曰陰强)

혀를 내밀었다 바로 거두지 못하는 것을 양강이라 하고, 혀가 작아 말을 하기 어려운 것을 음강이라고 한다.

상한열병후(傷寒熱病後) 범방득병(犯房得病) 명왈음양이(名曰陰陽易) 설출수촌이사(舌出數寸而死) 상한열병후(傷寒熱病後) 설출촌여불유(舌出寸餘不攸) 이편뇌위말(以片腦爲末) 섬설상(摻舌上) 응수이축(應手而縮) 수용오전(須用五錢) 방유효(方有效)

한기에 상해서 열병을 앓고 난 후 성행위를 하여 병이 생기는 것은 음양이 바뀌기 때문인데, 혀가 수 촌 정도 나오면 죽는다. 한기에 상해서 열병을 앓고 난 후에 혀가 한 치 이상 나와 거두지 못할 때는 편뇌를 빻아 혀 위에 바르면 곧 수축되면서 들어간다. 20g 정도까지 사용하면 효과가 있다.

설상생태(舌上生苔) 설자심지관(舌者心之官) 법응남방화(法應南方火) 본홍이택(本紅而澤) 상한사기재표자(傷寒邪氣在表者) 설즉무태(舌則无苔) 급사기전이(及邪氣傳裡) 진액결박칙설상생태(津液結搏則舌上生苔) 설생망자(舌生芒刺) 결열심야(結熱甚也) 생홍속(生紅粟) 자설화죽력도지(紫雪和竹瀝塗之)

혀는 심장에 속하며 남방의 화에 응하므로 본래 붉고 윤택하다. 상한의 사기가 외부에 있으면 혀에 태가 없고, 사기가 속으로 들어가면 진액이 부족해져 혀에 태가 생기고, 열이 심하면 혓바늘이 돋는다. 혀에 작고 붉은 것이 생기면 자설에 대나무 진액을 넣고 개어 혀에 바른다.

시순설점병비폐(視脣舌占病脾肺) 병구칙허이순백(病久則虛而脣白) 비자폐지모(脾者肺之母) 모자개허(母子皆虛) 불능상영고(不能

相營故) 명왈겁폐(名曰恸肺) 순백광택자길(脣白光澤者吉) 백여고골자사(白如枯骨者死) 순구구종적자(脣口俱腫赤者) 열극야(熱極也) 청흑자(靑黑者) 한극야(寒極也)

입술과 혀의 병은 비장과 폐장의 병으로 본다. 병이 오래되면 허증으로 인한 것으로 입술이 희어진다. 비장은 폐장의 어머니나 모자가 같이 허해서 서로가 다스리지 못하기 때문에 생긴 증이다. 이름을 겁폐증이라 한다. 입술이 희어도 광택이 나면 치료할 수 있으나 희면서 광택이 없고 매마르면 치료하기 어려운 병으로 죽고, 입속과 입술에 모두 붉은 종기가 있으면 열이 심한 것이고, 푸르거나 검으면 한기가 심한 것이다.

입문왈(入門曰) 설병내외인가상(舌病內外因可詳) 외인강단내종장(外因强短內腫長) 폐담창담열(肺痰脹痰熱) 설강홍혹단(舌强壅或短)

입문왈. 혓병의 원인이 외부에 있으면 혀가 굳어 짧아지고, 내부에 있으면 오래된 병으로 종기가 생기고, 폐에 담이 차서 열이 나면 혀가 굳거나 오므라든다.

신허담흑일이점(腎虛淡黑一二點) 의이생강밀수(宜以生薑蜜水) 세홍후(洗紅後) 용보신겸담화약(用補腎兼痰火藥)

신장이 허해서 혀에 검은점이 생기면 생강즙에 꿀물을 섞어 혀가 붉어지도록 닦은 후 신장을 보하는 약과 담과 화를 다스리는 약을 쓴다.

설뉵간열증(舌衄肝熱症) 설출혈여천(舌出血如泉) 단괴화말섬지(但槐花末摻之) 심비열작창(心脾熱作瘡) 심열생창파열(心熱生瘡破裂)
설육간열증은 간장의 열로 인하여 혀에서 피가 나는 병이다. 혀에서 피가 샘솟듯이 나면 회화나무꽃을 가루를 내어 바른다. 심장에 열이 있으면 혀가 갈라지면서 종기가 생긴다.

치자골지여(齒者骨之餘) 입문왈(入門曰) 아치속신위대장(牙齒屬腎胃大腸) 신허자음(腎虛滋陰) 장위양(腸胃凉) 개구변지(開口便知)
치아는 뼈의 일부분이다. 입문왈. 치아는 신장・위장・대장경에 속하므로 신장이 허하면 음을 보해야 한다. 장과 위장이 깨끗하면 입이 편안해진다.

풍여열객한(風與熱客寒) 범뇌통난당(犯腦痛難當) 협해독담찬체혈(挾咳毒痰鑽掣穴) 은유흑점(齦有黑點) 피충상(被虫傷) 아의지인지유이(牙宜之因只有二) 주마감견소아방(走馬疳見小兒方) 외치필겸신온약(外治必兼辛溫藥) 찰아선회찰아상(擦牙先須擦牙床)
풍과 열과 한기가 뇌에 침범하여 생긴 치통에는 기침과 담이 생기는 것을 막아야 한다. 잇몸에 검은점이 생기면서 충에 상한 치통에는 2가지 원인이 있다. 어린아이가 영양부족이 원인이 되어 치통이 있으면 반드시 외부 치료를 겸해야 한다. 매우면서 따뜻한 성분의 약을 쓰고, 치아를 마사지하는데 먼저 잇몸부터 한다.

풍열통(風熱痛) 외감여내열상박(外感與內熱相搏) 치은종통(齒齦

腫痛) 농즙예취(膿汁穢臭) 풍냉통(風冷痛) 풍냉자치은(風冷者齒齦) 부종부양(浮腫不痒) 일점요동(日漸搖動) 열통(熱痛) 장위적열(腸胃積熱) 치은종난(齒齦腫爛) 구기취예(口氣臭穢) 한통(寒痛) 객한범뇌두(客寒犯腦頭) 연치통(連齒痛)

풍열통은 풍이나 열로 인한 치통인데 외부에서 감염된 경우와 내부의 열이 서로 공박하는 것이 원인이다. 증상은 잇몸에 종기가 생겨 고름이 나면서 악취가 난다. 풍냉통은 풍이나 냉으로 인한 치통인데 잇몸에 종기와 충은 없으나 치아가 점점 더 흔들린다. 열통은 열로 인한 치통인데 장과 위장의 열이 원인으로 잇몸에 종기가 생겨 문드러지면서 악취가 난다. 한통은 한기로 인한 치통인데 통증이 그치지 않는다.

충식통(虫蝕痛) 범인음식(凡人飮食) 불능결치(不能潔齒) 부취지기(腐臭之氣) 엄지일구(淹漬日久) 치은유공(齒齦有孔) 충기기간(虫期其間) 식일치진(蝕一齒盡) 우도기여(又度其餘) 지여감닉(至如疳䘌) 개기종류(皆其種類) 필살충이후지통(必殺虫以後止痛)

충식통은 벌레로 인한 치통으로 음식을 먹은 후 치아를 깨끗하게 닦지 않는 것이 원인이다. 음식이 썩어 치은에 구멍이 생기면 벌레가 그 사이에 들어가 하나를 다 먹으면 그 다음 것을 또 먹는다. 종기가 생겨 썩고 문드러져 고름이 나오면서 냄새가 난다. 반드시 벌레를 죽여야 통증이 그친다.

아치요동(牙齒搖動) 신원허야(腎元虛也) 우양명풍열(又陽明風熱)

공주치은동통(攻注齒齦動痛) 치부작통(齒浮作痛) 이면흑색(耳面黑色) 구건적갈(口乾作渴) 비신허증(脾腎虛症)

신장이 허해서 치아가 흔들리면 팔미환이 마땅하다. 위장의 풍열이 치은을 공격하면 치아가 흔들리며 통증이 따르고, 귀와 얼굴이 검고 입이 마르면서 갈증을 느끼는 것은 비장과 신장이 허하기 때문이다.

실흠탈합(失欠脫頷) 보거개불합(輔車開不合) 남성강즙(南星薑汁) 조부이백박합이숙이유거풍야(調付以帛縛合二宿而愈去風也)

하품을 하거나 기지개를 켜다 턱이 빠지거나 턱이 어긋나 입을 벌리기 어려우면 빻은 천남성*에 생강즙을 섞어 볼에 붙인 후 붕대로 묶어둔다. 2일 밤 자고 나면 풍이 사라지면서 낫는다.

4. 단방(單方)

① 붕사(硼砂) : 혀의 종기가 낫지 않으면 생강에 빻은 붕사를 묻혀 환부에 문지른다.

② 포황(蒲黃) : 치중설급설생창(治重舌及舌生瘡) 미초섬지즉차(微炒摻之卽差)

중설증이나 혀에 종기가 나면 부들꽃 가루를 살짝 볶아 혀에 뿌린다.

③ 황백(黃柏) : 치구창여신(治口瘡如神) 우밀초세말도지(又蜜炒細末塗之)

입병이 나면 황백에 꿀을 넣고 볶은 다음 가루를 내어 바른다.

④ 옥지산(玉池散) : 치풍충아통(治風虫牙痛) 동요지난(動搖潰爛) 혹변성골조풍(或變成骨槽風) 출농혈골로(出膿血骨露)

풍이나 충으로 인하여 치통이 있거나 잇몸이 상해서 이가 흔들리거나 골조에 풍이 생겨 농혈이 나오거나 치근이 드러나면 옥지산을 쓴다.

5. 입 · 혀 · 치아 · 턱을 다스리는 식품과 약재

① 구강염이나 구강암에는 가지, 감국, 결명자, 계내금, 골풀, 꼭두서니 뿌리, 꿀, 꿀풀, 닭고기, 더덕, 만년콩 뿌리, 망초, 매실, 바질, 뱀의 허물, 벌꿀, 승마, 엄나무 껍질, 오동나무 씨, 오배자, 자주쓴풀, 제비쑥, 조릿대 잎, 쪽, 한련초, 홍화.

② 입에서 냄새가 나면 라벤더, 보리, 부들꽃가루, 석곡, 세이지, 정향, 천궁, 향유.

③ 입이 마르면 승마, 잣, 조릿대 잎, 현삼.

④ 입이나 혀에 종기가 생기면 골풀, 으름덩굴, 노루귀, 승마, 오수유, 용뇌, 우황, 황벽나무.

⑤ 입을 벌리지 못하면 방풍(防風).

⑥ 각종 치통에는 가지, 고본 뿌리, 구기자나무 껍질, 구릿대 뿌리, 기장, 넉줄고사리, 노루귀, 녹용, 도꼬마리, 도꼬마리 씨, 독활, 두꺼비 기름*, 만년콩 뿌리, 말린 누에, 망초, 목련꽃, 몰약, 뽕나무 겨우살이, 순비기나무 씨, 쇠무릎, 쇠비름, 승마, 엄나무 껍질, 오수유, 정향, 초피나무 열매의 껍질, 한련초.

⑦ 충치로 인한 치통에는 두꺼비 기름*.

⑧ 위장의 열로 인한 치통에는 승마.

⑨ 잇몸이 부으면 우엉.

⑩ 잇몸에 염증이 생기면 계내금, 승마, 주사(珠砂), 우엉.

⑪ 치근에 종기가 생기면 대황(大黃), 만년콩 뿌리, 석고, 승마.

⑫ 치아송동(齒牙鬆疼)에는 한련초.

6. 입 · 혀 · 치아 · 턱을 다스리는 민간요법

① 입병에는 황벽나무나 박하 잎이나 감초를 물고 있거나 감초 달인 물로 입을 씻는다.

② 항상 입이 쓰고, 백태가 잘 끼고, 입이나 혀가 잘 곪고, 입냄새가가 심하면 보리로 밥이나 죽을 만들어 먹는다.

③ 입에 염증이 생기면 **1** 가지 꼭지를 검게 구운 다음 갈아 바른다. **2** 쪽을 빻아 자주 뿌려준다. **3** 태운 골풀 4g과 용뇌 0.4g을 섞어 상처 부위에 뿌려준다.

④ 입이 마르면 **1** 치자를 빻아 꿀을 넣고 개어 환약을 만들어 혀 밑에 넣고 굴린다. **2** 돼지 콩팥 1개와 생강 40g을 실처럼 썰어 쪄 먹는다.

⑤ 입속이 헐면 **1** 투구꽃* · 천남성* · 생강 1개씩를 빻아 1번에 8g씩 식초를 넣고 개어 잠자기 전에 손바닥과 발바닥 가운데에 붙인다. **2** 황벽나무 껍질을 달여 자주 물고 있는다. **3** 황벽나무 껍질을 초에 담갔다 그 물을 먹는다.

⑥ 입속에 종기가 생기면 **1** 황벽나무 껍질을 달여 자주 물고 있는다. **2** 황벽나무 껍질을 초에 담갔다 그 물을 먹는다.

⑦ 구감창에는 달걀 노른자를 붉은빛이 나도록 볶거나 쪄서 기름을 내어 바른다.

⑧ 구감창이 시작되면 **1** 소변과 말린 백반을 같은 양으로 빻아 바른다. **2** 해당화 뿌리·백년초·부들꽃 뿌리·탱자나무를 달여 입에 물고 있는다. **3** 불에 태워 가루를 낸 오매와 말린 백반을 같은 양으로 섞어 뿌려준다. **4** 황벽나무 20g, 알로에 진액 4g, 비상 2g을 함께 빻아 뿌려준다.

⑨ 입냄새가 심하면 석곡·맥문동 9g씩, 하눌타리 24g, 더덕·생지황 15g씩, 지모 12g, 깽깽이풀 3g에 물 500~700㎖를 넣고 물이 반으로 줄 때까지 달여 1~2일 동안에 나누어 마신다.

⑩ 입을 벌리지 못하면 귀 끝 아래 우묵한 곳을 침으로 자극하는데 남자는 왼쪽, 여자는 오른쪽을 먼저 실시한다.

⑪ 혀 밑에 혀가 또 나오는 중설증에는 사슴의 뿔이나 말의 이빨을 빻은 다음 꿀을 넣고 개어 매일 3번씩 혀 밑에 바른다.

⑫ 열로 인한 중설증에는 **1** 차조기 잎 40g, 시호 20g, 생강 100g을 넣고 달여 수시로 먹는다. **2** 본인의 소변을 마신다. 중설증은 위급한 병이니 서둘러야 한다.

⑬ 혀에 염증이 생기면 태운 골풀 4g과 용뇌 0.4g을 섞어 뿌려준다.

⑭ 혀가 헐거나 혀에 종기가 나면 **1** 대나무 잎과 띠 뿌리를 넣고 달여 먹는다. **2** 인동꽃 달인 물에 우황을 타서 먹는다.

⑮ 혀가 헐거나 종기가 생겨 혀가 하얘지면 **1** 엄나무 껍질 달인 물을 입에 물고 있는다. **2** 개의 쓸개를 항상 바른다. **3** 말오줌나무 잎을 입에 물고 있는다. **4** 솥 밑에 붙은 검정 그을음에

초를 넣고 개어 붙인다.

⑯ 혀에서 갑자기 피가 나면 팥에 물을 넣고 갈아 마신다.

⑰ 혀가 썩으면 사람의 태반을 흰빛이 나도록 씻어 대나무칼로 긁은 다음 생콩 가루를 넣고 환약을 지어 먹는다. 태반 3개를 쓰면 즉시 낫는다.

⑱ 몸이 냉하여 혀가 안으로 말려들어가면 말린 생강 40g을 달여 먹는다.

⑲ 화병이나 신경성으로 혀가 안으로 말려들어가면 **1** 대나무 진액이나 대나무 잎에 생강을 약간 넣어 달여 먹는다. **2** 민들레를 달여 먹는다.

⑳ 혀가 입 밖으로 나오면 얼음조각을 붙여둔다.

㉑ 놀래서 혀가 늘어지면 혀 밑의 설근혈에 침을 놓는다.

㉒ 혓바늘이 돋으면 **1** 얼음조각을 혀 위에 놓고 물고 있는다. **2** 쌀을 이는 바가지 안쪽 바닥을 숟가락 같은 것으로 긁으면 돌이 박혀 있는 경우가 있다. 이 돌을 하나씩 빼면서 뺀 자리를 혀로 핥는다.

㉓ 치아를 튼튼하게 하려면 **1** 피마잣대에 소금을 넣고 굽다가 소금만 남으면 빻은 다음 다시 피마잣대에 넣어 굽는다. 이와 같이 9번을 반복한 후 120g을 빻아 찌꺼기를 제거한 소나무 가지 120g, 붕사 20g을 섞어 빻아놓고 매일 양치질할 때 쓴다. 이 때 물로 입을 씻지 말고 그냥 뱉으면 평생 이가 튼튼하며 빠지지 않는다. **2** 처음 빠진 이를 불에 태운 다음 가루를 내어 물에 타서 먹는다. **3** 자연동 6~7개를 깨트린 다음 물을 넣고 달여

입에 물고 있는다.

㉔ 치통에는 **1** 붕사・초피나무 열매의 껍질・삼록을 가루를 내어 환부에 뿌리는데 침을 삼키지 않는다. **2** 구릿대 뿌리 80g, 용뇌 0.8g을 갈아 가루를 내어 콧속에 조금씩 불어넣는다. 짧으면 1분, 길면 10분 이내에 효과가 나타난다. **3** 가지 꼭지를 검게 구운 다음 갈아 바른다.

㉕ 풍치로 인한 치통에는 **1** 담배에 찧은 호두를 섞어 앓는 이에 연기를 쏘인다. **2** 오리목나무를 잘게 썰어 달인 다음 입에 물고 있는다. **3** 백도라지를 달여 여러 번 먹는다. **4** 싸리나무 씨끝에 솜을 동여매고 끓인 생꿀을 찍어서 앓는 이를 지진다. **5** 버드나무버섯을 잘게 썰어 대나무에 담은 후 앓는 이에 대고 연기를 피워 쏘인다. **6** 녹두 14개와 후추 7개를 빻은 다음 풀솜에 싸서 앓는 이에 대고 누른다.

㉖ 한기로 인한 치통에는 강활 3.78g, 부자*・말린 생강 1.85g씩, 자감초(煮甘草) 2.96g에 물 500㎖를 넣고 물이 반으로 줄 때까지 달인 다음 식혀서 하루에 조금씩 나누어 먹는다.

㉗ 이가 욱신거리는 치통에는 **1** 생우엉즙 40g에 소금을 넣고 달인 물을 잇몸에 바른다. **2** 오래 묵은 소나무의 솔방울을 달인 물을 입에 물고 있는다. **3** 붕사 가루를 바른 후 양치질을 하지 말고 기다린다. **4** 자단향을 깎아 상투에 꽂아둔다. **5** 동쪽으로 뻗은 찔레나무 뿌리를 달인 물을 입에 물고 있는다.

㉘ 치농루에는 가지 꼭지를 검게 구운 다음 가루를 내어 바른다.

㉙ 풍치에는 **1** 기와지붕에서 자라는 풀을 달여 자주 입에 물고

있는다. ❷ 자연동 20g과 붕사 10g을 넣고 달여 입에 물고 있는데 자주 한다.

㉚ 충치에는 찧은 호두를 담배와 섞어 앓는 이에 대고 연기를 빨아 쏘인다.

31. 과로하여 이가 들뜨거나 아프거나 잇몸이 붓거나 헐면 목련꽃 40g, 사상자 80g, 청염(淸鹽) 20g을 빻아 잇몸에 바르거나 양치질할 때 쓴다.

32. 잇몸에서 피가 나면 더덕·맥문동·백복령을 넣고 달여 먹는다.

33. 잇몸이 썩으면 개의 기름을 뜨겁게 끓인 다음 솜에 묻혀 환부를 지진다.

34. 잇몸이 곪아 썩는 냄새가 나면 작두콩을 끓여 차처럼 마신다.

35. 잇몸이 부어 허옇거나 문드러지면 현삼·도라지·감초 3g씩을 넣어 달여 먹고, 양쪽 귓바퀴에 3장씩 뜸을 한다.

36. 턱이 늘어지면 ❶ 화롯불에 턱을 쪼여 땀이 나면 헝겊이나 수건으로 동여매둔다. ❷ 뽕나무 가지를 달여 뜨겁게 해서 먹고 땀을 낸다.

37. 어린아이 아구창에는 쪽가루를 자주 뿌려준다.

6. 인 후

인후는 목구멍을 말하는데 음식을 위장으로 보내는 통로 역할을 하고, 호흡할 때 산소를 흡입하면서 동시에 체내의 가스를 배출시키는 역할을 한다.

1. 인후질환의 원인

① 감기에 걸리면 발생할 수 있다.

② 뜨거운 음식을 먹으면 발생할 수 있다.

③ 신경을 많이 쓰거나 화병이 있으면 발생할 수 있다.

④ 심장에 열이 있거나 기관지에 이상이 있으면 발생할 수 있다.

⑤ 몸에 수분 · 혈액 · 진액 등이 부족하면 발생할 수 있다.

⑥ 기울증(氣鬱症)이 있거나 간장에 열이 있으면 발생할 수 있다.

2. 인후의 한열허실기(寒熱虛實氣)

인후질환은 한증(寒症) · 열증(熱症) · 실증(實症) · 기증(氣症)으로 인하여 생긴다.

① 한증(寒症) : 목구멍이 냉하면 감기에 걸릴 수 있다.

② 열증(熱症) : 목구멍에 열이 있으면 목구멍에 통증이 따르면서 목이 말라 갈증을 느끼고, 편도가 붓고, 염증이 생기고, 입 안이 희어지고, 심하면 눈이 튀어나오기도 한다.

③ 실증(實症) : 목구멍이 실하면 갑상선이 생길 수 있다.

④ 기증(氣症) : 목구멍에 기가 뭉치면 목구멍에 무언가가 붙어 있는 것 같아 넘기려고 해도 넘어가지 않고 뱉으려고 해도 나오지 않아 답답하며 헛기침을 하는 경우가 많다. 이것을 매핵증이라 한다.

3. 인후질환을 다스리는 방법

증상에 맞게 식품이나 약재를 활용하면 큰 도움이 될 것이다.

4. 인후에 대한 의서의 내용

인후지병(咽喉之病) 개속화(皆屬火) 내경왈(內經曰) 일음일양결(一陰一陽結) 위지후비(謂之喉痺) 일음위심생지맥(一陰爲心生之脉) 일양위삼초지맥야(一陽爲三焦之脉也) 삼초심주맥(三焦心主脉) 병락후(竝絡喉) 기열내결고(氣熱內結故) 위후비(爲喉痺)

인후질환은 모두 화에 속한다. 경왈. 1음과 1양이 맺힌 것을 후비라고 하는데 1음은 심장의 맥이고 1양은 삼초의 맥이다. 삼초와 심장의 주맥 둘이 모두 목에 연결되어 있으므로 기와 열이 속에서 맺히면 후비가 되는 것이다.

후비회염지양방종자(喉痺會厭之兩傍腫者) 속위지쌍유아이치(俗謂之雙乳蛾易治) 회염지일변종자(會厭之一変腫者) 속위지단유아난치(屬謂之單乳蛾難治)

쌍유아는 회염의 양쪽에 종기가 나는 병인데 치료하기 쉽고, 단유아는 회염의 한쪽에 종기가 나는 병인데 치료하기 어렵다.

맹감증(猛疳症) 급후비창(急喉痺瘡) 발인익(發咽嗌) 차질치지칙인색(此疾治遲則咽塞) 인색칙급불통(咽塞則急不通) 기불통칙반일사(氣不通則半日死)

맹감증은 갑자기 목구멍에 창이 생기는 병이다. 치료가 늦어지면 목이 막히고, 목이 막히면 기가 통하지 않고, 기가 통하지 않으면 반나절만에 죽는다.

전후풍증(纏喉風症) 열결인후(熱結咽喉) 종요어외(腫遶於外) 차마차양(且痲且痒) 종이대자(腫而大者) 명왈전후풍(名曰纏喉風) 자이변과이하(自耳変過頤下) 적피자시야(赤皮者是也)

전후풍증은 목구멍에 맺힌 열로 인하여 큰 종기가 생겨 밖까지 에워싸 목구멍이 마비되거나 가려운 병이다. 증상은 귓가에서 턱 아래까지 붉어진다.

현옹수증(懸癰垂症) 현옹생어상악(懸癰生於上齶) 수불관어인후(雖不關於咽喉) 소이폭종자(所以暴腫者) 앙역열기사연야(仰亦熱氣使然也)

현옹수증은 목젖이 내려앉는 병이다. 상악에서 생기므로 인후질환이 아닌 것 같으나 갑자기 종기가 생기는 것을 보면 역시 열로 인한 병이다.

매핵증(梅核症) 칠정기(七情氣) 울결성담연(鬱結成痰涎) 수기적취(隨氣積聚) 견대여괴(堅大如塊) 재심복간(在心腹間) 혹색인후(或塞咽喉) 여매핵(如梅核) 분나양(粉挐樣) 각불출(咯不出) 연불하(嚥不下) 매발욕절(每發欲絶) 역해음식(逆害飮食) 의사칠탕득효(宜四七湯得效)

매핵증은 칠정이 넘치거나 부족해서 담이나 침이 생기는 병이다.

기를 따라 큰 적취가 굳어 덩어리 같아지는데 가슴과 배 사이에 있다. 또 매실 같은 것이 목구멍에 걸려 뱉어도 나오지 않고 삼켜도 넘어가지 않는다. 발작할 때마다 숨이 끊어질 것 같고 역하여 음식을 먹지 못한다.

시인증(尸咽症) 음양불화(陰陽不和) 비폐옹성(脾肺壅盛) 풍열독기(風熱毒氣) 불능통고(不能痛故) 영시충발동(令尸虫發動) 상식어후(上蝕於喉) 혹양혹동(或痒或疼) 여닉지후야(如䘌之候也)

시인증은 후두결핵을 말한다. 음양이 화합하지 못하여 비장과 폐에 종기가 생기고, 풍열의 독기가 통하지 못하여 시충이 발동하여 목구멍을 침식한다. 목구멍이 가렵고 통증이 따르며 작은 벌레가 좀먹는 증세와 같다.

인후통증(咽喉痛症) 인통운익(咽痛云嗌) 통자위인후(痛者爲咽喉) 불능납타여식이지기폐색야(不能納唾與食而地氣閉塞也) 운후비인익통자(云喉痺咽嗌痛者) 위인후구병(謂咽喉俱病) 천지기병폐색(天地氣幷閉塞) 개병후비자(盖病喉痺者) 필겸인익통병(必兼咽嗌痛病) 인익통자(咽嗌痛者) 불겸후비야(不兼喉痺也)

목의 통증과 목구멍의 통증은 같은 것이다. 통은 인후가 침과 더불어 음식을 삼키지 못하는 것으로 지기가 폐색함을 말한다. 또 목구멍에 통증이 있는 것은 인후가 함께 병들어 천지의 기가 함께 막혀 있음을 말하니, 인후병은 대개 목의 통증을 겸하나 인익증으로 통증이 있는 것은 후비증을 겸하지 않는다. 인익증은 목소리가 가늘어지고 목에 통증도 따른다.

상한인통증(傷寒咽痛症) 상한양독음독(傷寒陽毒陰毒) 개인통(皆咽痛) 소음한침인통(少陰寒侵咽痛)

상한인통증은 상한으로 인한 목구멍 통증이다. 상한의 열로 인하여 독기가 있으면 목구멍에 통증이 따르는데 소음경에 한기가 침입하면 목이 아프다.

인후창증(咽喉瘡症) 인후생창통(咽喉生瘡痛) 다속허화(多屬虛火) 유행무제(遊行无制) 객어인후(客於咽喉)

인후창증은 목구멍에 창이 생기는 병이다. 목구멍에 염증이 생겨 통증이 따르는 병은 모두 화가 허하기 때문이다. 활동을 절제하지 못하여 목구멍으로 객이 들어온 것이다.

후비실음증(喉痺失音症) 인후생창(咽喉生瘡) 영폐성불출자(令閉聲不出者)

후비실음증은 목구멍에 종기가 생겨 소리가 나오지 않는 병이다.

5. 단방(單方)

① 망초(芒硝) : 망초는 비에 좋다. 입에 물고 있으면서 침을 조금씩 삼킨다.

② 백강잠(白殭蠶) : 갑자기 목구멍이 막히면 말린 누에를 볶아 백반 가루와 매실을 섞은 다음 조자대 환약을 만들어 입에 물고

녹여 먹는다.

③ 나복즙(蘿菖汁) : 후비증으로 수곡이 넘어가지 않으면 무즙을 천천히 삼킨다.

6. 인후를 다스리는 식품과 약재

① 인후염에는 감초, 강활, 골풀, 구절초, 까마중, 꼭두서니 뿌리, 꽈리 나무 · 열매, 꿀풀, 단너삼, 달개비, 달맞이꽃, 달팽이, 대나무 잎, 대황(大黃), 도라지, 돌나물, 두꺼비 기름*, 만년콩 뿌리, 말린 누에, 말오줌나무, 매미의 허물, 맥문동, 머위꽃, 며느리배꼽, 목이버섯, 물소의 뿔, 민들레, 박하, 백미, 뱀의 허물, 범부채, 복숭아 씨, 부처손, 붓꽃나무 뿌리, 비단풀, 비파나무 잎, 살구 씨, 선인장, 왕고들빼기, 용뇌, 우엉, 우황, 위령선, 인동, 인동꽃, 으름덩굴, 자주쓴풀, 작두콩, 제비쑥, 쥐방울덩굴, 진주, 질경이 씨, 참나리, 천마(天麻), 천문동, 파두*, 하눌타리, 현삼, 형개.

② 후두염에는 만년콩 뿌리, 말린 누에, 매미의 허물, 목적(目賊).

③ 목구멍에 멍울이 생기면 매미의 허물, 도라지.

④ 매핵증에는 반하*.

⑤ 목구멍에 담이 막히면 돼지 쓸개즙, 쥐엄나무 열매의 씨, 파두*.

⑥ 목구멍이 마비되면 말린 누에.

⑦ 목젖이 마비되면 계내금, 쇠무릎.

⑧ 목구멍에 생선가시가 걸린 것 같으면 위령선.

⑨ 목구멍 종창에는 청미래덩굴, 천산갑(千山甲), 조롱이.

⑩ 갑상선에는 모려분, 소루쟁이, 팥, 수양버들 가지.

⑪ 식도암에는 다래, 당근, 당패랭이 꽃·뿌리, 마름, 모려분, 민들레, 브로콜리, 상황버섯, 오적골, 조릿대 잎, 청미래덩굴, 한련초, 회화나무.

7. 인후를 다스리는 민간요법

① 목구멍이 불편하면 **1** 붕사 덩어리를 입에 물고 있으면 침이 나오는데, 그 침으로 목구멍을 자주 적셔준다. **2** 박꽃에 찾아드는 나비를 불에 태운 다음 빻아 목구멍에 뿌린다.

② 인후질환으로 위급해지면 같은 양의 돼지 이빨·쥐엄나무 열매의 씨·백반·깽깽이풀을 기와에 올려놓고 불을 때 말린 다음 빻아 목구멍에 불어넣는다.

③ 인후암에는 목이버섯 75g에 흑설탕 약간과 물을 붓고 흐물흐물해질 때까지 고아 풀처럼 만들어 하루에 5~7번 작은 숟갈로 1번씩 입에 넣어 녹이면서 먹는다.

④ 인후염에는 **1** 목이버섯 75g에 흑설탕 약간과 물을 붓고 흐물흐물해질 때까지 고아 풀처럼 만들어 하루에 5~7번 작은 순갈로 1번씩 입에 넣어 녹이면서 먹는다. **2** 마가목 열매를 몇 번 꼭꼭씹어 먹거나 달여 먹는다. 열매를 구하기 어려우면 잔가지를 써도 좋다. **3** 더덕 4~10g에 물 500㎖를 넣고 물이 반으로 줄 때까지 달여 하루에 여러 번 나누어 마신다. **4** 말린 더덕을 빻아 1번에 4g씩 하루에 2~3번 따뜻한 물과 함께 먹는다. **5** 쪽잎·목부용 잎 300g씩, 민들레 120g에 물 6 l 를 넣고 12시간 정도 끓이면 3분의 1 정도로 줄어든다. 1번에 20㎖씩 하루에 3번

따뜻하게 해서 공심복에 마신다. **6** 백선 뿌리의 껍질을 가루를 낸 후 밥풀에 개어 환부에 붙인다. **7** 생원추리 뿌리로 즙을 내어 마신다. **8** 시호와 칡 뿌리 9g씩에 물 500㎖를 넣고 물이 반으로 줄 때까지 달여 하루에 2~3번 나누어 마신다. 열이 아주 높으면 황금(黃芩) 12g을 더 넣는다.

⑤ 급성인후염에는 태운 골풀 4g과 용뇌 0.4g을 섞어 환부에 뿌린다.

⑥ 편도선염에는 **1** 우엉과 감초 6g씩에 물 600㎖를 넣고 달여 조금씩 입에 물고 있다가 삼킨다. **2** 도라지와 감초 10g씩에 물 500㎖를 넣고 물이 반으로 줄 때까지 달여 탕액만 여러 번에 나누어 마신다. **3** 연 뿌리 달인 물을 입에 물고 있는다. **4** 싸리나무를 타지 않게 잘 볶은 다음 빻아 1번에 4g씩 하루에 2~3번 식사 1시간 후에 따뜻한 물과 함께 먹는다. 증세가 심하면 3~4번 먹는다. **5** 볶아서 빻은 살구 1.2g과 계피 가루 0.4g을 섞어 침으로 삼킨다. **6** 살구를 태운 다음 빻아 환부에 골고루 뿌려준다. **7** 마가목 열매를 몇 번 꼭꼭씹어 먹거나 달여 먹는다. 열매를 구하기 어려우면 잔가지를 써도 좋다.

⑦ 감기로 인하여 편도가 부으면 도라지에 물을 넣고 달여 먹는다.

⑧ 편도선염이나 감기로 인하여 목이 아프면 도라지 3~10g에 물 300㎖와 감초를 약간 넣고 물이 반으로 줄 때까지 달여 거품을 걷어낸 다음 하루에 여러 번 나누어 마신다.

⑨ 목구멍이 부어 막히면 **1** 소금을 뿌린다. **2** 말린 송이버섯을 따뜻한 물에 담갔다 먹거나 달여 먹는다. **3** 맥문동을 달인 다음 우황을 타서 먹는다.

⑩ 목구멍에 멍울이 생기면 두꺼비 오줌을 바른다.

⑪ 목구멍 통증에는 **1** 우엉 8g에 물 300㎖를 넣고 물이 반으로 줄 때까지 달여 하루에 3번 나누어 마신다. **2** 우엉 생것과 볶은 것을 1 : 1로 섞어 가루를 낸 다음 1번에 4g씩 끓인 물과 함께 먹는다.

⑫ 목구멍에 종기가 생겨 통증이 있으면 **1** 붕사 가루를 대통에 넣어 목구멍에 불어넣는다. **2** 소금을 피마잣대에 넣어 구운 다음 환부에 뿌리고 자는데 자주 하면 좋다. **3** 자주쓴풀·석고·황금(黃芩) 8g씩에 물 500~700㎖를 넣고 물이 반으로 줄 때까지 달여 하루에 여러 번 나누어 마신다.

⑬ 목구멍에 종기가 생겨 붓고 통증이 있으면 **1** 소금을 붉게 볶은 다음 빻아 목구멍에 6~7번 넣는다. **2** 볶아서 빻은 살구 1.2g과 계피 가루 0.4g을 섞어 침으로 삼킨다. **3** 살구를 태운 다음 빻아 환부에 골고루 뿌려준다.

⑭ 목구멍의 물집이 터져 통증이 있으면 침으로 깨트려 피를 빼낸 후 검은 깨소금이나 식염으로 문지른다.

⑮ 목젖이 부어 통증이 있으면 **1** 쥐엄나무 열매의 씨와 말린 백반을 빻은 다음 꿀을 섞어 바른다. **2** 우엉 2~3g에 물 200㎖를 넣고 물이 반으로 줄 때까지 달여 1번에 마신다.

⑯ 목젖이 부어 처지면 **1** 초 끝에 소금을 찍어 목젖에 바른다. **2** 소금과 말린 백반을 빻아 목구멍에 불어넣는다.

⑰ 목이 쉬면 마가목 열매를 몇 번 꼭꼭 씹어 먹거나 달여 먹는다. 열매를 구하기 어려우면 잔가지를 써도 좋다.

6장. 손발 · 팔다리 · 어깨 · 목 · 등

1. 손발 · 팔다리 · 어깨

손톱과 손가락은 오장과 연결되어 있으므로 손톱이나 손가락을 보면 어느 장부에 병이 있는지 알 수 있다. 이것은 육효(六爻)에서 활용하는 진찰법으로 해야 각 장부와 맞는다. 더 자세한 것을 알고 싶으면 필자가 삼한출판사에서 출간한 『주역육효의 해설방법』이나 『명인재』를 참고하기 바란다.

■ 손가락과 장부의 관계

왼손은 양(陽)으로 부(腑)를 보고, 오른손은 음(陰)으로 장(臟)을 본다. 첫째 손가락은 폐, 둘째 손가락은 위장, 셋째 손가락은 간장, 넷째 손가락은 심장, 다섯째 손가락은 신장을 본다.

■ 손톱으로 건강을 체크하는 방법

① 손톱이 푸르면 심장판막증인 경우가 많고, 희면 백혈병인 경우

가 많다.

② 손톱에 가로줄이 생기면 위장병인 경우가 많고, 세로줄이 생기면 장이 냉한 경우가 많다.

③ 손톱에 희끗희끗한 점이 있으면 감기인 경우가 많다. 이것이 보이기까지는 대개 7~8일이 걸리니 눈에 보이면 7~8일 전에 발병했다는 뜻이고, 손톱 중간에 있으면 15일 정도된 병으로 본다.

④ 손톱 중간이 바가지를 엎어놓은 것처럼 솟으면서 색상이 희끗하고 윤기가 나면 암인 경우가 많다.

1. 손발 · 팔다리 · 어깨의 한열허실기(寒熱虛實氣)

손발 · 팔다리 · 어깨질환은 한증(寒症) · 열증(熱症) · 허증(虛症) · 실증(實症) · 기증(氣症)으로 인하여 생긴다.

① 한증(寒症) : 손발이 차며 시리고 식은땀이 나기도 한다.

② 열증(熱症) : 손발이 터지고 갈라지면서 거칠어진다.

③ 허증(虛症) : 손발에 힘이 없고 항상 나른하며 피로를 많이 느낀다.

④ 실증(實症) : 손발의 근육에 탄력이 있어 건강미가 넘친다.

⑤ 기증(氣症) : 기실증(氣實症)인지 기허증(氣虛症)인지를 파악하여 위의 허증(虛症)이나 실증(實症)을 참고한다.

2. 손발 · 팔다리 · 어깨를 다스리는 방법

① 증상에 맞게 식품이나 약재를 활용한다.

② 허리나 단전에 뜸을 하면 좋다.

③ 원심수기요법(圓心手奇療法)을 활용하면서 필자가 개발한 약떡을 놓고 뜸을 하면 큰 효과를 볼 수 있다.

3. 손발 · 팔다리 · 어깨에 대한 의서의 내용

수오지유명(手五指有名) 일왈대지(一曰大指) 이왈염지(二曰鹽指) 삼왈장지(三曰長指) 사왈무명지(四曰無名指) 오왈소지(五曰小指)

다섯 손가락에는 각각 이름이 있다. 첫째는 대지, 둘째는 염지, 셋째는 장지, 넷째는 무명지, 다섯째는 소지라고 한다.

영구경왈(靈樞經曰) 장중열자(掌中熱者) 복중열(腹中熱) 장중한자(掌中寒者) 복중한(腹中寒) 견비병인(肩臂病因) 심폐유사(心肺有邪) 기기류우양주(其氣流于兩肘)

영구경왈. 손바닥에 열이 있으면 뱃속에 열이 있는 것이고, 손바닥이 차면 뱃속이 냉한 것이다. 어깨와 팔에 병이 생기는 것은 폐와 심장의 사기가 양팔로 흐르기 때문이다.

수조점병(手爪占病) 간열자(肝熱者) 색창이조고(色蒼而爪枯) 병인조갑백자불치(病人爪甲白者不治) 대지증(大指症) 지두선종(指頭先腫) 흔열체동연후(掀熱掣疼然後) 어조갑변(於爪甲変) 결농궤과(結膿潰破) 심자조갑구탈(甚者爪甲俱脫) 대지(代指) 역위지천사두창(亦謂之天蛇頭瘡)

손톱이 마르면서 푸르면 간장에 열이 있는 것이고, 손톱이 희면

불치병이다. 대지증은 손가락 끝에 종기가 난 다음 열이 나고, 통증이 있은 후에 손톱이 변하여 곪아터지는 병인데 심하면 손톱이 빠진다. 천사두창이라고 하는데 생손앓이를 말한다.

양비지간(兩髀之間) 광육촌반(廣六寸半) 족장일척이촌(足長一尺二寸) 광사촌반(廣四寸半) 내경왈(內經曰) 한궐자수족한야(寒厥者手足寒也) 열궐자수족열야(熱厥者手足熱也) 개양쇠어하칙위한궐(盖陽衰於下則爲寒厥) 음쇠어하칙위열궐(陰衰於下則爲熱厥) 음양지기(陰陽之氣) 불상접속칙위궐한열(不相接續則爲厥寒熱) 개유신지정기(皆由腎之精氣) 내갈이성야(內竭而成也)

양쪽 넓적다리의 간격은 6촌 반이고, 길이는 1자 2치이고, 넓이는 4촌 반이다. 내경왈. 한궐은 손발이 냉한 병이고, 열궐은 손발에 열이 있는 병이다. 끝에서부터 양이 쇠하면 한궐이 되고, 음이 쇠하면 열궐이 되니 음양이 서로 만나지 않으면 한열의 궐증이 된다. 모두 신장의 정기가 안에서 다하여 모자라기 때문이다.

영구경왈(靈樞經曰) 비유사(脾有邪) 기기류우양고(其氣流于兩股) 신유사(腎有邪) 기기류우양괵(其氣流于兩膕) 인흑수자이치(人黑瘦者易治) 육후적백자난치(肉厚赤白者難治) 각기충심(脚氣衝心) 황홀기급(恍惚氣急) 맥사대사소자사(脉乍大乍小者死) 병인족부상종슬대여두(病人足趺上腫膝大如斗) 십일사(十日死)

영구경왈. 각기병은 비장의 사기가 양 넓적다리로 들어가고, 신장의 사기가 양쪽 오금으로 들어가 생기는 것이다. 살이 검고 야위면 쉽게 치료되나 살이 찌고 붉거나 희어지면 치료하기 어렵다. 각기가 심장을 향하면 기가 위급하며 몽롱해져 맥이 크게 뛰다 작게 뛰다 하면 죽는다. 만일 발등에 큰 종기가 나고 무릎이 많이 부으면 10일만에 죽는다.

각기금지법(脚氣禁忌法) 제일기진(第一忌嗔) 진칙심번(嗔則心煩) 각기발(脚氣發) 제이금대어(第二禁大語) 대어칙상폐(大語則傷肺) 역발동(亦發動) 구부득노족(久不得露足) 당풍입수(當風入水) 이냉수세각(以冷水細脚) 수하월(雖夏月) 당회착면곤(當須着綿棍)

각기병을 막으려면 크게 화를 내면 안 된다. 진노하면 마음이 번잡하여 각기병이 따른다. 그리고 큰 소리를 지르면 안 된다. 큰 소리를 지르면 폐가 상해서 각기병이 된다. 그리고 오랫동안 발을 내놓고 바람을 쐬거나 물에 담그거나 냉수에 씻으면 안 된다. 여름에도 항상 솜옷을 입는 것처럼 해야 한다.

위병지인(痿病之因) 위위수족(痿謂手足) 위약무력(胃弱無力) 이운동야(以運動也) 유폐금본조(由肺金本燥) 조지위병(燥之爲病) 혈쇠부득(血衰不得) 영양백해고(榮養百骸故) 수족위약(手足胃弱) 불능운동(不能運動) 유추금왕(猶秋金旺) 칙초목위락(則草木萎落) 병지상야(病之象也) 위유위야(痿猶萎也)

위증은 손발이 약하고 무력한 증상이니 운동을 해야 한다. 폐는 금에 속하므로 본래 메마른데 또 메말라 병이 되는 것이다. 영양분을 보충하지 않으면 혈이 쇠약해져 모든 뼈가 마르고 손발이 약해져 운동을 하지 못한다. 마치 가을에 금이 왕성하면 초목이 위락하는 것과 같다. 따라서 저린 증세와 야위는 증세는 서로 통한다.

일인자과이하(一人自胯以下) 상각혈(常覺熱) 동불가면어상(冬不可綿於上) 상자언왈(常自言曰) 아품칠장(我稟質壯) 불과냉(不怕冷) 여왈족삼음허(予曰足三陰虛) 의단욕사(宜斷慾事) 이보양음혈(以補養陰血) 서가면(庶可免) 피소부답(彼笑不荅) 연근오십(年近五十) 환위반년이사(患痿半年而死)

어떤 사람이 항상 사타구니 아래에 열기가 있어 겨울에도 솜옷을 입지 못하였다. 그는 자신은 건강한 체질로 태어나 한냉을 두려워하지 않는다고 하였다. 그래서 족삼음이 허하니 성생활을 삼가하고 음혈을 보양해야 앞으로 질병을 면한다고 하였다. 그러나 그는 일소에 무시하며 조심하지 않더니 오십이 가까워 저린증에 걸려 반년이 안 되어 죽었다.

학슬풍증(鶴膝風症) 환이후각동(患痢後脚疼) 탄약불능행구(痪弱不能行屨) 명왈이풍(名曰痢風) 혹양슬종대통(或兩膝腫大痛) 비경고석(髀經枯腊) 단존피부(但存皮膚) 여학슬지절(如鶴膝之節) 구련전와불능굴신(拘攣踡臥不能屈伸) 대방풍탕주지(大防風湯主之)

학슬풍증은 풍리라고도 하는데, 이질을 앓은 뒤 양 종아리에 통증이 있고, 중풍에 걸린 것처럼 힘이 없어 걷기 어려운 병이다. 양 무릎에 큰 종기가 생겨 통증이 따르고, 넓적다리가 포를 말린 것처럼 말라 새의 무릎과 같고, 구부리거나 누울 때 경련이 일어나 움직이기 어려운데 주로 대방풍탕을 쓴다.

갑저창증(甲疽瘡症) 일명감갑(一名嵌甲) 혹인할갑상기(或因割甲傷肌) 수성창종(遂成瘡腫) 녹반오전(綠礬五錢) 화하후냉(火煆候冷) 연위말(研爲末) 선이염탕세창(先以鹽湯洗瘡) 식건부반말(拭乾付礬末) 연백이정(軟帛裹定) 일일일이(一日一易) 자열착의(自熱着矣) 우고백반삼전(又枯白礬三錢) 황단오분(黃丹五分) 위말삼지(爲末糝之)

갑저창증은 감갑증이라고도 하는데, 발톱 밑에 종기가 생기는 병이다. 손톱이나 발톱을 자르다 생긴 상처가 종창이 되는 것이다. 우선 소금을 끓인 물로 환부를 씻은 후 말리고, 녹반 20g을 불에 구운 다음 식혀 가루로 만들어 붙이고 싸매두면 하루가 지나면 저절로 낫는다. 또 말린 백반 12g에 황단 2g을 넣고 죽처럼 만들어 붙인다.

4. 단방(單方)

① 오배자(五倍子) : 치수족균열(治手足皸裂) 우위말조우(右爲末調) 우뇌수전봉칙유(牛腦髓塡封則愈)

손발이 트고 갈라지면 오배자를 빻은 다음 소의 뇌수와 섞어 갈라진 틈 사이를 채우고 봉해두면 즉시 낫는다.

② 하수오(何首烏) : 치공연풍(治骨軟風) 요슬통(腰膝痛) 하수오일근(何首烏一斤) 우슬반근(牛膝半斤) 흑두삼승(黑豆三升) 전취즙(煎取汁) 반증삼차(拌蒸三次) 공도성니(共搗成泥) 쇄건위말

(晒乾爲末) 조육화환(棗肉和丸) 오자대(梧子大) 주하오십환(酒下五十丸)

풍으로 인하여 뼈가 약하고 허리와 무릎에 통증이 따르면 조롱이 600g, 쇠무릎 · 검정콩 300g씩을 각각 달여 즙만 취한 후 3번씩 찐다. 햇볕에 말린 다음 함께 갈아 가루를 내어 대추와 섞어 환약을 만든다. 1번에 50~70개씩 술과 함께 먹는다.

③ 오가피(五加皮) : 요위벽각약(療痿躄脚弱) 양주복(釀酒服) 혹수전여차음지(或水煎如茶飮之)

종아리가 약해서 일어서지 못하면 오가피로 술을 만들거나 물을 넣고 끓인 차를 마신다.

④ 빈랑(檳榔) : 치각기충심(治脚氣衝心) 우말이전(右末二錢) 이동변강즙온주(以童便薑汁溫酒) 각반잔조복(各半盞調服)

각기병이 심장을 자극하면 계수나무 열매 가루 8g에 어린아이의 소변과 생강즙을 100㎖씩 섞어 먹는다.

5. 손발 · 팔다리 · 어깨를 다스리는 식품과 약재

① 손발이 냉하면 누런 개의 음경, 당귀, 더덕, 말린 생강, 무, 부자*, 산수유, 숙지황, 오리나무더부살이, 육계, 투구꽃*, 홍화.

② 위장염으로 인하여 손발이 냉하면 정향.

③ 손발이 마비되면 뽕나무 가지, 삼지구엽초, 위령선, 쇄양, 지렁이, 진득찰, 천마(天麻), 천오*.

④ 손발에 경련이 일어나면 대추, 도꼬마리, 두릅나무 껍질, 말오줌나무, 모과, 말린 누에, 멧대추 씨, 민들레, 백복령, 백작약, 쇠무

릎, 애기똥풀, 우황, 율무, 전복 껍질, 조구등, 진범(秦凡), 천마(天麻), 천궁, 투구꽃*, 현호색, 호장근.

⑤ 손발의 맥이 약하면 말린 생강, 육계.

⑥ 손발에 힘이 없으면 고비, 속단.

⑦ 손발이 나른하고 힘이 없으면 더덕, 오골계.

⑧ 발이 암홍색이나 청자색으로 변하면 홍화.

⑨ 발과 무릎에 힘이 없으면 고비, 두충, 쇄양, 호랑이 뼈.

⑩ 무릎이 냉하면 삼지구엽초, 생강나무, 오가피, 위령선, 투구꽃*, 황칠, 흰봉선화.

⑪ 무릎에 힘이 없으면 광나무 열매, 구기자, 녹용, 닥나무 씨, 두충, 물개의 음경과 고환, 부자*, 부추 씨, 삼지구엽초, 석곡, 속단, 쇄양, 숙지황, 오가피, 조롱이, 진득찰, 한련초.

⑫ 종기로 인하여 무릎에 통증이 있으면 삽주 뿌리.

⑬ 다리나 무릎에서 찬바람이 나면서 통증이 있으면 말린 누에의 똥, 부추 씨, 양기석, 오리나무더부살이, 육계, 진득찰, 침향, 파고지.

⑭ 평소에 다리에 힘이 없고 시큰거리며 통증이 있으면 양파.

⑮ 기혈이 뭉쳐 사지에 통증이 있으면 고본 뿌리, 당귀, 독활, 위령선, 현호색.

⑯ 풍습으로 인하여 팔뚝에 통증이 있으면 강황, 전충(全蟲), 지네.

⑰ 어깨에 통증이 있으면 당귀, 무, 산수유, 숙지황, 오리나무더부살이, 투구꽃*, 홍화.

⑱ 견갑골에 통증이 있으면 강황, 계수나무 가지, 강활, 뽕나무 가지.

⑲ 바람을 쐬여 몸이 붓고 무거우면서 어깨에 통증이 있으면 강황,

전충(全蟲), 지네.

⑳ 상지비통에는 뽕나무 가지.

㉑ 간질로 인한 손발 추휵에는 영양의 뿔.

㉒ 각기병에는 개자, 두충잎, 돼지의 간, 모과, 바닷말, 여꽃대, 오가피, 오약, 우렁, 위령선, 자리공 뿌리*, 파극, 팥, 호로파, 황벽나무.

㉓ 건습으로 인한 각기병에는 감송, 율무, 회향.

㉔ 양기가 허해서 생긴 각기병에는 오가피, 정향.

㉕ 각기로 인하여 종기가 생겨 통증이 있으면 모과, 계수나무 열매, 쇠무릎, 오가피.

㉖ 각기병으로 종아리가 마르면 삽주 뿌리, 모과.

㉗ 한습으로 인한 각기에 종기가 생겨 통증이 있으면 대회향, 오수유, 위령선, 회향.

㉘ 수종각기에는 대복피, 동과, 모과, 바닷말, 방기, 부자*, 삼백초, 오가피, 옥수수 수염, 욱이인(郁以仁), 율무, 택사, 팥.

㉙ 병이 손발에서 시작해 몸으로 퍼지면 천오*, 측백나무 잎.

㉚ 풍습으로 인하여 팔뚝에 통증이 있으면 강황, 전충(全蟲), 지네.

6. 손발 · 팔다리 · 어깨를 다스리는 민간요법

① 손발이 화끈거리면 **1** 오리나무더부살이 150g에 소주 1 *l* 와 설탕을 적당히 넣어 1개월 정도 숙성시킨 다음 걸러 마신다. **2** 오리나무더부살이를 가루를 내어 따뜻한 청주와 함께 마신다.

② 손발이 냉하면 **1** 산수유를 달여 장복한다. **2** 약쑥으로 술을 빚어 몇 개월 동안 상복한다. **3** 당귀 100g을 헝겊에 싸서 뜨거

운 물에 담가 우린 물로 목욕을 한다.

③ 한기에 상해서 손발이 냉하면 강활 3.78g, 부자*·말린 생강 1.85g씩, 자감초(煮甘草) 2.96g에 물 500㎖를 넣고 물이 반으로 줄 때까지 달인 다음 식혀 하루에 조금씩 나누어 먹는다.

④ 사지가 위축되거나 마비되면 당귀 100g을 헝겊에 싸서 뜨거운 물에 담가 우린 물로 목욕을 한다.

⑤ 손발의 마비나 떨림 등 탈력증상이 심하면 호장근 40g, 쇠무릎·계수나무 가지 20g씩, 모과 12g에 소주 1.8 l 를 넣고 1개월 정도 숙성시킨다. 1번에 20~30㎖씩 하루에 2~3번 공심복에 마신다.

⑥ 무릎이 시리면 새삼 씨와 쇠무릎을 같은 양으로 술에 담갔다 말린 다음 빻아 1g짜리 환약을 지어 1번에 5~7개씩 하루에 3번 식후에 먹는다.

⑦ 각기병으로 다리가 붓고 통증이 있으면 **1** 무를 삶은 물로 다리를 자주 씻는다. **2** 썩은 소나무에 있는 흰 벌레를 1번에 3마리씩 삼키는데 여러 차례 하면 좋다. **3** 생밤 600g을 찐 다음 바람을 맞히면서 차게 말려 매일 10개씩 공심복에 먹는다.

⑧ 각기창에는 천황련·황벽나무·자란·백렴·유향·몰약·황단(黃丹)·백반 4g씩을 빻아 꿀찌꺼기를 넣고 개어 붙인다.

⑩ 가래톳이 생기면 피마자육을 먹는데, 가래톳으로 통증이 생긴 지 하루되었으면 1개, 이틀되었으면 2개 식으로 날짜 수대로 먹는다.

⑪ 팔다리에 쥐가 나면 소나무 관솔과 잣나무 관솔 1.2㎏씩을 술 20

l 에 21일 동안 담가두었다가 매일 400㎖씩 장복한다.

⑫ 팔다리에 모두 통증이 있으면 쇠무릎과 위령선 20g씩, 생강 5쪽, 모과 2쪽을 넣고 달여 수시로 먹는다.

⑬ 신경통으로 팔다리가 뒤틀리면 모과를 달여 먹거나 빻아 죽을 쑤어 먹는다.

⑭ 평소에 다리에 힘이 없고 시큰거리며 통증이 있으면 생부추 100g을 즙을 내어 감초소주를 타서 마시거나 부추 100g을 끓인 물에 감초소주를 타서 마신다. 감초소주는 감초 10g에 소주 600㎖를 넣고 반으로 줄 때까지 달여 만든다.

⑮ 어깨관절이 아파 어깨를 돌리기 어려우면 **1** 작약 · 강황 · 계수나무 가지 12g씩에 물 700㎖를 넣고 물이 반으로 줄 때까지 달여 하루에 여러 번 나누어 마신다. **2** 또는 **1**의 약재를 달인 물에 달걀 흰자를 입혀 익힌 대구의 살과 버섯 · 생강 · 대파를 넣고 끓여 먹는다.

⑯ 오른쪽 어깨에 담이 결리는 것처럼 통증이 있으면 천남성*과 삽주 뿌리 가루 8g씩, 생강 3쪽에 물 300㎖를 넣고 물이 반으로 줄 때까지 달여 2번에 나누어 마신다.

⑰ 팔과 어깨에 통증이 있으면 **1** 엄나무 껍질을 달여 상복한다. **2** 귤 껍질 6g, 강제한 후박나무 껍질 10g을 4~5번 달여 먹는다. **3** 쌍화탕(처방은 방약합편에 있음)에 강활 · 방풍(防風) · 계수나무 가지 · 천마(天麻) 4g씩, 지모 · 황벽나무 2g씩을 넣고 달여 식후에 먹는다. **4** 묵은 닭 1마리를 내장을 꺼내고 부자* 40g을 넣어 진하게 달여 10번 정도 먹는다. 인삼과 계피를 넣으

면 더 좋고, 부자*의 독은 닭이 제거해준다.

⑱ 풍한습으로 인하여 기혈이 막혀 팔과 어깨에 통증이 심하면 말린 날다람쥐 똥·형개수·방풍(防風)·강활·독활·천산갑(千山甲)·넉줄고사리·법제한 투구꽃*·감초 20g씩과 사향 2g을 빻아 1번에 8g씩 청주에 타서 마신다.

⑲ 견배통에는 강활·독활 37g씩, 고본 뿌리·방풍(防風)·구운 감초·천궁 1.8g씩, 순비기나무 씨 1g에 물 400㎖를 넣고 물이 반으로 줄 때까지 달여 식전 공심복에 탕액만 따뜻하게 해서 1번에 마신다.

⑳ 오십견에는 천남성* 가루와 밀가루 1 : 1에 식초를 섞어 되게 반죽한 다음 거즈에 골고루 두툼하게 발라 환부에 붙이고 찜질을 한다. 피부가 약하면 천남성* 가루와 밀가루를 1 : 3 비율로 쓴다.

2. 목

여기서 목은 뒷목을 말한다. 목은 인후와 경추로 구분하는데 인후는 식도와 기도를 말하고, 경추는 뒷목뼈를 말한다.

1. 뒷목이 당기는 원인

① 몸에 습이 많으면 몸과 손발이 무거우면서 붓거나 뒷목이 당기는 경우가 많다.

② 몸에 화열이 많으면 가슴이 답답하며 불안하고, 열이 얼굴로 올

라오면서 숨이 차고, 입이 마르면서 뒷목이 당기는 경우가 많다.

③ 과로하여 허열이 있으면 뒷목이 당기는 경우가 많다.

④ 감기에 걸리면 뒷목이 당기는 경우가 많다.

⑤ 저혈압이나 고혈압이면 뒷목이 당기는 경우가 많다.

2. 목의 한열허실기(寒熱虛實氣)

목 자체에는 한열허실기(寒熱虛實氣)의 증상이 나타나지 않으나 다른 부위의 영향을 받는다.

3. 목질환을 다스리는 방법

① 증상에 맞게 식품이나 약재를 활용하면 큰 도움이 될 것이다.

② 모든 뒷목통증은 원심수기요법(圓心手奇療法)이나 필자가 개발한 약떡을 백회(百會)에 놓고 뜸을 하면 좋다.

4. 목에 대한 의서의 내용

전왈경(前曰頸) 후왈항(後曰項) 경왕제경(經曰諸痙) 항강(項强) 개속어습(皆屬於濕) 경강(頸强) 졸구금(卒口噤) 배반장위질(背反張爲疾)

목의 앞을 경이라 하고, 뒤를 항이라 한다. 경왈. 목이 당기는 증세는 모두 습에 속한다. 경강은 앞목이 뻣뻣한 병이다. 목이 굳어 갑자기 입이 닫히고 말을 하지 못하면서 목을 등쪽으로 쳐든다.

경항(頸項) 내족태양(乃足太陽) 방광지경(膀胱之經) 족소음신경

(足少陰腎經) 여방광경(與膀胱經) 위표리고(爲表裏故) 태양감풍습(太陽感風濕) 위경항(爲頸項) 강통신요(强痛身腰) 반장위질(反張爲疾) 일인(一人) 항장불능회고(項張不能回顧) 동칙미통(動則微痛) 맥현삭(脈弦數) 실작담열(實作痰熱) 침태양경(侵太陽經)

목은 족태양의 방광경이 지나가는 곳인데 족소음경과 방광경은 표리관계이기 때문에 태양경이 풍습에 감응되면 목이 심하게 아프면서 허리가 뒤틀린다. 목이 뻣뻣하여 뒤를 돌아보지 못하거나 움직이면 약간씩 통증이 있거나 현맥과 삭맥이 잡히면 실증으로 인한 담열이 태양경에 침입한 것이다.

상한항강결흉(傷寒項强結胸) 항강질병역항강(項强疾病亦項强) 항연천주골도야(項軟天柱骨倒也) 소아구환(小兒久患) 감질체허(疳疾体虛) 불식급제(不食及諸) 병후유지(病後有之)

감기로 인하여 목이 뻣뻣하거나 가슴에 화·열·담이 맺혀 목이 뻣뻣한 것은 뒷목이 굳었기 때문이다. 항연증은 천주골이 거꾸러진 병이다. 어린아이가 감기를 오래 앓아 몸이 허약해져 먹지 못하거나 여러 가지 질병을 앓고 난 후에 나타난다.

5. 단방(單方)

① 흑두(黑豆) : 치두항강부득고시(治頭項强不得顧視) 두증숙납대중침지(豆蒸熟納袋中枕之)

머리와 뒷목이 뻣뻣하여 목을 돌릴 수 없으면 찐 검정콩을 자루에 담아 베고 잔다.

② 비마엽(蓖麻葉) : 치풍습항강(治風濕項强) 상부지위묘(常付之爲妙)

풍습으로 인하여 목이 뻣뻣할 때는 피마자 잎을 뒷목에 붙여두면 묘하게 낫는다.

6. 목을 다스리는 식품과 약재

① 뒷목이 굳으면 강활, 위령선, 형개.

② 뒷목에 담핵이 생기면 우엉.

③ 뒷목부터 등까지 굳으면 강활, 방풍(防風), 칡 뿌리.

3. 등

인체에서 척추는 경추 · 흉추 · 요추로 구분하는데, 흉추 부위를 등이라 하고, 경추 부위를 목이라 하고, 요추 부위를 허리라고 한다. 경추는 7개, 흉추는 12개, 요추는 5개로 되어 있다.

1. 등에 병이 생기는 원인

① 신경성이나 화병이 있으면 발생할 수 있다.

② 감기 · 구루병 · 위장장애 · 기결 등이 있으면 발생할 수 있다.

③ 어깨가 틀어지면 발생할 수 있다.

④ 운동을 하다 다치면 발생할 수 있다.

2. 등의 한열허실기(寒熱虛實氣)

등 자체에는 한열허실기(寒熱虛實氣)의 증상이 나타나지 않으나 다른 부위의 영향을 받는다.

3. 등질환을 다스리는 방법

등의 통증은 원심수기요법(圓心手奇療法)을 활용하면서 필자가 개발한 약떡을 백회(百會)나 등에 놓고 뜸을 하면 좋다.

4. 등에 대한 의서의 내용

배위흉부(背爲胸府) 배자흉지부(背者胸之府) 배곡(背曲) 견수흉장괴의(肩隨胸將壞矣)

등은 가슴과 연결되어 있으므로 등이 굽으면 어깨도 굽고, 가슴도 무너지기 쉽다.

배한증(背寒症) 내복한담(內伏寒痰) 칙한종배기(則寒從背起) 냉여장대(冷如掌大) 배중상일편냉자(背中常一片冷者) 담음야(痰飮也) 배열증(背熱症) 속폐(屬肺) 폐거상고추(肺居上焦故) 열응어배(熱應於背)

배한증은 등 한가운데에 항상 얼음 덩어리가 있는 것 같은 병이다. 몸속에 한담이 있으면 한이 등에서 일어나 손바닥만한 냉기가 되는데 담음증으로 인한 것이다. 배열증은 등에 열이 있는 병인데 폐로 인한 것이다. 폐는 상초에 있으므로 열이 등에서 나는 것이다.

견배통(肩背痛,) 해천역기(咳喘逆氣) 한출속폐(汗出屬肺) 배심일점통(背心一點痛) 배척통(背脊痛) 항강불고(項强不顧) 의강활승습탕(宜羌活勝濕湯)

견배통은 어깨와 등의 통증을 말한다. 기침을 하거나 숨이 차거나 역기되거나 땀이 나는데 폐로 인한 것이다. 배심일점통은 등 한가운데의 통증을 말한다. 배척통은 등과 척추의 통증을 말하는데 목이 뻣뻣하여 뒤를 돌아볼 수 없다.

요척간배구루(腰脊間背傴僂) 골절돌출급구루(骨節突出及傴僂) 이독맥허증(以督脈虛症) 의보신익정지제(宜補腎益精之劑) 족련(足攣) 중습지증(中濕之症) 감수일전위말(甘遂一錢爲末) 입저요자내외식지(入猪腰子內煨食之) 강활독활(羌活獨活) 치중습경항난서(治中濕頸項難舒) 주수전복(酒水煎服)

허리와 척추 사이에 병이 들어 뼈가 나오면 곱추가 된다. 독맥이 허해서 발병하는데 신장의 기를 보하는 약을 써야 한다. 곱추병은 발과도 관련이 있고, 중초의 습과도 관련이 있다. 돼지 콩팥에 감수가루 4g을 넣은 후 재에 묻어 구워먹는다. 또 강활과 독활은 중초의 습을 다스려 목을 부드럽게 해주므로 물과 술을 넣고 달여 먹는다.

5. 등을 다스리는 민간요법

① 등이 가려우면 **1** 더덕 600g을 끓여 차처럼 수시로 마신다. **2** 가려운 곳을 담배통으로 긁는다.

② 감기로 인하여 열이 있고 등이 뻣뻣하면 마황(麻黃)에 물 500㎖를 넣고 끓여 거품을 걷어낸다. 칡 뿌리 · 대추 6g씩, 마황(麻黃) · 계수나무 가지 5g씩, 백작약 · 생강 9g씩, 감초 3g에 물을 넣고 물이 반으로 줄 때까지 다시 달여 하루에 여러 번 나누어 마신다. 약을 먹은 다음 따뜻한 미음을 먹고 땀을 내면 더 효과가 있다.

③ 견배통에는 강활 · 독활 37g씩, 고본 뿌리 · 방풍(防風) · 구운 감초 · 천궁 1.8g씩, 순비기나무 씨 1g에 물 400㎖를 넣고 물이 반으로 줄 때까지 달여 탕액만 식전 공심복에 따뜻하게 데워 1번에 마신다.

④ 등창에는 **1** 개의 간을 두껍게 쪼개 붙이는데 부패된 것이 더 좋다. **2** 밀가루로 풀을 쑤어 자주 바른다. **3** 복어알을 빻아 뿌린 뒤 고약을 붙인다. **4** 살구를 불에 태우면서 연기를 쏘인다. **5** 귀리에 꿀을 넣고 개어 바른다. **6** 반하*에 달걀 흰자를 넣고 개어 바른다.

⑤ 등창 초기에는 **1** 가지를 쓰는데 생것은 갈라서 붙이고, 마른 것은 불려서 붙인다. **2** 발병 초기에 멍울이 생기면 약쑥으로 뜸을 한다 **3** 마 잎을 고약처럼 고아 붙이는데 잎이 없으면 뿌리를 써도 된다. **4** 무 밑동을 무르게 삶은 다음 잘라 뜨겁게 해서 붙인다. **5** 헌 신발창과 송진에 참기름을 넣고 고약처럼 달여 붙인다. **6** 개의 불알을 갈라 붙인다. **7** 단너삼을 찧어 붙인다.

7장. 가슴 · 유방 · 배 · 허리 · 옆구리

1. 가 슴

가슴은 갈비뼈가 감싸고 있는 부위로 심장 · 간장 · 폐장이 들어 있다.

1. 가슴질환의 원인

① 신경을 많이 쓰거나 속이 많이 상하거나 화병이 있으면 발생할 수 있다.

② 담석증 · 식도염 · 기관지염 등이 있으면 발생할 수 있다.

③ 해수 · 천식 등이 있으면 발생할 수 있다.

④ 감기 등을 오래 치료하지 않으면 발생할 수 있다.

⑤ 혈액이 부족하거나 기결증(氣結症)이 있으면 발생할 수 있다.

2. 가슴의 한열허실기(寒熱虛實氣)

가슴의 통증은 기증(氣症)이나 열증(熱症)으로 인하여 생긴다. 가슴에 기가 뭉치거나 열이 있으면 가슴이 답답해서 한숨을 잘 쉬고, 잠을 자지 못하고, 밖으로 나가고 싶은 마음이 생기고, 가슴에 통증이 따른다. 가슴통증은 대개 심장의 화열이나 스트레스나 욕구불만과 관련이 있는 경우가 많으나 담석 · 식도염 · 기관지염 · 식적 등으로 인한 경우도 있다.

3. 가슴질환을 다스리는 방법

① 가슴질환에는 함부로 약을 쓰거나 뜸이나 사혈을 하면 위험하니 전문가의 진단을 받아 시술하는 것이 좋다.

② 열증(熱症)이나 기증(氣症)이면 절대 가슴 아래에 뜸을 하면 안 된다. 다만 백회(百會)에 뜸을 하거나 가슴이나 등에 약간의 사혈을 할 수 있다.

③ 각종 가슴통증에는 원심수기요법(圓心手奇療法)을 활용하고, 필자가 개발한 약떡을 백회(百會)에 놓고 뜸을 하면 좋다.

4. 가슴에 대한 의서의 내용

영구경왈(靈樞經曰) 흉위사척오촌(胸圍四尺五寸) 인이하(咽以下) 격이상(膈以上) 통위흉야(通謂胸也) 격자(膈者) 심폐분야야(心肺分野也) 잔중자심왕지궁성야(膻中者心王之宮城也) 흉복자(胸腹者) 장부지곽야(臟腑之郭也) 인지하(咽之下) 위완야(胃脘也) 관격여폐상재(貫膈與肺相在)

영구경왈. 가슴은 4자 5촌으로 목 아래와 흉격막 위 부위를 말한다. 명치는 심장과 폐장의 분야이고, 잔중은 심장의 궁성이고, 가슴과 배는 장부의 성곽이다. 목구멍 아래가 위완이니 명치와 더불어 폐를 관통하며 서로 연계되어 있다.

심통여위완통부동(心痛與胃脘痛不同) 기통(氣痛) 기옹공자이통(氣壅攻刺而痛) 유주부정(遊走不定) 혈통(血痛) 통유정처(痛有定處) 불이전측(不移轉側) 약도추지자(若刀錐之刺) 매야중(每夜重) 열통(熱痛) 설조순초(舌燥脣焦) 익적변폐(溺赤便閉) 희냉오열(喜冷惡熱) 기통혹작혹지(其痛或作或止) 맥홍대(脉弘大)

심장과 위완의 통증은 9가지로 나눌 수 있는데 증상이 서로 다르다. 기통은 기로 인한 통증이다. 기가 흐르지 않고 공격해서 찌르는 것처럼 아프며 통증이 이리저리로 돌아다닌다. 혈통은 혈액으로 인한 통증이다. 통증이 돌아다니지는 않으나 칼로 베거나 송곳으로 찌르는 것처럼 아픈데, 밤이면 더 심해진다. 열통은 열로 인한 통증이다. 혀와 입술이 마르거나 대변이 붉고 변비가 생기거나 더운 것을 싫어하고 찬 것을 좋아하거나 통증이 있다가 없다가 한다. 맥은 홍맥과 대맥이 잡힌다.

한통(寒痛) 기통폭발(其痛暴發) 수족궐냉(手足厥冷) 구비기냉(口鼻氣冷) 희열외한(喜熱畏寒) 맥침세(脉沈細) 음통(飮痛) 수음정적(水飮停積) 건구토연(乾嘔吐涎) 혹해혹일(或咳或噎) 심칙요작수성(甚則搖作水聲) 맥현활(脉弦滑) 식통(食痛) 상우음식(傷于飮食) 심

흉창민(心胸脹悶) 수불가안(手不可按) 혹탄산애부(或呑酸噯腐) 맥긴활(脈緊滑)

한통은 한기로 인한 통증이다. 통증이 갑자기 심해지거나 손발과 입과 코에서 찬 기운이 나거나 뜨거운 것을 좋아하고 찬 것을 싫어한다. 맥은 침맥과 세맥이 잡힌다. 음통은 음료수로 인한 통증으로 음료수가 가슴에 정체되어 적이 되면 발병한다. 마른구토를 하면서 침이 나오거나 기침을 하거나 목이 메이기도 하고, 심하면 가슴에서 물 흐르는 소리가 난다. 맥은 현맥과 활맥이 잡힌다. 식통은 음식으로 인한 통증으로 음식에 상해서 심장과 가슴이 거북한 병이다. 손으로 눌러도 눌러지지 않고 신물이 나오거나 입에서 썩은 냄새가 난다. 맥은 긴맥과 활맥이 잡힌다.

허통(虛痛) 심계정충(心悸怔忡) 이수안지칙통지(以手按之則痛止) 약간화(若肝火) 귀비탕가미(歸脾湯加味) 치자(梔子) 시호(柴胡) 목단피(牧丹皮) 각일전(各一錢) 충통(虫痛) 면백순홍(面白脣紅) 혹순지상하(或脣之上下) 유백반점(有白斑點) 혹토백말(或吐白沫) 기시갱심(飢時更甚) 주통(疰痛) 촉모화사(觸冒和邪) 졸이심통(卒爾心痛) 면목청암(面目靑黯) 혹혼부섬어(或昏仆譫語)

허통은 허증으로 인한 통증이다. 마음이 불안하며 가슴이 두근거리는데 손으로 누르면 통증이 그친다. 만일 간장이 허한 것이 원인이면 귀비탕에 치자·시호·목단 껍질 4g씩을 더 넣은 후 다시 끓여 먹는다. 충통은 충으로 인한 통증이다. 얼굴이 희며 입술이 붉어지고, 위아래 입술에 흰 반점이 생기거나 흰 거품을 토하는데 배가 고프면 더 심하다. 주통은 질병으로 인한 통증이다. 사기가 심장에 들어가 통증이 생기면서 얼굴과 눈이 푸르며 어두워진다. 심하면 정신을 잃고 말을 더듬는 경우도 있다.

심흉통(心胸痛症) 진유원집운(陣攸園集云) 심하열통야(心下熱痛也) 심통심이지어협하(心痛甚而至於脇下) 지도자지통자(知刀刺之痛자) 기연급어비장의(己連及於脾臟矣) 고방명위비병시야(古方名爲脾病是也)

진유원집왈. 심흉통은 심장 아래의 열로 인한 통증이다. 옆구리 아래까지 칼로 베는 것 같은 통증이 있으면 이미 비장까지 연결된 것이다. 옛 처방에서는 비통이라고 하였다.

복창이심통(腹脹而心痛) 위완당심이통(胃脘當心而痛) 경왈목울지발민병(經曰木鬱之發民病) 위완당심이통(胃脘當心而痛) 상지양협격(上支兩脇膈) 인불통(咽不通) 우궐음지승(又厥陰之勝) 위완당심이통(胃脘當心而痛)

배가 부으면 심장에 통증이 따르고, 위완에 통증이 있으면 심장이 아프다. 내경왈. 간장이 답답해지면 여러 장부에 병이 생기고, 위완에 통증이 있으면 심장에 통증이 생긴다. 그러나 손과 양쪽 옆구리와 흉격과 목구멍은 아프지 않다. 또 궐음경이 실하여 위완에 통증이 있으면 당연히 심장에 통증이 따른다. 간장은 목으로 간장이 승하면 심장을 자극하고, 심장은 토를 자극하기 때문에 위완에 통증이 따르는 것이다.

신심통(腎心痛) 신심여배상공(心痛與背相控) 선계여종후(善瘈呂從後) 촉기심구루자(觸其心傴僂者) 신심통(腎心痛)
신심통은 가슴과 등이 서로 공박해서 당기는 병이다. 어떻게 해야 할지 모를 정도로 아프고, 뒤에서 당겨 등이 구부러지는 것 같다.

적심통(積心痛) 음식적취(飮食積聚) 우식환발(愚食還發) 명왈적심통(名曰積心痛) 범인음식후(凡人飮食後) 홀연훈도(忽然暈倒) 구금불언(口噤不言) 목불식인(目不識人) 사지불거(四肢不擧) 다인음식과도(多因飮食過度) 기도질색(氣道窒塞) 혹저기뇌이연(或著氣腦而然) 급용약염탕(急用藥鹽湯) 다관토지(多灌吐之)
적심통은 음식이 적이 되어 가슴에 통증이 있는 병이다. 음식을 먹으면 병이 발작하므로 심적통이라고도 한다. 음식을 먹은 후 갑자기 정신을 잃거나 입이 닫혀 말을 하지 못하거나 사람을 알아보지 못하거나 손발을 움직이지 못한다. 음식을 과도하게 먹어 기도가 막혀 질식한 것이거나 기나 뇌에서 그러한 것이 분명하니 급히 염탕을 많이 먹은 다음 토해야 한다.

궐심통(厥心痛) 한궐심통자(寒厥心痛者) 수족궐역이통냉(手足厥逆而痛冷) 한출요청(汗出尿淸) 불갈기미역약(不渴氣微力弱) 급이출부탕온지(急以朮附湯溫之) 열궐심통자(熱厥心痛者) 신열족냉(身熱足冷) 통심번조(痛甚煩燥) 맥홍재(脉洪大) 청열해울탕(淸熱解鬱湯) 이삼첩효(二三貼效)
궐심통은 한기로 인하여 심장에 통증이 있는 병이다. 손발 끝부터 냉기가 느껴지면서 통증이 있고, 소변이 맑고, 갈증은 나지 않으나 땀이 나면서 기운이 없다. 급히 출부탕으로 따뜻하게 해야 한다. 열기가 손발 끝에서 들어와 가슴에 통증이 있으면 몸에는 열이 나지만 손발은 차갑고, 속이 답답하면서 통증이 심하고, 홍맥과 대맥이 잡힌다. 청열해울탕을 2~3첩 먹으면 효과가 있다.

진심통(眞心痛) 수족청지절(手足靑至節) 심통심(心痛甚) 조발석사난치(朝發夕死難治)

진심통은 처음에는 손발이 푸르다가 나중에는 관절까지 푸르게 변하면서 통증이 따르는 병이다. 난치병인데 아침에 발병하면 저녁에 죽는다.

심복병통(心腹竝痛) 급칙초이소합원(急則初以蘇合元) 강즙조하(薑汁調下)

심복병통은 연달아 심장과 배에 통증이 따르는 병이다. 위급하니 처음에는 소합원과 생강즙을 함께 먹는다.

심위통허실(心胃痛虛實) 인지통지자위허(按之痛止者爲虛) 안지통반심자위실(按之痛反甚者爲實) 심위통(心胃痛) 제통불가용보약(諸痛不可用補藥) 통심칙맥필복(痛甚則脈必伏) 다용온약(多用溫藥) 심위통의토(心胃痛宜吐) 범통공주요배(凡痛攻走腰背) 발궐구토(發厥嘔吐) 탐토적담(探吐積痰) 완허내유(椀許乃愈) 다음염탕(多飮鹽湯) 이아흡탐(以鵝翕探) 음식금기(飮食禁忌) 기계저주면등포식(忌

鷄猪酒麵等飽食) 약포칙환작통(若飽則還作痛)

심장과 위장에 통증이 있을 때는 손으로 눌러보아 통증이 그치면 허증으로 인한 병이고, 심해지면 실증으로 인한 병이다. 심장과 위장의 통증에는 보약을 쓰면 안 된다. 통증이 심하면 맥은 반드시 복하니 따뜻한 성분의 약을 써야 한다. 심장과 위장 통증에는 토해야 한다. 담이 허리와 등으로 돌아다니면서 구토가 일어나니 쌓인 담을 한 사발쯤 토하면 낫는다. 소금 끓인 물을 많이 먹고 거위의 깃으로 적담을 토하게 한다. 닭고기·돼지고기·술·가루 음식을 많이 먹으면 다시 통증이 생기니 조심해야 한다.

심비통(心脾痛) 대소변불통자(大小便不通者) 차시담격중초(此是痰膈中焦) 기취하초(氣聚下焦) 심통맥견실(心痛脉堅實) 대변불통자(大便不通者) 하지의대승기탕(下之宜大承氣湯)

심장과 비장에 통증이 따르면서 대소변이 통하지 않으면 중초에 담이 막히고 하초에 기가 모인 것이다. 심장에 통증이 있는데 긴맥이 실하면서 대변이 통하지 않으면 설사를 시켜야 하니 대승기탕이 마땅하다. 부자는 사용할 수 있으나 삽주 뿌리는 안 된다.

흉비증(胸痞症) 흉만이불통자위비(胸滿而不痛者爲痞) 만이통자위결흉(滿而痛者爲結胸) 비민차지결흉위경(痞悶此之結胸爲輕) 시말용약(始末用藥) 구동단유경중지수이(俱同但有輕重之殊耳) 비자심하만이불통시야(痞者心下滿而不痛是也)

가슴이 가득 차면서 통증이 없으면 비증이라 하고, 통증이 있으면 결흉증이라고 하는데, 비증이 결흉증보다 가볍다. 시작할 때부터 끝까지 사용하는 약은 거의 같으나 경중의 차이가 있다. 비증은 심장 아래가 가득 차면서 통증은 없다.

비유한열(痞有寒熱) 한비불갈맥지(寒痞不渴脈遲) 의신감산지(宜辛甘散之) 지실이중환지류(枳實理中丸之類) 열비번갈맥삭(熱痞煩渴脈數) 의고한설지(宜苦寒泄之) 황연소비환(黃連消痞丸)

한증으로 가슴이 더부룩하나 갈증이 없고 지맥이 잡히면 매우면서 단 성분의 약재와 지실이중환류를 쓰는 것이 마땅하다. 열증으로 가슴이 더부룩하고 답답하면서 열과 갈증이 있고 삭맥이 잡히면 쓰고 찬 성분의 약을 써서 설사를 시키거나 황연소비환을 쓰는 것이 마땅하다.

비의토하(痞宜吐下) 음식과상(飮食過傷) 심흉비민(心胸痞悶) 인인욕토자(人人欲吐者) 의토지(宜吐之) 음식과상비비만(飮食過傷脾痞滿) 경자(輕者) 의황연소비환(宜黃連消痞丸)

비증은 구토나 설사를 시켜야 한다. 과식으로 인하여 상하면 심장과 가슴이 더부룩하면서 답답하니 토해야 한다. 과식으로 비장이 상해서 더부룩한 것은 가벼운 증상이니 황연소비환이 마땅하다.

위비기법(熨痞氣法) 심흉비급일체흉격(心胸痞及一切胸膈) 한결(寒結) 열결(熱結) 수결(水結) 식결(食結) 담결(痰結) 비결(痞結) 개치지(皆治之) 생강일근(生薑一斤) 도취즙별저(搗取汁別貯) 지취사초

숙백포(只取渣炒熟帛包) 위심흉협하(熨心胸脇下) 기통활연이유(其痛豁然而愈) 약강냉재비즙(若薑冷再痦汁) 초재위지(炒再熨之)

심장과 가슴의 비증과 한결·열결·수결·식결·담결·비결 등 일체의 흉격은 찜으로 치료할 수 있다. 생강 600g을 짠 다음 찌꺼기를 뜨겁게 볶아 헝겊에 싸서 환부에 붙이고 다리미 같은 것으로 그 위를 다려 따뜻하게 하면 통증이 사라진다. 식으면 다시 따뜻하게 해서 반복한다.

결흉증(結胸症) 상한발병어양이반하지(傷寒發病於陽而反下之) 열입인작결흉병(熱入因作結胸病) 발어음이반하지(發於陰而半下之) 인작비(因作痞) 소이성(所以成) 결흉자(結胸者) 이하지태조고야(以下之太早故也) 심하만이(心下滿而) 정통자위결흉(硬痛者爲結胸)

상한이 양에서 발병했는데 설사를 하면 열이 들어가 가슴이 막히고, 음에서 발병했는데 설사를 하면 비증이 된다. 결흉이 되는 것은 설사를 너무 일찍시켰기 때문이다. 결흉은 심장 아래가 가득 차고 굳으면서 통증이 있는 병이다.

대결흉증(大結胸症) 불안이통(不按而痛) 흉연제복통경(胸連臍腹痛硬) 수불가근(手不可近) 불대변(不大便) 일포조열(日晡潮熱) 소결흉(小結胸) 안지방통(按之方痛) 지심하경(只心下硬) 의소함흉탕(宜小陷胸湯)

대결흉증은 만지지 않아도 통증이 있는 것을 말한다. 가슴에서 배꼽까지 굳으면서 통증이 있어 손을 댈 수 없다. 대변을 보지 못하고 해질무렵이면 열이 난다. 소결흉은 만져야 통증을 느끼는 것을 말한다. 심장 아래가 굳은 것이니 소함흉탕이 마땅하다.

한실결흉증(寒實結胸症) 불열구불갈(不熱口不渴) 지심중창경이통(只心中脹硬而痛) 무열증(無熱症) 열실결흉자(熱實結胸者) 심하만경(心下滿硬) 오뇌번조이갈(懊惱煩燥而渴)

한실결흉증은 열이나 갈증은 없으나 가슴이 가득 차고 굳어 통증이 있고, 열실결흉은 심장 아래가 가득 차고 굳어 답답하며 괴롭고 갈증이 난다.

수결흉증(水結胸症) 상한결흉(傷寒結胸) 무대열자(无大熱者) 위수결(爲水結) 재흉협(在胸脇) 단두미한출(但頭微汗出) 일인홀환미열(一人忽患微熱) 심하만(心下滿) 두유한(頭有汗) 중의이위습병(衆醫以爲濕病) 혹이위식적(或以爲食積) 손조왈수결흉(孫兆曰水結胸) 용반하복령탕수착(用半夏茯笭湯遂着) 중간기고(衆間其故) 답왈(答曰) 두유한(頭有汗) 심하만(心下滿) 비습병(非濕病) 내수결흉협야(乃水結胸脇也) 수기거(水旣去) 기병당유(其病當愈) 약습(若濕) 기심하만(氣心下滿) 자상(自常) 편신한(遍身汗) 약식적(若食積) 두기유한호(頭豈有汗乎) 고지지야(故知之也) 수결흉(水結胸) 의용지출탕(宜用枳朮湯)

수결흉증은 상한으로 인한 결흉인데 큰 열은 없다. 수결은 가슴과 허리에 있는데 머리에서 약간의 땀이 난다. 어떤 사람이 갑자기 미열이 나고, 심장 아래가 가득 차고, 머리에서 땀이 나는 것을 보고 여러 의원이 습병이나 식적이라고 하였다. 그런데 손조가 수결증으로 보고 반하복령탕을 쓰니 완쾌되었다. 여러 사람이 이유를 물으니 손조왈. 머리에 땀이 나고 심장 아래가 가득 찼으니 습병이 아니라 흉협에 물이 맺힌 것이라 물을 제거했더니 병이 저절로 나았다. 만일 습병이면 심장 아래가 가득 차고 온몸에서 항상 땀이 나야 하고, 식적이면 머리에서 땀이 나지 않아야 한다. 수결흉에는 지출탕을 쓰는 것이 마땅하다.

혈결흉증(血結胸症) 부인상한(婦人傷寒) 혈결흉통(血結胸痛) 불가인(不可忍) 음양독결흉(陰陽毒結胸) 상한음양이독(傷寒陰陽二毒) 복역변위결흉(伏逆変爲結胸) 유자(柚子)리자(有自利者) 유부득리자(有不得利者) 의결흉구제법(依結胸灸臍法) 이이지(以利之) 지결(支結) 상한심하방민(傷寒心下妨悶) 불만불경자(不滿不硬者) 위지결(謂支結) 의계지인삼탕(宜桂枝人蔘湯)

혈결흉증은 여자가 상한으로 인하여 가슴에 혈이 맺혀 생긴 통증이다. 상한은 음양의 2가지 독이 숨어 있다가 변해서 결흉이 되어 설사를 하는 경우가 있고, 변이 좋지 않은 경우가 있다. 배꼽에 뜸을 하여 변을 부드럽게 만들어야 한다. 지결은 상한으로 인하여 심장 아래가 괴롭기는 하나 가득 차지도 굳지도 않는 병이다.

5. 단방(單方)

① 복룡간(伏龍肝) : 치졸심통(治卒心痛) 취위말(取爲末) 온수조복이전(溫水調服二錢) 냉칙주조복(冷則酒調服)

갑자기 심장에 통증이 생기면 아궁이 바닥의 재 8g을 곱게 갈아 따뜻한 물과 함께 먹는다. 냉증이면 술과 함께 먹는다.

② 건강(乾薑) : 치졸심통(治卒心痛) 위말미음(爲末米飮) 조이전복(調二錢服)

갑자기 심장에 통증이 생기면 말린 생강으로 가루를 내어 8g을 미음과 함께 먹는다.

③ 생강(生薑) : 치심하급통(治心下急痛) 화반하전복(和半夏煎服) 우생강즙(又生薑汁) 화행인탕복(和杏仁湯服)

갑자기 심장에 통증이 생기면 생강과 반하를 넣고 달여 먹는다. 생강즙에 살구를 넣어 달여 먹으면 기결과 심흉을 다스리는데 특효가 있다.

④ 황련(黃連) : 치졸심통(治卒心痛) 좌수전복일삼(剉水煎服日三)

갑자기 심장에 통증이 생기면 황련을 썰어 물을 넣고 달여 하루에 3번 먹는다.

⑤ 건칠(乾漆) : 치구종심통(治九種心痛) 어혈심통(瘀血心痛) 우초연진위말(右炒烟盡爲末) 초호환(醋糊丸) 오자대(梧子大) 열주(熱酒) 혹초탕(或醋湯) 하오칠환(下五七丸)

심장에 통증이 생기면 건칠을 볶아 연기가 없어지면 빻은 다음 식초로 풀을 쑤어 오동나무 열매만하게 환약을 만들어 5~7개씩 뜨거운 술이나 끓인 초와 함께 먹는다.

⑥ 밀(蜜) : 치졸심통(治卒心痛) 우여강즙(又與薑汁) 각일전(各一錢) 수화돈복즉지(水和頓服卽止)

갑자기 심장에 통증이 생기면 꿀과 생강즙 4g씩을 물에 섞어 먹으면 즉시 멈춘다.

6. 가슴을 다스리는 식품과 약재

① 늑막염에는 개자, 민들레, 백미.

② 늑골에 한기나 열기가 있으면 순비기나무 씨, 초룡담(草龍膽).

③ 늑간신경통에는 개자, 백개자, 말린 날다람쥐 똥, 시호.

④ 늑골요절통에는 개자, 꿀풀, 밤, 나도물통이 뿌리, 삼칠초, 인동, 진득찰, 청미래덩굴, 호랑이 뼈.

⑤ 가슴이 팽만하면 감송, 귤 껍질, 남가새 열매, 노루귀, 다닥냉이 씨, 단향, 목향, 무 씨, 신곡(神曲), 오약, 울금, 지각(枳殼), 차조기 잎, 천남성*, 탱자, 향부자*.

⑥ 가슴에 기가 막히면 단너삼, 단향, 맥문동, 차조기 잎, 침향.

⑦ 가슴에 통증이 생기면 귤 속의 흰 막, 탱자, 현호색.

⑧ 가슴에 기가 뭉쳐 통증이 생기면 강진향.

⑨ 가슴에 혈이 맺혀 통증이 생기면 개암취 뿌리.

⑩ 가슴에 기혈로 인하여 통증이 생기면 말린 날다람쥐 똥.

⑪ 가슴에 간장의 울열로 인하여 통증이 생기면 시호.

⑫ 가슴에 열이 있어 속이 미식거리며 괴로우면 골풀, 범부채, 울금, 으름덩굴, 주사(珠砂), 질경이 씨, 호황련, 황금(黃芩).

⑬ 가슴에 찌를 듯한 통증이 생기면 노루귀, 단삼, 단향, 삼칠초, 소목(蘇木), 시호, 울금, 작약, 지각(枳殼). 천궁, 침향, 하눌타리.

⑭ 가슴과 심장에 모두 통증이 생기면 부들꽃가루, 은행나무 잎.

⑮ 가슴이 팽만하여 심장에 통증이 생기면 산달래, 메꽃, 반하*, 살

구 씨, 천남성*, 탱자, 팥, 하눌타리.

⑯ 가슴 근육에 통증이 생기면 고추, 모과, 위령선.

⑰ 가슴 근골에 힘이 없고 통증이 생기면 감초, 거북이 등껍질, 고본 뿌리, 넉줄고사리, 녹각, 녹용, 두충, 둥굴레, 띠 뿌리, 말오줌나무, 말오줌나무 잎, 멧대추 씨, 모과, 뽕나무 가지, 뽕나무겨우살이, 쇠무릎, 속단, 싸리나무 씨, 엄나무 껍질, 오가피, 오골계, 자라 등껍질, 조롱이, 진득찰, 파극, 한련초, 호랑이 뼈, 호로파, 황기.

⑱ 가슴 근골이 허약해서 통증이 생기면 강진향, 계수나무 가지, 고비, 곰취, 굴피나무, 단삼, 마황(麻黃), 모과, 방풍(防風), 부자*, 붉은조롱이, 뽕나무 가지, 뽕나무겨우살이, 속단, 오약, 인동, 조롱이, 천마(天麻), 초피나무 열매의 껍질.

⑲ 흉협위완통(胸脅胃脘通)에는 말린 날다람쥐 똥, 소태나무 열매, 조롱이, 청피(靑皮), 침향, 현호색.

⑳ 흉민협통불창(胸悶脇痛不暢)에는 도라지, 목향, 자라 등껍질, 청피(靑皮), 탱자, 하눌타리, 향부자*.

7. 가슴을 다스리는 민간요법

① 가슴이 답답하면 골풀 12g에 물 300㎖를 넣고 물이 반으로 줄 때까지 달인 다음 탕액을 차게 식혀 하루에 여러 번 나누어 마신다.

② 가슴이 답답하면서 무언가 걸려 있는 것 같으면 뜨거운 소주에 행주를 담갔다가 가슴을 문지른다. 행주가 식으면 다시 데워 반

복한다.

③ 가슴에 무언가가 가득 차 호흡이 곤란하면 도라지와 구운 지각(枳殼) 30g씩을 가루를 내어 물을 넣고 달인 다음 걸러 2번에 나누어 마신다.

④ 가슴에 무언가가 있는 것 같아 고통스럽고 어지러우면 택사 20g, 삽주 뿌리 8g에 물 700㎖를 넣고 물이 반으로 줄 때까지 달여 하루에 여러 번 나누어 마신다.

⑤ 음식을 먹은 후 가슴이 더부룩하면서 막힌 것 같으면 뜨겁게 데운 소주에 행주를 담갔다가 뜨거워지면 가슴을 문지른다. 행주가 식으면 다시 데워 반복한다.

⑥ 가슴의 통증에는 **1** 귤 껍질 75g과 백설탕 40g에 물을 넣고 달여 먹는다. **2** 찹쌀 400g으로 밥을 지은 다음 메밀·신곡(神曲)·꿀 500g씩, 후추·초피나무 열매의 껍질·고추·소태나무 뿌리의 껍질·목단 껍질·질경이 씨·어린아이 변에 침하여 말린 생강 300g씩을 섞어 볶는다. 단호박 속에 넣고 새끼줄로 묶은 다음 황토를 발라 쌀겨 불에 묻어 익힌다. 따뜻하게 해서 공심복에 적당히 먹는다.

⑦ 늑막염에는 묵은 닭 1마리, 인동꽃 200g, 쥐엄나무 열매의 씨·구릿대 뿌리·민들레 100g, 시호 40g을 넣고 푹 고아 2일 동안 나누어 먹는다. 1마리로 부족하면 1~2번 더 해먹는다.

⑧ 늑간신경통에는 탱자·천궁 20g씩, 감초 10g을 빻아 1번에 8g씩 생강이나 대추 달인 물과 함께 먹는다.

⑨ 삼출성흉막염에는 반하* 19g, 깽깽이풀 9g, 하늘타리 큰 것 4분

의 1에 물 700㎖를 넣고 물이 3분의 2로 줄 때까지 달여 하루에 3번 따뜻하게 마시는데 설사할 때까지 마신다.

2. 유 방

유방은 남자와 여자가 다르다. 남자는 유방이 발육되지 않고 여자는 발육되기 때문이다. 유방은 간장과 직접 연결되어 있어 간장에 열이 있으면 유방의 발육이 어렵고, 간장이 냉하거나 습하면 유방이 비대하고, 간장의 기가 울결되면 유방에 응어리 같은 것이 생기고, 간장이 허하면 유방에 탄력이 없어 늘어지고, 간장의 기능이 좋으면 유방에 탄력이 있어 보기 좋다.

1. 유방질환의 원인

① 혈액이 허하면 발생할 수 있다.

② 신경을 많이 쓰거나 속이 많이 상하거나 마음에 쌓아둔 것이 많으면 발생할 수 있다.

③ 충격을 받아 기가 울결되면 발생할 수 있다.

2. 유방의 한열허실기(寒熱虛實氣)

유방질환은 한증(寒症)·열증(熱症)·허증(虛症)·실증(實症)·기증(氣症)으로 인하여 생긴다.

① 한증(寒症) : 유방이 냉하면 유방이 커지는 경우가 있는데 지방

이 응축되기 때문이다. 이 때는 흉복부 비만이라고 할 수 있다.

② 열증(熱症) : 유방에 열이 있으면 유방에 단단한 응어리가 생겨 통증이 있고, 발육상태가 좋지 않고, 가렵거나 유종이 생기고, 유두가 갈라지는 경우가 많다.

③ 허증(虛症) : 유방이 허하면 유방이 탄력이 없어 늘어지고, 산후에 젖이 많이 나오지 않는 경우가 많다.

④ 실증(實症) : 유방이 실하면 유방에 탄력이 있고, 산후에 젖이 풍부하고, 평소 잔병이 없고, 유행성 질병에 강한 경우가 많다.

⑤ 기증(氣症) : 유방에 기가 뭉치면 유방이 가렵고, 유방이 단단하게 뭉치면서 통증이 있는 경우가 있다.

3. 유방질환을 다스리는 방법

증상에 맞게 식품이나 약재를 쓰거나 침구법(針灸法)을 활용하면 좋은데 방법은 다음과 같다.

① 한증(寒症) : 백회(百會) · 잔중(膻中) · 복부에 뜸을 하면 좋다.

② 열증(熱症) : 절대 뜸을 하면 안 된다.

③ 허증(虛症) : 약선이나 약재를 쓰는 것이 좋다.

④ 실증(實症) : 간장의 기능을 사(瀉)시키는 약재를 쓴다.

⑤ 기증(氣症) : 사혈은 가능하다.

⑥ 유방의 통증이나 크기나 미용에 대해서는 원심수기요법(圓心手奇療法)을 활용하면 큰 효과를 볼 수 있다.

4. 유방에 대한 의서의 내용

영구경왈(靈樞經曰) 양유지간(兩乳之間) 광구촌반(廣九寸半) 남녀신위근본(男女腎爲根本) 남자이신위중(男子以腎爲重) 부인이유위중(婦人以乳爲重) 상하부동이성명지근야(上下不同而性命之根也) 여인속음음극칙(女人屬陰陰極則) 필자하이상충(必自下而上衝) 고유방대이음호축야(故乳房大而陰戶縮也) 남자속양양극칙(男子屬陽陽極則) 필자상이하강고(必自上而下降故) 음경수이유두축야(陰莖垂而乳頭縮也)

영구경왈. 유방과 유방의 사이는 9촌 반이다. 남자는 신장이 근본이라면 여자는 유방이 근본이라고 할 수 있다. 남자는 신장이 중하고 여자는 유방이 중하니 상하는 같지 않으나 성과 명의 근본이 되는 법은 한가지이다. 여자는 음에 속하므로 음이 극하면 반드시 아래에서 상충해서 유방은 크나 음호가 작고, 남자는 양에 속하므로 양이 극하면 반드시 위에서 내려오기 때문에 음경이 크고 유두는 작다.

유방양명소경(乳房陽明所經) 유두궐음소속(乳頭厥陰所屬) 유자지모(乳子之母) 부지조양(不知調養) 분노소역(忿怒所逆) 울민소알(鬱悶所遏) 후미소양(厚味所陽) 이치궐음지(以致厥陰之) 혈불행고(血不行故) 규폐이즙불통(竅閉而汁不通) 양명지혈(陽明之血) 비등고(沸騰故) 열심이화농(熱甚而化膿)

유방은 양명경이 지나가는 곳이고, 유두는 궐음에 속한다. 따라서 젖을 먹이는 어머니가 조양할 줄 모르면 마음이 우울하며 괴로워 막힌다. 좋은 음식으로 궐음혈을 운행시키지 않으면 유두가 닫히고 젖이 통하지 않아 양명혈이 끓는 물처럼 용솟음쳐 농으로 변한다.

결핵구성유암(結核久成乳癌) 부인우노억울(婦人憂怒抑鬱) 시일누적(時日累積) 비기소저(脾氣消沮) 간기횡역(肝氣橫逆) 수성은핵(遂成隱核) 여별기자(如鼈碁子) 불통불양(不痛不痒) 십수년후(十數年後) 방위창함(方爲瘡陷) 명왈유암(名曰乳癌) 의다용소기행혈지약(宜多用疎氣行血之藥)

결핵이 오래되면 유방암이 된다. 여자가 근심이나 화를 오랫동안 억누르면 비기가 소멸하고, 간장의 기가 거슬러 은핵이 되고, 자라 껍질로 만든 바둑알처럼 된다. 통증도 없고 가렵지도 않다가 가 수십 년 후에 창증이 되는데 이것을 유방암이라고 한다. 유방암에는 기를 풀고 혈을 운행시켜주는 약을 쓰는 것이 마땅하다.

유두파열(乳頭破裂) 취추후냉로가자화(取秋後冷露茄子花) 열개자(裂開者) 음건소회수조부(陰乾燒灰水調付) 미추시(未秋時) 개화역가용(開花亦可用)

유두가 갈라지면 가을이 지난 후 찬이슬을 맞으면서 핀 가지꽃을 채취해서 그늘에서 말린 다음 재로 만들어 물을 넣고 개어 붙인다. 가을이 되기 전에 핀 꽃을 사용해도 무방하다.

남녀유질부동(男女乳疾不同) 여부인미이자(與婦人微異者) 여손간위(女損肝胃) 남손간신(男損肝腎) 개노화방노과도(盖怒火房勞過

度) 이치간조(以致肝燥) 신허역능결핵(腎虛亦能結核) 혹영종통(或令腫痛)

유방질환의 원인은 남녀가 약간 다르다. 여자는 간장과 위장이 손상되었기 때문이고, 남자는 간장과 신장이 손상되었기 때문이다. 대개 화를 많이 내거나 여색이 과하면 간장이 마르고 신장이 허해져 결핵이 되거나 종기가 되어 통증이 따른다.

5. 단방(單方)

① 석고(石膏) : 하유즙(下乳汁) 취이양(取二兩0 수전복(水煎服) 일삼차(日三次) 유옹초발(乳癰初發) 하위세말취삼전(煆爲細末取三錢) 온주조하(溫酒調下)

젖이 나오지 않으면 석고 75g에 물을 넣고 달여 하루에 3번 나누어 먹는다. 유옹 초기에는 석고 12g을 볶은 다음 빻아 따뜻한 술과 함께 먹는다.

② 맥문동(麥門冬) : 젖이 나오지 않으면 맥문동 8g을 심지를 제거하고 빻은 다음 물소의 뿔 4g과 함께 갈아 먹는다. 2봉을 먹으면 젖이 나온다.

③ 우비(牛鼻) : 젖이 나오지 않으면 소의 코로 국을 끓여 공심복에 먹으면 2~3일만에 많이 나온다.

④ 익모초 : 유방에 종기가 생기려고 하면 생익모초를 찧어 붙인다.

⑤ 산약(山藥) : 유방의 염증이 종기가 되어 통증이 있으면 생산약을 찧어 환부에 붙였다가 통증이 사라지면 바로 떼낸다.

⑥ 포공영(蒲公英) : 유두가 터지거나 갈라지고 유종에 통증을 있

으면 찧은 민들레와 인동을 넣고 달인 다음 술을 약간 넣어 마신다. 마시고 나면 곧 잠이 오는데 효과가 있다는 뜻이고, 자고 일어나면 낫는다. 민들레를 찧어 붙여도 즉시 효과가 나타난다.

⑦ 청피(青皮) : 유방이 가렵지도 않고 통증도 없는데 돌처럼 굳으면 불에 구워 분말한 청피 8g을 술과 함께 먹는다.

⑧ 가자화(茄子花) : 유두가 갈라지면 가을이 지난 후 찬이슬을 맞고 핀 가지꽃을 채취해서 그늘에 말려 태운 다음 재를 만들어 물을 넣고 개어 붙인다. 가을이 되기 전에 핀 꽃을 사용해도 무방하다.

6. 유방을 다스리는 식품과 약재

① 유방의 발육상태가 좋지 않으면 울금.

② 유방에 멍울이 생기면 구릿대 뿌리, 귤 껍질, 꿀풀, 메꽃, 민들레, 뻐꾹채, 속단, 청피(青皮), 향부자*, 회화나무.

③ 유옹·유선염·유방의 종기로 인한 통증에는 개나리 열매, 구릿대 뿌리, 꿀풀, 남가새 열매, 녹각, 능소화, 다래, 단삼, 더덕, 반하*, 박주가리 씨, 버드나무 잎, 뻐꾹채, 말린 누에, 말린 으름덩굴 줄기, 말벌의 집, 망초, 며느리배꼽, 미나리, 민들레, 선인장, 소루쟁이, 속단, 송이버섯, 아욱 씨, 야관문(夜關門), 엄나무 껍질, 엉겅퀴, 왕고들빼기, 으름덩굴, 옥수수 수염, 왕불류행(王不留行), 원지, 원추리, 적작약, 쥐방울덩굴, 지치, 참느릅나무 껍질, 천문동, 청피(青皮), 콩, 파 뿌리, 팥, 하눌타리, 하눌타리 씨, 향부자*, 활석.

④ 유방암에는 다래, 엉겅퀴, 지치, 천문동, 콩.

7. 유방을 다스리는 민간요법

① 유방에 돌처럼 단단한 멍울이 생기면 환부에 거재하지 않은 송진을 붙인다.

② 유방에 응어리가 생기면 **1** 부들꽃나무 뿌리를 찧어 붙인다. **2** 제비꽃·민들레 320g씩을 넣고 조청처럼 고아 붙인다.

③ 유방에 멍울이 생겨 부으면서 통증이 있으면 **1** 제비꽃과 민들레 320g씩을 넣고 조청처럼 고아 환부에 붙인다. **2** 구릿대 뿌리와 소루쟁이 4g씩을 빻아 청주에 타서 마신다.

④ 유방염에는 **1** 더덕 4~10g에 물 500㎖를 넣고 물이 반으로 줄 때까지 달여 하루에 여러 번 나누어 마신다. **2** 말린 더덕을 빻아 1번에 4g씩 하루에 2~3번 따뜻한 물과 함께 먹는다. **3** 쪽잎·목부용 잎 300g씩과 민들레 120g에 물 6 ℓ를 넣고 12시간 정도 끓이면 3분의 1 정도로 줄어든다. 1번에 20㎖씩 하루에 3번 따뜻하게 해서 공심복에 마신다. **4** 백선 뿌리의 껍질을 가루를 낸 후 밥풀에 잘 개어 환부에 붙인다. **5** 생원추리 뿌리로 즙을 내어 마신다. **6** 시호와 칡 뿌리 9g씩에 물 500㎖를 넣고 물이 반으로 줄 때까지 달여 하루에 2~3번 나누어 마신다. 열이 아주 높으면 황금(黃芩) 12g을 더 넣는다.

⑤ 유선염에는 신선한 미나리를 찧어 붙인다.

⑥ 유선염으로 인한 몸살에는 귤 껍질 160g, 감초 40g을 볶은 후 빻아 1번에 8g씩 따뜻한 물과 함께 먹는다.

3. 배

배는 소장·대장·방광이 위치하는 곳으로 이 기관들에 문제가 생기면 질병이 발생할 수 있다.

1. 복부질환의 원인

① 소장·대장·방광에 이상이 있으면 발생할 수 있다.

② 장에 열이 많으면 발생할 수 있다.

③ 음식을 잘못 먹으면 발생할 수 있다.

④ 배가 냉하거나 기가 뭉치면 발생할 수 있다.

⑤ 신경을 많이 쓰면 발생할 수 있다.

⑥ 부인과질환·간경화·복막염·맹장 등의 염증이 있으면 발생할 수 있다.

⑦ 변비가 있거나 소변에 이상이 있으면 발생할 수 있다.

⑧ 기생충이 있으면 발생할 수 있다.

2. 복부의 한열허실기(寒熱虛實氣)

복부질환은 한증(寒症)·열증(熱症)·허증(虛症)·실증(實症)·기증(氣症)으로 인하여 생긴다.

① 한증(寒症) : 배가 냉하면 소화력이 떨어지면서 살이 찌고, 배에서 꿇는 소리가 나는데 심하면 대변이 묽어지고, 술을 먹으면 설사를 하기도 한다.

② 열증(熱症) : 배에 열이 있으면 많이 먹어도 소화가 빨리되어 허기를 느끼고, 배가 부으면서 통증이 따르고, 배에서 열이 나기도 한다.

③ 허증(虛症) : 배가 허하면 배에 힘이 없어 배가 고픈 것 같으면서 허리가 구부러지고, 배에 탄력이 없어 배가 늘어지기도 한다.

④ 실증(實症) : 배가 실하면 뱃속에 무언가가 꽉찬 것 같으면서 배가 터질 것 같고, 배가 단단하게 굳기도 한다.

⑤ 기증(氣症) : 기허증(氣虛症)이면 ③의 허증(虛症)과 같은 증세가 나타나고, 기실증(氣實症)이면 ④의 실증(實症)과 같은 증상이 나타난다.

3. 복부질환을 다스리는 방법

증상에 맞게 식품이나 약재를 쓰거나 뜸을 하면 좋은데 방법은 다음과 같다.

① 한증(寒症) : 필자가 개발한 약떡을 배에 놓고 뜸을 하면 큰 효과를 볼 수 있다.

② 열증(熱症) : 절대 뜸을 하면 안 된다.

③ 허증(虛症) : 경우에 따라 뜸을 하면 좋다.

④ 실증(實症) : 사(寫)시킬 수 있는 약재를 활용하는 것이 좋다.

⑤ 기증(氣症) : 기허증(氣虛症)인지 위의 허증(虛症)과 같은 증세가 나타나고, 기실증(氣實症)이면 실증(實症)과 같은 증세가 나타난다.

⑥ 배나 배꼽에 이상이 생겼을 때는 필자가 개발한 약떡을 놓고 뜸을 하면 큰 효과를 볼 수 있다.

4. 복부에 대한 의서의 내용

복유대소부분(腹有大小部分) 제지상왈대복(臍之上曰大腹) 제지하왈소복(臍之下曰小腹) 대복속태음(大腹屬太陰) 제복속소음(臍腹屬少陰) 소복속궐음(小腹屬厥陰) 기통유육(其痛有六) 유한(有限) 유열(有熱) 유사혈(有死血) 유식적(有食積) 유담음(有痰飮) 유충(有虫)

배는 대복과 소복, 즉 윗배와 아랫배로 나눈다. 배꼽 위를 대복이라 하는데 윗배를 말하고, 배꼽 아래를 소복이라 하는데 아랫배를 말한다. 윗배는 태음에 속하고, 배꼽 양옆은 소음에 속하고, 아랫배는 궐음에 속한다. 복부통증의 원인은 한・열・사혈・식적・담음・충으로 구분할 수 있다.

한복통(寒腹痛) 한기객어맥(寒氣客於脉) 외칙맥한(外則脉寒) 맥한칙견권(脉寒則縫綣) 견권칙맥출(縫綣則脉絀) 출맥칙외(絀脉則外) 인소락고(因小絡故) 졸연이통(卒然而痛) 인중중어(因重中於) 한칙통구(寒則痛久)

한복통은 한기로 인한 복통이다. 한기가 맥의 밖에 머무르면 맥이 차갑고, 맥이 차가우면 오므라들고, 오므라들면 맥이 물러나고, 맥이 물러나면 복부의 작은 근육을 밖으로 끌어당기기 때문에 갑자기 통증이 생긴다. 한증이 심하면 통증이 오래간다.

열복통(熱腹痛) 열기유어소장(熱氣留於小腸) 소장중통비열(小腸中痛痺熱) 초갈칙견건(焦渴則堅乾) 부득출고(不得出故) 통이폐불통의(痛而閉不通矣) 복중상각유열(腹中常覺有熱) 이폭통폭지(而暴痛暴止) 차위적열(此爲積熱)

열복통은 열로 인한 복통이다. 열기가 소장에 머무르면 배 중앙에 통증이 생기는데 비열증이라고 한다. 소장의 수기가 마르면 장과 변이 굳어 배출하기 어렵다. 열복통은 통로가 닫혀 열기가 통하지 못하기 때문에 생긴다. 증상은 뱃속에 항상 열이 있는 것 같은데 갑자기 통증이 있다가 그친다.

사혈복통(死血腹痛) 유상처(有常處) 혹질박상손(或跌撲相損) 혹부인경래(或婦人經來) 산후오어(産後惡瘀) 미진하이응(未盡下而凝) 기통유(其痛有) 상처이부이동(常處而不移動) 시사혈야(是死血也)

사혈복통은 죽은 혈액으로 인한 복통이다. 타박상이나 생리통이나 산후에 나쁜 피가 다 빠지지 않고 남아 있다가 뭉쳐서 생긴다. 통증이 이리저리 돌아다니지 않으면 사혈로 인한 통증으로 본다.

식적복통(食積腹痛) 맥현자(脉弦者) 식적통(食積痛) 의온산지(宜溫散之) 재상자(在上者) 다속식(多屬食) 식능작통(食能作痛) 의온산지(宜溫散之)

식적복통은 음식이 쌓여 생기는 복통이다. 현맥이 잡히면 따뜻한 성분의 약으로 풀어주는 것이 마땅하다. 통증이 윗배에 있으면 식적복통으로 보는데 음식도 통증을 유발할 수 있으니 따뜻한 약으로 풀어주어야 한다.

담음복통(痰飮腹痛) 범복통맥활자(凡腹痛脉滑者) 시담(是痰) 의도담(宜導痰) 해울(解鬱) 청담(淸痰) 다작복통(多作腹痛) 천궁(川芎) 창출(蒼朮) 향부자(香附子) 백지(白芷) 위말강즙(爲末薑汁) 화탕점복(和湯點服)
담음복통은 담으로 인한 복통이다. 배에 통증이 있는데 활맥이 잡히면 대개 여기에 속한다. 담을 빼 답답함을 풀어주면서 담을 맑게 하는 것이 마땅하다. 담은 복통을 유발하므로 천궁·삽주 뿌리·향부자·구릿대 뿌리를 빻은 다음 생강즙을 넣고 끓여 먹는다.

충복통(虫腹痛) 시통시지(時痛時止) 면백순홍자(面白脣紅者) 시충통야(是虫裹痛也)
충복통은 충으로 인한 복통이다. 수시로 배에 통증이 있다가 그치고, 얼굴이 창백하고, 입술이 붉어진다.

유허실범복통(有虛實凡腹痛) 안지통자위실(按之痛者爲實) 안지불통자위허(按之不痛者爲虛)
복통이 있을 때 배를 눌러 보아 통증이 있으면 실증으로 인한 것이고, 통증이 없으면 허증으로 인한 것이다.

유일전부(有一田夫) 취포노숙일침(醉飽露宿一枕) 천명자차(天明自此) 비동공자(脾疼攻刺) 백약망공(百藥罔功) 엄엄수재후(淹淹數

載後) 우도인수이(遇道人授以) 화제추도산(和劑抽刀散) 주조하삭복(酒調下數服) 돈유칙지(頓愈則知) 풍로지근입위(風露之根入胃) 양강창포(良薑菖蒲) 위능산기사(爲能散其邪) 반묘차기(班猫借氣) 위능벌기근야(爲能伐其根也) 고유여시지험언(故有如是之驗焉)

한 농부가 술에 만취해서 이슬을 맞고 잠을 잤다. 날이 밝자 비장이 찌르는 것처럼 통증이 있었으나 모든 약이 효과가 없었다. 두어 해를 지나 한 도인이 화제초도산을 처방해 주었다. 술과 함께 먹었는데 치유되어 위장에 바람과 이슬의 사기가 침입한 것이 원인이라는 것을 알았다. 양강과 창포가 사기를 흩어내고, 가뢰가 바람과 이슬의 사기를 소멸시켰기 때문이다.

한기객어장위(寒氣客於腸胃) 궐역상출고(厥逆上出故) 통이구야(痛而嘔也) 복통욕구토자(腹痛欲嘔吐者) 상열하한야(上熱下寒也) 이양부득강(以陽不得降) 이흉열욕구(而胸熱欲嘔) 음부득승(陰不得升) 이하한복통(而下寒腹痛) 시승강실상야(是昇降失常也)

한기가 장과 위장에 침입하면 궐역이 되어 위로 오르기 때문에 통증과 구토가 따른다. 복통과 구토를 겸하는 것은 상초에는 열이 있는데 하초는 냉하기 때문이다. 양이 강하지 않으면 가슴의 열을 내리지 못하므로 구토가 따르고, 음이 승하지 못하면 아래가 차고 배에 통증이 있는데 이것은 승강이 정상을 잃은 까닭이다.

복중착적증(腹中窄狄症) 내습담탁기(奈濕痰濁氣) 공어심비(攻於心脾) 이장승강실상(二臟昇降失常) 이치복중착협(以治腹中窄狹)

복중명증(腹中鳴症) 병어본어위야(病於本於胃也) 비기허칙복통장명(脾氣虛則腹痛腸鳴)

복중착적증은 뱃속이 붙은 것 같은 병이다. 습담의 탁기가 심장과 비장을 공격하여 운행이 정상적이지 않으면 나타난다. 복중명증은 배에서 우는 소리가 나는 것 같은 병인데 위장과 비장의 기가 허하기 때문에 생긴다.

내경왈(內經曰) 폐이한어신(肺移寒於腎) 위용수(爲湧水) 용수자(湧水子) 안지복불견(按之腹不堅) 수기객어대장(水氣客於大腸) 질행칙명(疾行則鳴) 탁탁여낭과장수지병야(濯濯如囊裹醬水之病也) 의정력환(宜葶藶丸)

내경왈. 폐의 한기가 신장으로 들어가면 용수증이 된다. 용수증은 배를 눌러보면 굳어 있지 않다. 대장으로 수기가 들어가 질병을 만들어 포대에 물을 담아놓은 것 같은 소리가 나는 병이다. 정역환이 좋다.

제하유단전(臍下有丹田) 이단전재(而丹田在) 제하삼촌(臍下三寸) 방원사촌(方圓四寸) 착어척양(着於脊梁) 양신지간(兩腎之間) 좌청우백(左靑右白) 상적하흑(上赤下黑) 중앙황색(中央黃色) 명왈대해(名曰大海) 저기정혈(貯其精血)

단전은 둘레가 4촌이고, 배꼽 3촌 아래와 신장과 신장 사이에 있다. 왼쪽은 푸르고, 오른쪽은 희고, 위는 붉고, 아래는 검고, 중앙은 누렇다. 중앙의 황색 부분을 대해라 하는데 정혈을 저장하는 곳이다.

범인지제야(凡人之臍也) 수생지초(受生之初) 부정모혈(父精母血) 상수응결(相受凝結) 이성포태(以成胞胎) 재모복중(在母腹中) 모호아(母呼兒) 호모흡아흡(呼母吸兒吸) 시일신제대(是一身臍帶) 여화과재지이통대야(如花果在枝而通帶也) 기생지후(旣生之後) 종구호흡(從口呼吸) 제문자폐(臍門自閉) 기장지후(旣長之後) 외모정신(外耗精神) 내상생냉(內傷生冷) 진기부득조창(眞氣不得條暢) 소이증제고대(所以蒸臍固帶) 여수관토(如水灌土) 배초목(培草木) 자무장야(自茂長也) 인상의법(人常依法) 훈제칙영위조화(熏臍則榮衛調和) 안혼정백(安魂定魄) 한서불침(寒暑不侵) 신체경건(身體輕健) 기중유신묘야(其中有神妙也)

배꼽은 생명이 잉태될 때 아버지의 정과 어머니의 혈이 응결하는 곳이다. 태중에 있을 때 어머니가 숨을 내쉬면 아이도 내쉬고, 어머니가 숨을 들이마시면 아이도 들이마신다. 이것은 마치 배꼽줄이 꽃이나 과일의 가지가 꼭지를 통하는 법과 같다. 그리고 태어난 뒤에는 입으로 호흡을 하니 배꼽문이 저절로 닫히고, 성장한 후에는 밖으로 정신을 소모하고 안으로 냉이 생겨 상하면 진기를 펼 수 없다. 그래서 뜸으로 배꼽을 따뜻하게 하는 것은 흙에 물을 주면 초목이 무성하게 자라는 이치와 같다. 항상 법에 의하여 배에 찜을 하면 영위가 조화롭고 혼백이 안정되므로 한증과 서증이 침범하지 않아 몸이 가볍다.

제축증(臍築症) 제하축자(臍下築者) 신기동(腎氣動) 제중혈즙(臍中血汁) 용골초포배건말부지(龍骨醋泡焙乾末付之) 혹적석지말(或

赤石脂末) 부지즉효(付之卽效)

제축증은 배꼽 아래에 무엇이 모이거나 쌓이는 병인데 신장의 기가 동한 것이다. 배꼽에서 피나 진물이 나오면 용골 가루를 따뜻하게 해서 붙이거나 적석지 가루를 붙이면 즉시 효과가 나타난다.

치제복냉통(治臍腹冷痛) 혹설사(或泄瀉) 진애엽(艾葉)(陣艾葉) 사상자(蛇床子) 각일냥(各一兩) 목별자이매(木鼈子二枚) 대각생용(帶殼生用) 우위말화균(右爲末和匀) 용면포과(用綿包裹) 안재제상(安在臍上) 이지권위정(以紙圈圍定) 이위두화(以熨斗火) 위지위묘(熨之爲妙)

배꼽과 배가 냉하여 복통이 있거나 설사를 하면 약쑥과 사상자 40g씩과 목별 씨 2개를 가루를 내어 물에 골고루 섞은 다음 천에 싸서 배에 얹고 종이로 덮은 후 다리미질을 하면 묘하게 낫는다.

5. 단방(單方)

① 건강(乾薑) : 치비냉복통구토(治脾冷腹痛嘔吐) 초강삼전(炒薑三錢) 구감초반전(炙甘草半錢) 우좌조일매(右挫棗一枚) 동전복(同煎服) 혹위말화음복(或爲末和飮服)

비장이 냉하여 복통이나 구토가 따르면 말린 생강 볶은 것 12g, 구운 감초 2g, 대추 1개를 넣고 달여 먹거나 말린 생강을 가루를 내어 먹는다.

② 정향(丁香) : 치복중냉통(治腹中冷痛) 좌취수전복(挫取水煎服) 혹위말점탕복(或爲末点湯服)

뱃속이 냉하여 통증이 있으면 정향에 물을 넣고 달여 먹거나 정향을 가루를 내어 끓는 물과 함께 먹는다.

③ 후박(厚朴) : 복통창만뇌명(腹痛脹滿雷鳴) 강제수전복(薑製水煎服) 혹위말강탕복(或爲末薑湯服)

복통이나 창만으로 뱃속에서 우레소리가 나면 생강즙으로 후박나무 껍질을 법제한 후 물을 넣고 달여 먹거나 후박나무 껍질을 빻아 생강 끓인 물과 함께 먹는다.

④ 오수유(吳茱萸) : 치복중냉통(治腹中冷痛) 불가인(不可忍) 수전복지(水煎服之).

뱃속이 냉하여 통증이 매우 심하면 오수유에 물을 넣고 달여 먹는다.

⑤ 계피(桂皮) : 치복내냉통전복(治腹內冷痛煎服) 말복병양(末服幷良) 추동복통(秋冬腹痛) 비차불능지(非此不能止)

뱃속이 냉하여 통증이 있으면 계피를 달이거나 빻아 먹는다. 가을과 겨울 복통은 계피가 아니면 치료하기 어렵다.

6. 복부를 다스리는 식품과 약재

① 아랫배가 냉하면 고추, 목향, 소회향, 침향, 투구꽃*, 현호색, 호로파, 홍화.

② 배가 팽만하면 감송, 귤 껍질, 목향, 무 씨, 신곡(神曲), 지각(枳殼), 차조기 잎, 탱자.

③ 배에 기가 막히면 맥문동, 단너삼, 단향, 차조기 잎, 침향.

④ 곽란으로 인한 복통에는 고량강, 향유.

⑤ 이질이나 설사로 인한 복통에는 두꺼비 기름*, 작약.

⑥ 회충으로 인한 복통에는 건칠, 나팔꽃 씨, 보두(寶豆)*, 사군자(使君子), 석류 껍질, 소태나무 열매, 오매, 초피나무 열매의 껍질.

⑦ 어혈로 인한 복통에는 단삼, 대황(大黃), 부들꽃가루, 삼능(三稜), 홍화 씨.

⑧ 기혈로 인한 복통에는 말린 날다람쥐 똥.

⑨ 배에 혈이 맺혀 통증이 있으면 개암취 뿌리.

⑩ 적취로 인한 복통에는 귤나무 잎, 복숭아나무, 천궁, 홍화.

⑪ 한기로 인한 복통에는 대회향, 여지핵(荔枝核), 오약, 호로파.

⑫ 한산(寒疝)으로 인한 복통에는 여지핵(荔枝核), 호로파, 오약, 대회향.

⑬ 복통이 있으나 땀이 나지 않으면 향유.

⑭ 배가 더부룩하며 통증이 있으면 차조기 잎.

⑮ 신경을 쓰다 생긴 복통에는 감송.

⑯ 심장과 배의 냉증으로 인한 복통에는 고추, 구절초, 기장, 말린 생강, 부자*, 약쑥, 천오*, 초피나무 열매의 껍질, 투구꽃*.

⑰ 심장과 배가 팽만하면서 통증이 있으면 감송, 강진향, 강황, 단삼, 단향, 두꺼비 기름*, 몰약, 봉출, 부들꽃가루, 사인, 사향, 삼능(三稜), 안식향, 울금, 유향, 창포, 현호색.

⑱ 윗배에 통증이 있으면 구릿대 뿌리, 목향, 벌꿀, 부들꽃가루, 오약, 작약, 후추.

⑲ 윗배가 더부룩하며 통증이 있으면 인삼.

⑳ 윗배가 냉하여 생긴 복통에는 개자, 고량강, 기장, 말린 날다람

쥐 똥, 말린 생강, 대회향, 벌꿀, 부자*, 사인, 생강, 약쑥, 오수유, 육계, 익지, 정향, 초과, 초두구, 초피나무 열매의 껍질, 후추.

㉑ 아랫배에 통증이 있으면 여지핵(荔枝核).

㉒ 아랫배가 냉하여 생긴 복통에는 고추, 목향, 소회향, 약쑥, 오약, 침향, 투구꽃*, 파극, 현호색, 호로파, 홍화, 회향.

7. 복부를 다스리는 민간요법

① 배가 냉하면 거즈에 홍화를 싸서 우려낸 물로 목욕을 하면 좋고, 홍화로 방석을 만들어 사용해도 좋다.

② 각종 복통에는 **1** 찧은 생강과 홍설탕 40g씩에 물을 넣고 달여 먹는다. **2** 말려서 얇게 저민 생강과 찹쌀에 물을 넣고 물이 반으로 줄 때까지 달여 탕액만 걸러 마신다. **3** 목향 · 유향 · 몰약 2g씩에 물 300㎖를 넣고 물이 3분의 2로 줄 때까지 달여 2번에 나누어 마신다. **4** 찹쌀 300g으로 밥을 지은 다음 메밀 · 신곡(神曲) · 꿀 1 l 씩, 후추 · 초피나무 열매의 껍질 · 고추 · 소태나무 뿌리의 껍질 · 목단 껍질 · 질경이 씨 · 어린아이 변에 침하여 말린 생강 200g씩을 섞어 볶는다. 단호박 속에 넣어 새끼줄로 묶고 황토를 발라 쌀겨 불에 묻어 익힌 다음 따뜻하게 해서 공심복에 적당히 먹는다. **5** 현호색 2g을 잘 으깬 다음 뜨거운 물을 붓고 5분 정도 우려 마신다. 위급할 정도로 통증이 심할면 현호색과 감초를 1 : 2 비율로 빻아 1번에 3g씩 하루에 2~3번 따뜻한 물과 함께 먹는다. **6** 애기똥풀 2~4g에 물 300㎖를 넣고 물이 반으로 줄 때까지 달여 차처럼 묽고 따뜻하게 해서 하루

에 여러 번 나누어 마신다.

③ 한증으로 인한 복통에는 소회향을 뜨겁게 볶거나 데워서 아랫배를 싸매둔다.

④ 배앓이 복통에는 급히 방풍(防風) 12g, 숙지황 8g을 넣고 달여 먹는다.

⑤ 배가 팽만하면서 통증이 있으면 **1** 오매로 환약을 지어 20~30개씩 백비탕(白沸湯)을 만들어 먹는다. **2** 삼능(三稜)·무 씨 12g씩에 물 500㎖를 넣고 물이 반으로 줄 때까지 달여 하루에 여러 번 나누어 마신다.

⑥ 아랫배가 냉하면서 통증이 있으면 구기자 12g, 당귀 8~12g, 백복령·오약·소회향 8g씩, 육계 4~8g, 침향이나 목향 4g, 생강 3~5쪽을 하루에 1첩씩 식원복에 먹는다. 이것을 난간전(煖肝煎)이라 한다.

⑦ 원인을 모르는 복통에는 **1** 소금을 약간 볶아 주머니에 넣어 배를 문지른다. **2** 좋은 초 1종지를 따뜻하게 데워 먹는다.

⑧ 복통이 잦으면 공심복에 약쑥즙을 마신다.

⑨ 배꼽에 바람이 들어 배꼽이 하얘지거나 부으면 **1** 형개수와 약쑥 잎을 달인 물로 자주 씻는다. **2** 석웅황과 유향에 참기름을 넣고 개어 바른다.

⑩ 배꼽이 헐면 **1** 생배를 가늘게 썰어 가루로 만든 다음 백선 뿌리의 껍질과 황기를 빻아 섞어 바른다. **2** 황벽나무 껍질과 말린 백반을 가루를 내어 뿌려준다.

4. 허 리

허리는 인체에서 대들보에 해당하므로 허리가 튼튼하면서 부드럽고 실해야 몸이 안정되며 편안하다. 만일 허리에 변위가 생기면 여러 가지 질병이 발생하여 머리부터 발끝까지 미치지 않는 곳이 없고, 허리가 틀어지면 장도 바르지 않아 장에서도 많은 질병이 발생한다. 또 허리가 부실하면 마음놓고 활동하기도 어렵고 자식을 낳기도 어렵다.

1. 허리 통증의 원인

① 목뼈 · 등뼈 · 골반 · 견갑골 · 꼬리뼈 등에 변위가 오면 요통이 생길 수 있다.

② 측만 · 장단족 · 치질 · 위장병 · 변비 등이 있으면 요통이 생길 수 있다.

③ 척추가 굳거나 척추 사이가 좁아지면 요통이 생길 수 있다.

④ 피로가 쌓이거나 운동을 무리하게 하거나 허리를 삐끗하면 요통이 생길 수 있다.

⑤ 몸에 습담이 많거나 수분이 부족하거나 장이 냉하면 요통이 생길 수 있다.

⑥ 냉하거나 습한 곳에 오래 있으면 허리 근육에 변위가 일어나 요통이 생길 수 있다.

⑦ 여자는 자궁수술을 하거나 성생활을 할 때 체위가 잘못되면 요통이 생길 수 있다.

⑧ 남자는 양기가 부족하면 요통이 생길 수 있다.

2. 허리의 한열허실기(寒熱虛實氣)

허리질환은 한증(寒症)·열증(熱症)·허증(虛症)·실증(實症)·기증(氣症)으로 인하여 생긴다.

① 한증(寒症) : 허리 근육이 뻣뻣하고 움직임이 둔하며 무거운 느낌이 들기도 한다.
② 열증(熱症) : 뼛속이 후끈거리며 쑤시고 아리기도 한다.
③ 허증(虛症) : 허리에 힘이 없고 무거우며 힘이 많이 들어가면서 활동이 둔해지기도 한다.
④ 실증(實症) : 허리에 돌 같은 것을 달아놓은 것처럼 무겁고 둔해지기도 한다.
⑤ 기증(氣症) : 기허증(氣虛症)이면 ③의 허증(虛症)과 같은 증세가 나타나고, 기실증(氣實症)이면 ④의 실증(實症)과 같은 증세가 나타난다.

3. 허리질환을 다스리는 방법

증상에 맞게 식품이나 약재를 쓰거나 뜸을 하면 좋은데 방법은 다음과 같다.

① 한증(寒症) : 허리를 따뜻하게 하면서 양기를 돋구고 신장의 기능을 강화시키는 약재를 활용하는데, 따뜻한 성분의 약재를 쓴

다. 사혈은 절대 금하고, 허리에 필자가 개발한 약떡을 놓고 뜸을 하면 큰 효과를 볼 수 있다.

② 열증(熱症) : 절대 뜸을 하면 안 되고, 신장의 열을 내려주거나 수기를 보하는 약재를 쓴다.

③ 허증(虛症) : 한증(寒症)처럼 활용하는데 신장의 기능을 강화시키면서 보하는 약재를 쓴다.

④ 실증(實症) : 건강에는 지장이 없으니 허리 근육을 풀어주는 운동을 하는 것이 좋다.

⑤ 기증(氣症) : 기허증(氣虛症)이면 위의 허증(虛症)을 활용하고, 기실증(氣實症)이면 실증(實症)을 활용한다.

⑥ 요통에는 원심수기요법(圓心手奇療法)과 필자가 개발한 약떡을 등·허리·배·백회(百會)·혈해(血海) 등에 놓고 뜸을 하면 큰 효과를 볼 수 있다.

4. 허리에 대한 의서의 내용

요자신지부(腰者腎之府) 전요불능(轉搖不能) 신장비의요자(腎臟憊矣腰者) 신지외후일신(腎之外候一身) 소시이전이(所恃以轉移) 개합자야(開闔者也) 연제경(然諸經) 관어신(貫於腎) 낙어요척(絡於腰脊) 수외감내상(雖外感內傷) 종종부동(種種不動) 필신허이후(必腎虛而後) 사능진지고(邪能溱之故) 불가순용냉약(不可純用冷藥) 역불가순용(亦不可純用) 삼기보기야(蔘芪補氣也)

허리는 신장과 관계있기 때문에 신장에 문제가 생기면 허리에도 문제가 생긴다. 허리는 신장의 외부이므로 회전하며 이동하고 여닫는 문과 같다. 모든 신경은 신장을 관통해서 허리와 척추에 연결된다. 비록 외감과 내상이 여러 가지로 다르지만 반드시 신허증으로 인하여 사기가 허리로 모인다. 따라서 냉한 성분의 약만을 쓰는 것도 안 되고, 인삼이나 황기로 보충만 하는 것도 옳지 않다.

요통유십(腰痛有十) 유신허(有腎虛) 유담음(有痰飮) 유식적(有食積) 유좌섬(有挫閃) 유어혈(有瘀血) 유풍(有風) 유한(有寒) 유습(有濕) 유습열(有濕熱) 유기(有氣) 범십종(凡十種)
요통에는 신허요통, 담음요통, 식적요통, 결리는 요통, 어혈요통, 풍으로 인한 요통, 한으로 인한 요통, 습으로 인한 요통, 습열로 인한 요통, 기로 인한 요통 등 10가지로 나눌 수 있다.

신허요통(腎虛腰痛) 맥대자(脈大者) 신허요통(腎虛腰痛) 신허자(腎虛者) 통지불기시야(痛之不已是也) 담음요통(痰飮腰痛) 맥활자복자(脈滑者伏者) 시담음통야(是痰飮痛也) 담음유주어경락(痰飮流注於經絡) 요배동통(腰背疼痛)
신허요통은 신장으로 인한 요통으로 대맥이 잡히며 통증을 느끼기 어렵다. 담음요통은 담음으로 인한 요통으로 활맥과 복맥이 잡힌다. 담음이 경락을 따라 돌아다녀 등과 허리에 통증이 생기는 것이다.

식적요통(食積腰痛) 인취포입방(因醉飽入房) 습열승허(濕熱乘虛) 입신요통(入腎腰痛) 난이면앙(難以俛仰) 좌섬요통(挫閃腰痛) 거중

노상(擧重勞傷) 혹좌섬추락(或挫閃墜落) 이작통(以作痛) 위지섬요통(謂之閃腰痛)

식적요통은 음식으로 인한 요통으로 과음이나 과식한 후에 성생활을 하면 발병한다. 습열이 허한 신장으로 들어가면 발병하여 몸을 구부리거나 들기 어려워진다. 좌섬요통은 무거운 것을 들거나 과로하거나 갑자기 결리거나 높은 곳에 떨어져 허리에 통증이 생기는 것을 말한다.

어혈요통(瘀血腰痛) 질박추타(跌撲墜墮) 이치어혈요통(以致瘀血腰痛) 주경야중(晝輕夜重) 시어혈통(是瘀血痛) 한요통(寒腰痛) 한상신경(寒傷腎經) 요통(腰痛) 불능전측(不能轉側) 견열칙감(見熱則減) 우한칙발(遇寒則發) 맥침현급(脉沈弦急)

어혈요통은 혈액으로 인한 요통이다. 넘어지거나 다치거나 높은 곳에서 떨어져 허리에 피가 뭉치면 발병하는데 낮에는 가볍고 밤에는 심하다. 한요통은 한기로 인한 요통으로 몸을 옆으로 움직이기 어려운데, 몸에 열이 있으면 통증이 덜하나 추우면 더하다. 맥은 침맥과 현맥이 급하게 뛴다.

풍요통(風腰痛) 풍상신이요통자(風傷腎而腰痛者) 혹좌혹우(或左或右) 통무상소(痛无常所) 양족강급(兩足强急) 습요통(濕腰痛) 구처비습(久處卑濕) 우로침음(雨露浸淫) 요중통(腰重痛) 여석(如石) 냉여빙(冷如氷)

풍요통은 풍으로 인한 요통으로 신장이 바람에 상하면 발병한다.

허리 좌우가 모두 아프고, 통증이 고정되어 있지 않고, 양발이 당기면서 통증이 따른다. 습요통은 습기로 인한 요통으로 오랫동안 습한 곳에 있거나 비나 이슬을 맞으면 발병한다. 허리가 돌처럼 무겁고 얼음처럼 차가워진다.

습열요통(濕熱腰痛) 평일고량(平日膏粱) 후미지인요통(厚味之人腰痛) 개시습열음허(皆是濕熱陰虛) 기요통(氣腰痛) 범인실지칙(凡人失志則) 심혈불왕(心血不旺) 불양근맥(不養筋脈) 기체요통(氣滯腰痛)

습열요통은 습열로 인한 요통으로 평소 기름진 음식을 많이 먹으면 발병한다. 기요통은 기로 인한 요통으로 뜻을 이루지 못하면 심혈이 왕성하지 못하고, 힘줄과 혈관이 약하면 기가 정체되어 발병한다.

신저증(腎著症) 병인신체중요중(病人身體重要中) 냉여좌수(冷如坐水) 형여수장(形如水狀) 반불갈(反不渴) 소변자리(小便自利) 음식여고(飮食如故) 요이하냉통요중(腰以下冷痛腰重) 여대오천전(如帶五千錢) 요통(腰痛) 면상홀견홍점(面上忽見紅點) 인중흑자사(人中黑者死)

신장으로 인한 요통은 허리가 물 속에 앉아 있는 것처럼 냉하고, 몸이 약간 붓고, 갈증이 없고, 소변은 어려움이 없고, 음식 먹는 것은 항상 같고, 허리 아래가 냉하면서 통증이 있고, 허리가 동전 오천냥을 매달아 놓은 것처럼 무겁다. 요통이 있는데 갑자기 얼굴에 붉은점이 생기고 인중이 검게 변하면 죽는다.

5. 단방(單方)

① 칠(漆) : 제요척통(除腰脊痛) 전즙음(煎汁飮) 혹주침복(或酒浸服) 병량(幷良) 우취눈엽(又取嫩葉) 화미장공심(和米醬空心) 작죽복(作粥服)

허리나 척추에 통증이 있으면 칠을 끓이거나 술에 담갔다가 먹는다. 또 옻나무의 어린눈과 쌀을 넣고 죽을 쑤어 공심복에 먹는다.

② 귤핵(橘核) : 치요통(治腰痛) 미초거각위말(微炒去殼爲末) 공심주조하이전(空心酒調下二錢)

요통에는 귤 씨를 약간 볶은 후 껍질은 버리고 알맹이만 빻아 공심복에 8g씩 술과 함께 먹는다.

③ 호도(胡桃) : 치허손요통(治虛損腰痛) 취육화두충(取肉和杜沖) 회향침주(茴香浸酒) 공심복(空心腹)

몸이 허해서 생긴 요통에는 호두・두충・회향을 술에 담갔다가 공심복에 먹는다.

④ 녹용(鹿茸) : 주요척통(主腰脊痛) 수구자색(酥灸紫色) 거모위말(去毛爲末) 매공심복(每空心腹) 온주하일전(溫酒下一錢)

허리나 척추에 통증이 있으면 녹용에 연유를 넣고 자색이 되도록 구워 털은 제거한 다음 가루를 내어 공심복에 4g씩 따뜻한 술과 함께 먹는다.

6. 허리를 다스리는 식품과 약재

① 각종 요통에는 가시연밥, 강진향, 강활, 개암취 뿌리, 개자, 거북이 등껍질, 곰취, 구기자, 구릿대 뿌리, 귤 씨, 노박덩굴, 녹각교, 녹용, 당귀, 두충, 독활, 둥굴레, 띠 뿌리, 마가목 껍질, 말린 으름덩굴 줄기, 말오줌나무, 무, 박주가리 씨, 부추, 뽕나무겨우살이, 사상자(巳床子), 산수유, 산사나무, 상표초, 생강, 쇠무릎, 속단, 수뤼나물, 싸리나무 씨, 원추리 뿌리, 위령선, 육계, 엄나무 껍질, 엉겅퀴, 약쑥, 우엉, 으름덩굴, 인동, 자라 등껍질, 작두콩, 잣, 잣나무, 적작약, 조롱이, 지각(枳殼), 진득찰, 질경이, 참가시나무, 청피(青皮), 초룡담(草龍膽), 투구꽃*, 파, 한련초, 현호색, 호로파, 홍합, 회화나무, 흰봉선화.

② 허리에 힘이 없으면 광나무 열매, 구기자, 녹용, 닥나무 씨, 두충, 물개의 음경과 고환, 부자*, 부추 씨, 삼지구엽초, 석곡, 속단, 쇄양, 숙지황, 오가피, 조롱이, 진득찰, 한련초.

③ 허리가 시큰거리면서 통증이 있으면 고비, 광나무 열매, 구기자, 나도물통이 뿌리, 녹용, 누런 개의 음경, 닥나무 씨, 독활, 동충하초, 두충, 부추 씨, 뽕나무겨우살이, 마가목, 모과, 산수유, 새삼씨, 쇠무릎, 속단, 숙지황, 엄나무, 오가피, 진득찰, 파극, 한련초, 현호색, 호로파.

④ 평소에 허리에 힘이 없고 시큰거리면서 통증이 있으면 양파.

⑤ 허리에서 찬바람이 나면서 통증이 있으면 말린 누에의 똥, 부추씨, 양기석, 오리나무더부살이, 육계, 진득찰, 침향, 파고지.

⑥ 신장이 허해서 생긴 요통에는 거북이 등껍질, 고비, 넉줄고사리,

대회향, 보두(寶豆)*, 부추, 쇠무릎, 속단, 오가피, 작두콩, 파고지, 호두, 호로파, 홍합, 회향.

⑦ 허리가 냉하여 생긴 요통에는 녹각.

⑧ 허리에 종기가 생겨 요통이 있으면 삽주 뿌리.

⑨ 허리를 삐끗하여 생긴 요통에는 신곡(神曲).

⑩ 비습으로 인한 요통에는 사상자(巳床子).

⑪ 비뇨기관이 약해져 생긴 요통에는 부추.

7. 허리를 다스리는 민간요법

① 요통에는 **1** 가지의 대와 잎을 불에 태워 따뜻한 술에 타서 먹는다. **2** 으름덩굴을 껍질과 마디를 버리고 20g을 달여 공심복에 장복한다. **3** 남가새의 흰꽃 40g, 복숭아꽃·붉은봉선화 28g씩, 침향 12g을 빻아 10첩으로 나눈다. 어린아이 소변에 1첩과 흑설탕 8g을 타서 공심복에 먹는다. **4** 귤 씨와 두충을 같은 양으로 빻아 1번에 4~6g씩 소금물이나 따뜻한 청주와 함께 먹는다. **5** 자연산 대마 뿌리에 생강을 약간 넣고 달여 먹는다. **6** 파를 죽처럼 찧어 환부에 붙이고 다리미 같은 것으로 따뜻하게 문지른다. **7** 고비 뿌리를 달여 먹는다. **8** 원추리 뿌리 15개, 돼지 콩팥 1개에 물을 넣고 달여 하루에 3번 나누어 먹는다. **9** 1~2개월 정도 메추리 알을 하루에 5개씩 식전에 먹는다. 요통은 물론 기력도 좋아지고, 식은땀이 그치고, 몸이 따뜻해지고, 자율신경이 바로 잡힌다. **10** 상수리나무 잎을 찧어 환부에 두툼하게 붙이고 그 위에 불에 달군 돌이나 모래주머니를 올려놓고

3~4번 찜질한다. 상수리나무 잎이 없으면 떡갈나무나 신갈나무 잎을 써도 좋다. ⑪ 위령선 15g, 두충 20g에 물 300㎖를 넣고 달여 하루에 2~3번 나누어 먹는다. ⑫ 위령선 20g에 물 200㎖를 넣고 달여 하루에 3번 나누어 먹거나 가루를 내어 1번에 3~5g씩 하루에 2~3번 나누어 먹는다. ⑬ 소나무 관솔과 잣나무 관솔 1.2㎏씩에 술 20ℓ를 넣어 21일 동안 담가두었다가 매일 400㎖씩 장복한다.

② 심한 요통에는 흰봉선화 씨나 잎 30~40g을 달여 하루에 3번 나누어 마신다. 1개월 정도 복용하면 효과가 나타난다.

③ 풍한으로 인한 요통에는 ❶ 삽주 뿌리 40g, 전갈 20g, 싸서 구운 투구꽃*·싸서 구운 부자* 8g씩, 천마(天麻) 12g을 빻아 1번에 4g씩 두림주(豆淋酒)에 타서 공심복에 먹는다. 두림주(豆淋酒)는 검정콩을 볶아 뜨거울 때 술병에 넣고 꼭 덮어둔 술을 말한다. ❷ 어린 잣나무 가지 6㎏을 3~5㎝로 잘라 술 10ℓ 정도에 1개월 정도 담가두었다가 하루에 3번 식사 때 1~400㎖씩 먹는다. ❸ 오래 묵어 곰삭은 마른 명태 2마리에 투구꽃* 10g을 넣고 달여 2일 동안에 아침과 저녁으로 마시면서 땀을 약간 낸다.

④ 신장이 허해서 생긴 요통에는 ❶ 싸리나무 뿌리의 껍질·돼지 살코기 100g씩, 쌀을 증류한 술 500㎖에 물 1ℓ를 넣고 물이 반으로 줄 때까지 달여 하루에 2~3번 나누어 먹는다. ❷ 취침 전에 부추술 100㎖를 마신다. ❸ 부추 60g에 물 600㎖를 넣고 물이 3분의 1로 줄 때까지 달여 따뜻한 청주 50㎖를 섞어 마신다. ❹ 돼지 콩팥에 작두콩을 넣고 푹 고아 먹으면 요통은 물론 정력

도 강해진다. **5** 속단 8~12g을 곱게 빻아 1번에 5g씩 하루에 2~3번 식후에 먹는다. 여기에 두충을 같은 양으로 넣고 달여 먹으면 더 좋다. **6** 새삼 씨와 쇠무릎을 같은 양으로 술에 담갔다 말린 다음 빻아 1g짜리 환약을 지어 1번에 5~7개씩 하루에 3번 식후에 먹는다.

⑤ 장이 냉하여 생긴 요통에는 후박온중탕(厚朴溫中湯 : 처방은 방약합편에 있음)에 초피나무 열매의 껍질 2g과 양파 10g을 넣고 끓여 먹는다.

⑥ 음식에 체하여 생긴 요통에는 오적산(五積散 : 처방은 방약합편에 있음)에 산사나무 8g, 신곡(神曲)·목향 4g씩을 넣고 끓여 아침과 저녁에 먹는다.

⑦ 허리를 삐끗하여 생긴 요통에는 수박 껍질을 뜨겁게 데워 말린 다음 빻아 약주에 타서 마시고 땀을 낸다.

⑧ 허리를 삐었을 때는 환부에 꿀을 바른 다음 얇은 천이나 비닐로 덮는다. 그 위에 수건을 몇 겹 대고 다리미로 다림질하듯이 찜질을 한다. 5~7일 정도 하루에 1~2번씩 한다.

⑨ 평소에 허리에 힘이 없고 시큰거리면서 통증이 있으면 **1** 생부추 100g을 즙을 낸 다음 감초소주를 타서 마신다. **2** 부추 100g을 끓인 물에 감초소주를 타서 마신다. 감초소주는 감초 10g에 소주 600㎖를 넣고 반으로 줄 때까지 달여 만든다.

⑩ 요통이 있으면서 아랫배가 아프고 소변을 보지 못하면 귤 씨를 볶은 다음 껍질은 버리고 가루를 내어 1번에 4g씩 술과 함께 먹는다.

5. 옆구리

옆구리는 늑골을 말하는데, 양쪽 겨드랑이 아래 갈비뼈가 있는 부위이다.

1. 옆구리 통증의 원인

① 늑막염 · 위장병 · 폐기능 장애 · 기결증(氣結症)이 있으면 발생할 수 있다.

② 운동을 무리하게 하거나 늑골이 부러지면 발생할 수 있다.

③ 체하거나 담음이나 담결림이 있으면 발생할 수 있다.

2. 옆구리의 한열허실기(寒熱虛實氣)

옆구리 자체에는 한열허실기(寒熱虛實氣)의 증상이 나타나지 않으나 다른 부위의 영향을 받는다.

3. 옆구리질환을 다스리는 방법

① 증상에 맞게 식품이나 약재를 활용한다.

② 옆구리 통증에는 원심수기요법(圓心手奇療法)을 활용하면 큰 효과를 볼 수 있다.

4. 옆구리에 대한 의서의 내용

협액속간담(脇腋屬肝膽) 기맥포협륵(其脉布脇肋) 늑자협골야(肋

者脇骨也) 협통자(脇痛者) 궐음간경위병야(厥陰肝經爲病也) 견하왈액(肩下曰腋) 액하왈협(腋下曰脇) 협하왈계협(脇下曰季脇)

옆구리와 겨드랑이는 간담이 주관한다. 맥은 옆구리와 갈빗대에 퍼져 있고, 갈빗대는 옆구리 뼈를 말한다. 옆구리통증은 궐음의 간경이 병들었기 때문이다. 어깨 밑을 겨드랑이라 하고, 겨드랑이 아래를 옆구리라 하고, 옆구리 아래를 계협이라 한다.

협통유오(脇痛有五) 유기울(有氣鬱) 유사혈(有死血) 유담음(有痰飮) 유식적(有食積) 유풍한(有風寒) 기울협통(氣鬱脇痛) 대노기역(大怒氣逆) 급모려불결(及謀慮不結) 개영간화동심(皆令肝火動甚) 협통난인(脇痛難忍) 사혈협통(死血脇痛) 오혈정유어간(惡血停留於肝) 거어협하이통(居於脇下而痛) 안지칙통익심(按之則痛益甚) 액협동통(腋脇疼痛) 혹오후발(或午後發)

옆구리통증은 기울 · 사혈 · 담음 · 식적 · 풍한 5가지로 구분한다. 기울협통은 기로 인한 통증이다. 크게 화를 내다 기가 역하거나 깊은 생각을 오랫동안 하면 모두 간장의 화가 심하게 동하여 협통증이 되는데 참기 어려울 정도로 아프다. 사혈협통은 혈액으로 인한 통증이다. 간장에 악혈이 있으면 옆구리 아래에 통증이 생겨 겨드랑이와 옆구리에 통증이 따르는데, 누르면 더 심하고 오후에 더 심해지기도 한다.

담음협통(痰飮脇痛) 담음유주어(痰飮流注於) 궐음지경(厥陰之經) 역능사협하통(亦能史脇下痛) 병칙해수(病則咳嗽) 기급인협통(氣急

引脇痛) 식적협통(食積脇痛) 식적협하여타경(食積脇下如打硬) 기일조작통(起一條作痛) 신보원(神保元) 이지실전탕탄화(以枳實煎湯呑下) 풍한협통(風寒脇痛) 외감한열협통(外感寒熱脇痛)

담음협통은 담음으로 인한 통증으로 담음이 궐음경으로 들어갔기 때문이다. 기침과 천식을 동반하면서 옆구리가 당기고 통증이 따른다. 식적협통은 음식으로 인한 통증으로 음식이 정체되어 옆구리가 굳은 것처럼 통증이 나타난다. 신보원을 탱자 달인 물과 함께 먹는다. 풍한협통은 감기로 인한 통증이다. 감기로 인하여 한열이 나면서 옆구리에 통증이 따른다.

건협통(乾脇痛) 통허심성손협하상(痛虛甚成損脇下常) 일점통부지자(一点痛不止者) 명왈건협통심위(名曰乾脇痛甚危) 실협통(實脇痛) 수족번조(手足煩燥) 부득완와(不得安臥) 양협하통(兩脇下痛) 인소복(引小腹) 시간기실야(是肝氣實也) 허협통(虛脇痛) 유유부지(悠悠不止) 이목황황(耳目慌慌) 선공여인장포(善恐如人將捕)

건협통은 허증으로 인한 통증이다. 옆구리가 항상 불편하며 통증이 그치지 않는데 심하면 위급한 상황이 벌어질 수도 있다. 실협통은 실증으로 인한 통증이다. 간장의 기가 실하기 때문인데 손발이 번조하여 편안하게 눕지 못하고, 양쪽 옆구리 아래와 아랫배가 당기면서 통증이 따른다. 허협통은 허증으로 인한 통증이다. 은근한 통증이 그치지 않고, 귀와 눈이 흐리고, 두려움이 많아지고, 헛손질을 한다.

협하담성(脇下痰盛) 과낭작통(窠囊作痛) 간조협통(肝燥脇痛) 혹피부(或皮膚) 기포작통(起泡作痛)

협하담성은 담이 뭉쳐 생긴 통증이고, 간조협통은 간에 수분이 부족해서 생긴 통증이다. 혹은 피부에 물집이 생기면서 통증이 따르기도 한다.

5. 단방(單方)

① 청피(靑皮) : 치협통(治脇痛) 우초초전복(右醋炒煎服) 말복병가(末服幷可) 내간담이경지약(乃肝膽二經之藥) 인다노(人多怒) 협하유울적(脇下油鬱積) 고의용차이해지(固宜用此以解之) 약이경기혈부족(若二經氣血不足) 칙당선보기혈(則當先補氣血) 소용청피가야(少用靑皮可也)

협통에는 청피를 술에 볶아 달여 먹거나 가루를 내어 먹는다. 청피는 간담을 다스리는 약이니 노기가 많아 옆구리 아래가 답답하거나 적이 있을 때 쓰고, 간담의 기혈이 부족하면 보혈을 하면서 청피는 조금만 쓰는 것이 좋다.

② 지실(枳實)·지각(枳殼)·방풍(防風) : 치풍협통(治風脇痛) 전복말복병가(煎服末服幷可)

풍으로 인한 협통에는 탱자·지각·방풍을 달이거나 가루를 내어 먹으면 좋다.

③ 포공영(蒲公英) : 간염·늑막염·복막염으로 통증이 심할 때는 민들레를 먹으면 즉시 효과가 나타난다.

6. 옆구리를 다스리는 식품과 약재

① 옆구리가 팽만하면 남가새 열매, 노루귀, 다닥냉이 씨, 단향, 목향, 오약, 울금, 천남성*, 향부자*.

② 옆구리통증에는 탱자, 귤 속의 흰 막, 현호색.

③ 옆구리에 찌를 듯한 통증이 있으면 노루귀, 단향, 시호, 울금, 작약, 천궁, 침향, 하늘타리.

④ 옆구리에 기가 뭉쳐 통증이 있으면 강진향.

⑤ 옆구리가 더부룩하면서 통증이 있으면 차조기 잎.

7. 옆구리를 다스리는 민간요법

① 옆구리통증에는 **1** 백비탕(白沸湯) 작은 한 그릇에 꿀과 고추장 1숟갈씩을 타서 뜨겁게 해서 먹고 땀을 낸다. **2** 무 씨 6g, 삽주 뿌리 · 귤 껍질 · 후박나무 껍질 4g씩, 도라지 · 지각(枳殼) · 백개자 · 천궁 3g씩, 살구 씨 · 만년콩 뿌리 · 감초 2g씩, 생강 5쪽을 1~2첩으로 나누어 달여 먹는다. 이것을 정통산(定痛散)이라 한다.

② 왼쪽 옆구리에 통증이 있으면 탱자 · 천궁 20g씩, 감초 10g을 빻아 1번에 8g씩 생강이나 대추 달인 물과 함께 먹는다.

8장. 음부 · 정 · 허로

1. 음 부

음부는 전음과 후음으로 나누는데, 전음은 생식기를 말하고, 후음은 항문을 말한다. 음부는 자식을 낳고, 음식 찌거기를 배출하는 기능을 하는 기관이다.

1. 음부질환의 원인

1) 전음질환의 원인

① 성생활이 문란하면 발생할 수 있다.

② 생식기가 냉하거나 열이 많으면 발생할 수 있다.

③ 남자가 양기가 부족하거나 여자가 음기가 부족하면 발생할 수 있다.

④ 몸에 습이 많거나 간장에 열이 있으면 발생할 수 있다.

⑤ 신경성이나 세균성 질환이 있으면 발생할 수 있다.

⑥ 신장이나 방광에 이상이 있으면 발생할 수 있다.

⑦ 허리를 다치는 등 허리에 문제가 있으면 발생할 수 있다.

⑧ 꼬리뼈에 변위가 생기면 발생할 수 있다.

⑨ 여자는 자궁이나 난소에 이상이 있거나 산후에 몸조리를 잘못 하거나 난산수술이나 개복수술로 아이를 낳은 후 허리에 변위가 생기면 발생할 수 있다.

2) 후음질환의 원인

① 음식을 잘못 먹으면 발생할 수 있다.

② 장에 문제가 있거나 수분이 부족하면 발생할 수 있다.

③ 치질 · 변비 · 설사 등이 있으면 발생할 수 있다.

④ 허리를 다치거나 오래 앉아 있으면 발생할 수 있다.

⑤ 꼬리뼈에 변위가 생기면 발생할 수 있다.

2. 음부의 한열허실기(寒熱虛實氣)

음부질환은 한증(寒症) · 열증(熱症) · 허증(虛症)으로 인하여 생긴다.

① 한증(寒症) : 생식기가 냉하면 낭습이 있거나 생식기가 붓거나 냉이 있는 경우가 많다.

② 열증(熱症) : 생식기에 열이 있으면 생식기가 가렵거나 염증이 생기거나 물집이 생기고, 여자는 냉이 나오는 경우가 많다.

③ 허증(虛症) : 생식기가 허하면 생식기가 위축되어 작아지는데,

여자는 음호가 수축되고, 남자는 생식기에 탄력이 없는 경우가 많다.

3. 음부질환을 다스리는 방법

증상에 맞게 식품이나 약재를 쓰거나 뜸을 하면 좋은데 방법은 다음과 같다.

① 한증(寒症) : 하복부에 필자가 개발한 약떡을 놓고 뜸을 하면 큰 효과를 볼 수 있다.
② 열증(熱症) : 절대 뜸을 하면 안 된다.
③ 허증(虛症) : 필자가 개발한 약떡을 아랫배에 놓고 뜸을 한다.
④ 전음에 문제가 생겼을 때는 필자가 개발한 약떡을 놓고 뜸을 하면 큰 효과를 볼 수 있다.

4. 음부에 대한 의서의 내용

내경왈(內經曰) 전음자(前陰者) 종근지소취(宗筋之所聚) 태음양명지소합야(太陰陽明之所合也) 종근위음모중횡골(宗筋謂陰毛中橫骨) 상하지수근야(上下之竪筋也) 병재소복복통(病在小腹腹痛) 부득대소변(不得大小便) 병명왈산(病名曰疝) 득지한산자(得之寒疝者) 한기결취지소위야(寒氣結聚之所爲也)

내경왈. 전음은 종근이 모이고, 태음과 양명이 합하는 곳이다. 종근은 음모와 횡골의 가운데 있고, 상하로 세워져 있는 근육이다. 아랫배에 병이 있어 배에 통증이 따르고 대소변을 보지 못하는 병을

산증이라고 하는데 한기가 모이면 발병한다.

한산증(寒疝症) 낭냉결경여석(囊冷結硬如石) 음경불거(陰莖不擧) 혹공고환이통(或控睾丸而痛) 득지좌하습지(得之坐臥濕地) 혹한월섭빙(或寒月涉氷) 혹치양설(或値兩雪) 이온재하지(以溫劑下之) 치구이무자(治久而無子)

한산증은 고환이 냉하며 돌처럼 굳어 맺힌 병으로 음경이 일어서지 못한다. 혹은 고환이 당기며 통증이 따르는 경우가 있는데 습한 곳에 앉거나 누워 있으면 생기기도 하고, 추운 겨울에 추운 곳에 오래 있다가 생기기도 하는데 따뜻한 성분의 약재로 다스려야 한다. 만일 오랫동안 치료하지 않으면 자식을 두기 어렵다.

수산증(水疝症) 신낭종동(腎囊腫疼) 음한출(陰汗出) 혹낭종(或囊腫) 장여수정(狀如水晶) 혹소양출수(或瘙痒出水) 혹소복안지작수성(或小腹按之作水聲) 득지어음수취주(得之於飮水醉酒) 사내야(使內也) 노한출이우풍한습지기(勞汗出而遇風寒濕之氣) 취어낭중고(聚於囊中故) 여빙냉(如氷冷)

수산증은 신낭에 종기가 생겨 통증이 따르고 음부에서 땀이 나는 병이다. 혹은 고환에 수정 같은 종기가 생기거나 가려우면서 물이 나온다. 아랫배를 눌러보면 물소리가 나는데 물이나 술을 과하게 마신 것이 원인이다. 또 과로하다 나는 땀이 고환의 풍한습기와 만나면 얼음처럼 냉해진다.

근산증(筋疝症) 음경종창(陰莖腫脹) 혹궤이위농(或潰而爲濃) 이급근축(裡急筋縮) 혹경중작통(或莖中作痛)

근산증은 음경에 종기가 생겨 붓거나 터져 농이 나오고, 음경의 속이 위급하며 음경 근육이 오므라들고, 음경에 통증이 생기는 병이다.

혈산증(血疝症) 상여황과(狀如黃瓜) 재소복양방(在小腹兩傍) 횡골양단(橫骨兩端) 약교중(約絞中) 속명변옹(俗名便癰) 득지어훈감(得之於熏感) 차질의이(此疾宜以) 화혈지제하지(和血之劑下之)

혈산증은 생식기가 누런 오이 같아지고, 아랫배 양쪽 횡골의 양끝이 새끼를 꼬는 것처럼 통증이 따르는 병으로 변옹이라고도 한다. 열기를 많이 받으면 생기는데 화혈지제를 쓰는 것이 마땅하다.

기산증(氣疝症) 기상상연신유(其狀上連腎兪) 하급음낭(下及陰囊) 다득어호곡(多得於號哭) 분노기울이창(忿怒氣鬱而脹) 호곡노파(號哭怒罷) 즉기산자시야(卽氣疝者是也) 유일치법(有一治法) 이침출기이유(以鍼出氣而愈) 연침유득실(然鍼有得失) 의이산기지제하지(宜以散氣之劑下之) 혹소아(或小兒) 역유차질(亦有此疾) 속명편추(俗名偏墜) 득지어부기년노(得之於父已年老) 혹년소다병(或年少多病) 음위정겁(陰痿精劫) 강력입방(强力入房) 인이유자(因而有子) 품태병야(稟胎病也) 차증난치(此症難治) 유축빈일혈(惟築賓一血) 구지이유자다(灸之而愈者多)

기산증은 위로는 신장과 연결되고 아래로는 음낭에 미친다. 큰 소리로 울거나 화를 많이 낸 것이 원인이다. 침으로 기를 빼주면 나을 수 있으나 침은 득과 실이 있으니 기를 흩어지게 하는 약을 쓰는 것이 좋다. 만일 어린아이가 이 병에 걸리면 편추라고 한다. 아버지가 나이가 너무 많거나 너무 젊어도 많이 걸린다. 음경에 힘이 없고 정력이 약한데 무리하게 성행위를 하여 임신을 시켰기 때문이다. 치료하기 어려우나 축빈혈에 뜸을 하면 나을 수 있다.

호산증(狐疝症) 상여앙와(狀如仰瓦) 와칙입소복(臥則入小腹) 행입칙출소복(行立則出小腹) 입낭중(入囊中) 여호주출혈이뇨(如狐晝出穴而尿) 야입혈이불뇨(夜入穴而不尿) 차산(此疝) 출입왕래상하(出入往來上下) 정여호동류(正與狐同類) 여기산대동소이(與氣疝大同小異) 의이축기(宜以逐氣) 유경제하(流經劑下)
호산증은 기와의 형상과 같다. 누우면 뱃속으로 들어가고, 움직이거나 서 있으면 아랫배에서 나와 고환으로 들어간다. 여우가 낮에는 나와 오줌을 누고, 밤에는 굴에 들어가 오줌을 누지 않는 것과 같다. 호산증은 상하로 출입하거나 왕래하는 것이 여우와 같고, 기산증과 비슷하니 기를 쫓아 경락으로 흐르는 약을 써야 한다.

퇴산증(㿉疝症) 기상음낭(其狀陰囊) 대여승두(大如升斗) 불양부동시야(不痒不疼是也) 득지어지기비습고(得之於地氣卑濕故) 강회지간(江淮之間) 다유지(多有之) 의이거(宜以去) 습지제하지(濕之劑下之) 여자음호철출(女子陰戶凸出) 역시차류(亦是此類) 불가온지보지(不可溫之補之) 의이고약하지(宜以苦藥下之) 이고견지(以苦

堅之)

퇴산증은 가렵지도 아프지도 않은 병으로 비습한 곳이나 강가에서 많이 생긴다. 습을 제거하는 약을 쓰는 것이 마땅하다. 여자의 음호가 돌출하는 병도 같은 것인데, 따뜻한 성분의 약으로 보하는 것은 옳지 않고 쓴 성분의 약으로 내리는 것이 마땅하다.

음난편옹증(陰卵偏壅症) 음난일변종대(陰卵一邊腫大) 편옹견인(偏壅牽引) 고방위지난퇴(古方謂之卵退) 편좌다어(偏左多瘀)

음난편옹증은 한쪽 고환에 종기가 생겨 커지는 병이다. 한쪽만 커지니 고환이 당기는데 옛 처방에서는 난퇴라고 하였다. 왼쪽에 이 병이 생기면 어혈이 많은 것이 원인이다.

목신증(木腎症) 창대작동(脹大作疼) 완비결경(頑痺結硬) 치법당온산(治法當溫散) 온리이내소지(溫利以內消之) 우유옹거머리상(又有壅隨跌傷) 경기여패혈교공(驚氣與敗血交功) 역유목강창동지증(亦有木强脹疼之症) 치법갱위지고어(治法更爲之消瘀)

목신증은 생식기가 나무토막처럼 굳는 병이다. 심하게 붓고 통증이 있고 마비되면 굳는데, 따뜻한 성분의 약으로 흩어주어야 한다. 또 다른 원인은 넘어져 상해서 맺힌 것이다. 기가 놀라 패혈과 더불어 병이 된 것이니 모두 어혈을 없애야 한다.

분돈산기증(奔豚疝氣症) 제하유동기(臍下有動氣) 명왈신기(名曰腎氣) 역왈분돈(亦曰奔豚) 신지적명야(腎之積名也) 오적중(五積

中) 유제하분돈(惟臍下奔豚)

분돈산기증은 배꼽 아래에 움직이는 기가 있는 것을 말한다. 신기 또는 분돈이라고 하는데 신장에 적이 생긴 것이 원인이다. 5가지 적 중에서 오직 배꼽 아래에만 있는 증상을 분돈증이라고 한다.

음위증(陰痿症) 모산과도(耗散過度) 상우간근소치(傷于肝筋所致) 경운(經云) 족궐음지경(足厥陰之經) 기병상우내(其病傷于內) 칙불기시야(則不起是也) 음위내칠상지의(陰痿乃七傷之矣) 노문참고(勞門參考) 음냉증(陰冷症) 하부양허(下部陽虛) 음냉여빙(陰冷如氷) 음종증(陰腫症) 음낭종대(陰囊腫大) 혹부동(或不動) 즉수퇴지류(卽水㿉之類) 신발자(新發者) 의삼백산(宜三白散)

음위증은 생식기가 발기되지 않는 병이다. 지나치게 정력을 소모시켜 간장과 근육이 상한 것이 원인이다. 경왈. 족궐음경이 병들어 안에서 상하면 생식기가 발기되지 않는다. 발기가 안 되는 것은 칠상의 질환이니 노문을 참고한다. 음냉증은 생식기가 냉한 병이다. 하초의 양기가 허하면 생식기가 얼음처럼 냉해진다. 음종증은 음부에 큰 종기가 나거나 움직이지 못하는 병이다. 수퇴증의 종류이니 새로 생긴 병이면 삼백산을 쓰는 것이 마땅하다.

음양음창음냉(陰痒陰瘡陰冷) 교접출혈(交接出血) 음내하감창(陰內下疳瘡) 인월후갱행방(因月後更行房) 치성탑탁(致成湛濁) 복유음도(伏流陰道) 수생감창(遂生疳瘡) 여남자투정탕약동(與男子妒精瘡略同)

음부가 가렵거나 종기가 나거나 냉하거나 성행위를 하면 피가 나오거나 창이 생기는 것은 생리 후에 바로 성생활을 한 것이 원인이다. 생리 후에 바로 성생활을 하면 음부에 탁기가 숨어 있다가 감창이 되는데 남자의 투정창과 비슷하다.

교접출혈이작동(交接出血而作疼) 내방실유상(內房室有傷) 유간화동비이(由肝火動脾而) 불능섭혈(不能攝血) 의용귀비탕(宜用歸脾湯) 보중익기탕(補中益氣湯) 외용숙애면이입음중(外用熟艾綿裹入陰中) 난발청피소회위말삼지(亂髮青皮燒灰爲末糝之)

성행위를 할 때 출혈과 통증이 따르면 성행위로 인하여 상한 것이다. 간장의 화가 동하여 비장이 혈을 간섭하지 못하기 때문이다. 귀비탕과 보중익기탕을 쓰는 것이 마땅하다. 그리고 약쑥을 찐 후 보자기에 싸서 자궁에 넣어두고, 머리카락과 청피를 재가 되도록 태운 다음 가루로 만들어 붙인다.

음낭습양위지(陰囊濕痒謂之) 신장풍(腎臟風) 인지정혈부족(人之精血不足) 내위기욕소모(內爲嗜慾所耗) 외위풍냉소승(外爲風冷所乘) 풍습독기종(風濕毒氣從) 허이입낭습양(虛而入囊濕痒) 혹생창피탈(或生瘡皮脫)

고환이 습하여 가려운 병을 신장풍이라 한다. 정혈이 부족한 것은 안으로는 성행위를 즐겨 많이 소모된 것이고, 밖으로는 풍습의 독기가 허를 쫓아 고환에 들어가 습하면서 가려운 것이다. 창증이 생기거나 피부가 이탈하기도 한다.

산통겁약(疝痛刦藥) 한산입복자동(寒疝入腹刺疼) 급소장방광기(及小腸膀胱氣) 의치부탕(宜梔附湯)

한기가 배에 들어가 찌르는 것처럼 아프거나 소장과 방광이 찌르는 것처럼 아플 때는 치부탕이 마땅하다.

후음별명항문(後陰別名肛門) 대장지하절야(大腸之下截也) 일왈광장(一曰廣腸) 언기광(言其廣) 윤어대소장야(潤於大小腸也) 우왈백문(右曰魄門) 언대장위폐지부(言大腸爲肺之府) 폐장백고(肺臟魄故) 왈백문야(曰魄門也)

후음은 항문을 말한다. 항문은 대장 아래에서 끊어진 것으로 광장이라고도 하는데, 대장과 소장을 윤택하게 하기 때문이다. 또 백문이라고도 하는데 대장은 폐가 주관하고, 폐는 백을 간직하는 곳이기 때문이다.

소장유열필치(小腸有熱必痔) 대장유변혈(大腸有便血) 내경왈(內經曰) 인이포식(因而飽食) 근맥횡해(筋脈橫解) 장벽위치(腸澼爲痔) 치유내외(痔有內外) 맥치장치(脈痔腸痔) 기치혈치(氣痔血痔) 주치속내(酒痔屬內) 모치비치(牡痔牝痔) 누치속외(瘻痔屬外)

소장에 열이 있으면 반드시 치질이 되고, 대장에 열이 있으면 변혈을 본다. 내경왈. 과식하면 근맥이 풀리고 장벽증이 되어 치질이 된다. 치질은 내외로 구분하는데 맥치 · 장치 · 기치 · 혈치 · 주치는 내치에 속하고, 모치 · 비치 · 누치는 외치에 속한다.

장벽증(障壁症) 대변하혈(大便下血) 소위장풍장독야(所謂腸風藏毒也) 여하청혈색선자(如下淸血色鮮者) 장풍야(腸風也) 혈탁이색(血濁而色) 암자장독야(黯者藏毒也) 치루(痔漏) 즉누치야(卽瘻痔也) 치핵기과(痔核已破) 위지치루(謂之痔漏)

장벽증은 대변을 볼 때 피가 나오는 병인데 장풍과 장독으로 구분한다. 피가 맑고 선명하면 장풍이고, 탁하고 어두우면 장독이다. 치루는 누치라고도 하는데 치핵이 터진 것을 말한다.

탈항증(脫肛症) 항문번출야(肛門翻出也) 폐여대장(肺與大腸) 위표리(爲表裏) 신주대변(腎主大便) 폐신허자다(肺腎虛者多) 유차증삼기탕승지(有此症蔘芪湯升之)

탈항증은 항문이 뒤집혀서 밖으로 나오는 병이다. 폐는 대장과 더불어 표리가 되고, 신장은 대변을 주관하는데 폐와 신장이 허약하면 많이 걸린다. 이 때는 삼기탕을 써서 올려가게 해야 한다.

충치증(虫痔症) 다양항문작양(多痒肛門作痒) 내장중유충생애(乃腸中有虫生艾) 고련근전탕훈세(苦楝根煎湯熏洗) 잉이건애생강전복지(仍以乾艾生薑煎服之)

충치증은 항문이 가려운 병인데 장에 충이 있기 때문이다. 생쑥과 소태나무 뿌리를 끓인 물로 씻으면서 김을 쏘이고, 마른 쑥과 생강을 달여 먹는다.

웅빙고(熊氷膏) 치오십년(治五十年) 구치급일체제치(久痔及一切

諸痔) 치루탈항종통(痔漏脫肛腫疼) 절승타약(絶勝他藥) 구치여음상통자사(久痔與陰相通者死) 치루성혈(痔漏成穴) 대소변상통자역사(大小便相通者亦死)

웅빙고는 50년된 치질이나 일체의 모든 치질과 치루·탈항·종기로 인한 통증의 치료에 가장 좋다. 오래된 치질이 음문과 통하면 죽고, 치루와 대소변이 통하면 죽는다.

5. 단방(單方)

① 백반(白礬) : 치음생창(治陰生瘡) 백반마인(白礬麻仁) 등분위말(等分爲末) 괴백피전탕세창(槐白皮煎湯洗瘡) 저지조부(猪脂調付) 음양(陰痒) 백반사상자(白礬蛇床子) 전수임세(煎水淋洗)

음부에 종기가 나면 먼저 회화나무 껍질 달인 물로 씻어내고, 백반과 마 씨를 같은 양으로 가루를 낸 다음 돼지 기름을 넣고 개어 붙인다. 음부가 가려우면 백반과 사상자 달인 물로 씻는다.

② 유황(硫黃) : 치여인음창(治女人陰瘡) 우위말일삼부(右爲末一三付)

자궁에 종기가 생기면 유황을 빻아 하루에 3번씩 바른다.

③ 괴백피(槐白皮) : 치남자음산난종(治男子陰疝卵腫) 부인음중양동(婦人陰中痒疼) 우전수임욕지(右煎水淋浴之)

고환에 종기가 생기거나 자궁이 가렵거나 통증이 있으면 회화나무 껍질을 끓인 물에 목욕을 한다.

④ 괴실(槐實) : 치오치급장풍장독(治五痔及腸風藏毒) 우위말매일전(右爲末每一錢) 미음조하(米飮調下)

오치 · 장풍 · 장독에는 회화나무 열매를 빻아 1번에 4g씩 미음과 함께 먹는다.

⑤ 즉어(鯽魚) : 치오치급혈치(治五痔及血痔) 우작회(右作膾) 화강초개장식지(和薑醋芥醬食之) 우작갱식(又作羹食)

오치와 혈치에는 붕어로 회를 만들어 양념과 함께 먹거나 국을 끓여 밥과 함께 먹는 것도 좋다.

⑥ 위피(猬皮) : 주오치장풍탈항(主五痔腸風脫肛) 일체치병(一切痔病) 우피소말(右皮燒末) 미음하일전(米飮下一錢)

오치 · 장풍 · 탈항에는 고슴도치의 가죽을 불에 태운 다음 가루를 내어 4g씩 미음에 넣어 먹는다.

⑦ 노봉방(露蜂房) : 주장치급루(主腸痔及漏) 유자봉방(有子蜂房) 배건위말(焙乾爲末) 면호환(麵糊丸) 오자대(梧子大) 공심주하(空心酒下) 이삽십환(二三十丸)

장치나 치루에는 새끼가 들어 있는 벌집을 불에 말려 가루를 낸 다음 밀가루풀로 오동나무 열매만하게 환약을 만들어 20~30개씩 술과 함께 공심복에 먹는다.

6. 음부를 다스리는 식품과 약재

① 매독에는 백화사, 청미래덩굴.

② 비뇨기관이 약해져 요통이 있으면 부추.

③ 생식기에 질병이 있어 소변을 보기 어려우면 까마중, 싸리나무 씨.

④ 요도염에는 동과 씨, 용담초, 저령, 지느러미엉겅퀴, 질경이 씨, 택사.

⑤ 음경이나 고환이 냉하면 누런 개의 음경.
⑥ 신장이 냉해서 음경이 냉해지면 새삼 씨.
⑦ 신장이 냉하여 고환이 오므라들면 목향.
⑧ 고환에 종기가 생겨 통증이 있으면 귤 씨, 바닷말, 여지핵(彦枝核), 팥.
⑨ 고환이 냉하면서 부풀어 올라 통증이 있으면 목향, 소태나무 열매, 오약, 청피(靑皮), 투구꽃*, 회향.
⑩ 고환에 종기가 생겨 붓고 피가 뭉친것처럼 붉어지면 여지핵(彦枝核), 용담초, 호박(琥珀).
⑪ 고환이 부으면서 습기가 생겨 축축하고 가려우면 두충, 마디풀, 백부근, 백부자, 부들꽃가루, 사상자(巳床子), 싸리나무 씨, 씀바귀, 오가피.
⑫ 고환이 냉하면서 부풀어 올라 복통이 생기면 여지핵(彦枝核), 호로파, 오약, 대회향.
⑬ 한산분돈(寒疝奔豚)에는 기장, 육계.
⑭ 고환이 한쪽만 부으면 바닷말, 산사나무, 회향.
⑮ 전립선암 예방에는 토마토.
⑯ 항문이 빠지면 가리륵 열매, 금앵자, 단너삼, 달팽이, 더덕, 목적(目賊), 무궁화나무 껍질, 부처손, 상수리, 석류 껍질, 승마, 오배자, 지각(枳殼), 탱자, 황기.
⑰ 이질로 인하여 항문이 빠지면 가리륵 열매, 석류 껍질, 시호, 승마.
⑱ 치질이나 치루에는 달팽이, 동과, 두더지, 망초, 산오이풀, 살모사, 속단, 알로에 진액, 인동꽃, 작두콩, 작설초, 조롱이, 하늘타리,

호황련, 회화나무, 회화나무꽃.

⑲ 치질로 인한 출혈에는 맨드라미, 목적(目賊), 상수리, 할미꽃*.

⑳ 치질이나 종기로 인한 통증에는 단너삼, 동과, 무궁화나무 껍질, 접시꽃 뿌리, 쥐방울덩굴, 참오동나무 껍질, 호랑이 뼈, 호황련.

㉑ 치핵에는 목별 씨.

7. 음부를 다스리는 민간요법

① 음부가 가려우면 **1** 백반을 달인 물에 두 발을 담근다. **2** 오동나무 가지와 잎을 달인 물로 환부를 씻는다. **3** 더덕 가루를 1번에 4g씩 하루에 3번 따뜻한 물과 함께 먹는다.

② 음부에 습진이 생기면 약쑥·방풍(防風) 12g씩, 형개·웅황 8g씩, 감초 6g을 넣고 달인 물로 환부를 씻는다.

③ 생식기와 고환이 붓고 아프면 **1** 찹쌀 300g으로 밥을 지은 다음 메밀·신곡(神曲)·꿀 1 *l* 씩, 후추·초피나무 열매의 껍질·고추·소태나무 뿌리의 껍질·목단 껍질·질경이 씨·어린아이 변에 침하여 말린 생강 200g씩을 섞어 볶는다. 단호박 속에 넣어 새끼줄로 묶고 황토를 발라 쌀겨 불에 묻어 익힌 다음 따뜻하게 해서 공심복에 적당히 먹는다. **2** 더덕을 달이거나 굽거나 빻아 술이나 물에 타서 장복한다. **3** 벽오동나무 껍질이나 잎을 진하게 달인 물을 뜨겁게 데워서 환부를 씻는다.

④ 고환이 붓고 가려우면 **1** 가짓대를 태운 다음 잿물을 만들어 환부를 씻는다. **2** 홍합의 톨을 태워 참기름을 넣고 개어 바른다. **3** 벽오동나무 가지를 달인 물로 씻는다. **4** 활혈구풍산(活

血驅風散 : 처방은 방약합편에 있음)을 달여 먹는다.

⑤ 고환에 종기가 생기면 지렁이 똥에 감초즙이나 박하즙을 넣고 개어 붙인다.

⑥ 고환에 종기가 생기거나 가려우면 황벽나무나 사상자와 산오이 풀을 함께 넣고 달인 물로 씻는다.

⑦ 음습창(陰濕瘡)에는 오배자를 달인 물로 씻거나 오배자를 빻아 뿌린다.

⑧ 음낭이 축축하면 **1** 오리나무더부살이 150g에 소주 1 l 와 설탕을 적당히 넣고 1개월 정도 숙성시킨 다음 걸러 마신다. **2** 오리나무더불살이를 가루를 내어 따뜻한 청주와 함께 먹는다.

⑨ 생식기에 통증이 있으면 **1** 꽈리열매 40g과 푸른오리의 알 1개에 물과 소주를 250㎖씩 넣고 반으로 줄 때까지 달여 탕액을 하루에 여러 번 나누어 마신다. **2** 꽈리나무 뿌리 40g에 물 500㎖를 넣고 10분 정도 끓여 하루에 여러 번 나누어 마신다.

⑩ 전립선염에는 제비꽃 · 범꼬리 뿌리 · 질경이 씨 20g씩, 실고사리 40g에 물 700㎖를 넣고 중간 불에 물이 반으로 줄 때까지 달여 하루에 2번 나누어 마신다. 여러 날 먹어야 한다.

⑪ 항문이 빠지면 **1** 삼기탕(蔘芪湯 : 처방은 방약합편에 있음)에 적석지 · 용골 · 가리륵 열매 · 회화나무 껍질 2g씩 넣은 것을 수십 첩 달여 먹는다. **2** 사인 · 목적(目賊) · 깽깽이풀을 40g씩 빻은 다음 가루나 환약을 만들어 따뜻한 물과 함께 먹거나 물을 넣고 개어 환부에 바른다. **3** 피마자 49개를 찧어 백회(百會)에 붙인다. **4** 물에 쇠를 넣고 달구면서 김을 쏘인다. **5** 자라 머리

를 태워 항문에 붙인다. **6** 송이버섯을 진하게 달인 물로 매일 3번씩 씻는다. **7** 송이버섯을 찧은 다음참기름을 약간 넣고 약떡을 만들어 뜨겁게 해서 붙인다. **8** 노박덩굴 · 회화나무 열매 20g씩에 물 2 *l* 를 넣고 물이 반으로 줄 때까지 달여 하루에 3번 나누어 마신다.

⑫ 항문이 가려우면 사상자(巳床子)나 단너삼을 달인 물에 백반을 타서 씻는다.

⑬ 항문이 가려우면서 통증이 있으면 **1** 산오이풀 20g, 삼추 뿌리 40g에 물 500㎖를 넣고 물이 반으로 줄 때까지 달여 하루에 2~3번으로 나누어 공심복에 먹는다. **2** 산오이풀 · 자감초(煮甘草) 8g씩, 사인 4g에 물 300㎖를 넣고 물이 반으로 줄 때까지 달여 하루에 2번 나누어 먹는다.

⑭ 항문에 통증이 있으면 **1** 목향 · 황금(黃芩) · 깽깽이풀 · 말린 생강 볶은 것을 같은 양으로 넣고 달여 먹는다. **2** 묵은 살에 반만 볶은 사군자(使君子) · 연밥 · 마를 같은 양으로 넣고 달여 먹는다. 연밥은 심이 있는 것을 그대로 사용한다.

⑮ 치질에는 **1** 큰 붕어 3마리를 불에 태운 다음 빻아 뿌린다. 만일 환부가 건조하면 기름에 개어 바르고, 습기가 있으면 그냥 뿌린다. **2** 말린 생강 12g씩을 하루에 2번 달여 먹는다. **3** 얼굴에 바르는 분가루에 꿀을 넣고 개어 바른다. **4** 꿀 · 말린 백반 40g씩, 석웅황 20g을 곱게 빻아 사기그릇에 담아두면 꿀이 녹아 섞인다. 녹두만하게 환약을 만들어 1번에 30개씩 따뜻한 물과 함께 먹는다. **5** 파를 달여 항아리에 넣고, 구멍이 있는 뚜껑으

로 덮은 뒤 걸터앉아 김을 쏘인다. **6** 치자 100개에 물 600㎖를 넣고 물이 반으로 줄 때까지 달여 먹는다. **7** 서리를 맞으면서 저절로 마른 박을 불에 태워 빻은 다음 기름을 넣고 개어 바른다. **8** 까마귀 쓸개를 종이에 발라 붙인다. 까마귀는 오전에만 쓸개가 있다. **9** 수달의 껍질을 뜨겁게 해서 붙인다. **10** 노박덩굴·회화나무 열매 20g씩에 물 2 *l* 를 넣고 물이 반으로 줄 때까지 달여 하루에 3번 마신다.

⑯ 치질로 인하여 피가 나오면 **1** 살구 씨를 물에 넣고 달인 다음 탕액에 쌀을 넣고 죽을 쑤어 먹는다. **2** 살구 씨 기름을 자주 바른다. **3** 호장근을 씻어 갈라진 껍질은 버리고 잘게 썬다. 약한 불에 쬐어 말린 다음 빻아 팥알만하게 환약을 만든다. 1번에 10개 정도씩 묵은 쌀로 끓인 죽과 함께 먹는다.

⑰ 치루에는 노박덩굴·회화나무 열매 20g씩에 물 2 *l* 를 넣고 물이 반으로 줄 때까지 달여 하루에 3번 나누어 마신다.

⑱ 치루로 인하여 환부가 붓고 통증이 있으면 쥐방울덩굴을 단지에 넣고 태우면서 연기를 쏘인다.

⑲ 전음과 후음의 중간인 회음혈이 가려우면 **1** 매일 더덕 8g씩을 빻아 끓인 다음 식힌 물에 타서 먹는다. **2** 석웅황 40g에 약쑥 4g을 섞은 다음 소의 뿔로 뜸을 100장 한다.

2. 정(精)

유정은 자신도 모르게 정액이 흘러나오는 것을 말하는데 2가지로 분류할 수 있다. 하나는 소변에 섞여 나오는 것이고, 또 하나는 알게 모르게 수시로 나오는 것을 말한다. 여자들에게 비교하면 냉이 흐르는 것과 같다. 그리고 몽정은 잠을 잘 때 꿈에서 성관계를 하면서 정액이 흘러나오는 것을 말한다.

1. 유정과 몽정의 원인

① 기가 너무 약하면 정기를 저장할 힘이 없어 유정이 될 수 있다.
② 정기가 너무 많으면 유정이나 몽정이 될 수 있다.
③ 정기가 열을 받으면 정을 저장하지 못하여 유정이 될 수 있다.

2. 유정과 몽정의 한열허실기(寒熱虛實氣)

유정과 몽정은 열증(熱症)·허증(虛症)·기증(氣症)으로 인하여 생긴다.

① 열증(熱症) : 정에 열이 있으면 정충이 살 수 없기 때문에 자손을 보기 어렵다. 또 정액이 탁하며 양이 적어지고, 사정 후 생식기가 열을 받아 후끈거리거나 따가운 경우가 있다.
② 허증(虛症) : 정이 허하면 양기가 부족해진다. 정액이 묽고 양이 부족해지기 때문이다. 또 정충의 수가 적어지기 때문에 자손을 보기 어렵다.
④ 기증(氣症) : 기허증(氣虛症)이면 ②의 허증(虛症)과 같은 증세가 나타난다.

3. 정을 다스리는 방법

증상에 맞게 식품이나 약재를 쓰거나 뜸을 하면 좋은데 방법은 다음과 같다.

① 열증(熱症) : 절대 뜸을 하면 안 된다.

② 허증(虛症) : 하복부에 필자가 개발한 약떡을 놓고 뜸을 하면 큰 효과를 볼 수 있다.

4. 정에 대한 의서의 내용

정위신본(精爲身本) 정위지보(精爲至宝) 오장개유정(五臟皆有精) 난경왈(難經曰) 심성정즙삼합(心盛精汁三合) 비유산고반근(脾有散膏半斤) 담성정즙삼합(膽盛精汁三合) 내경왈(內經曰) 신자주수(腎者主水) 수오장육부지(受五臟六腑之) 정이장지(精而藏之)

정은 인체를 이루는 근본이고 보배인데 오장에 모두 있다. 난경왈. 정은 심장에는 3합이 있고, 비장에는 반 근이 흩어져 있고, 담에는 3합이 있다. 내경왈. 신장은 수기를 주관하는 곳으로 오장육부의 정을 받아 보관한다.

유정(遺精) 몽이유자(夢而遺者) 위지유정(謂之遺精) 불몽이유자(不夢而遺者) 위정활(爲精滑) 대저유몽자(大抵有夢者) 유어상화지강(由於相火之强) 불몽자(不夢者) 유어심신지허(遺於心腎之虛) 연금인체박화왕자(然今人体薄火旺者) 십중지일(十中之一) 허약자(虛弱者) 십중지구(十中之九) 모인이이분주지(矛因以二分主之) 일왈

청심환(一曰淸心丸) 사화지유지법야(瀉火止遺之法也) 일왈십보환(一曰十補丸) 대보기혈(大補氣血) 비기왕칙능섭정야(啤氣旺則能攝精也)

정액이 꿈 속에서 나오는 것을 유정이라 하고, 꿈을 꾸지 않으면서 나오는 것을 활정이라 한다. 꿈 속에서 정액이 나오는 것은 대개 명문의 화가 강하기 때문이고, 꿈을 꾸지 않으면서 나오는 것은 대개 심장과 신장이 허약하기 때문이다. 유정증은 몸이 약하며 화가 많은 사람은 열에 하나이고, 몸이 허약한 사람은 열에 아홉이다. 병을 2가지로 나누어 치료하는데 하나는 청심환을 먹어 화가 정액으로 나오게 하는 것이고, 또 하나는 기혈을 크게 보하는 것이다. 기를 보해서 왕성해지면 능히 정을 조절할 수 있기 때문이다.

기유인(其有因) 송독노(誦讀勞) 심이득자(心而得者) 갱의보기(更宜補氣) 불가정용양약(不可輕用凉藥) 복유인우습열자(復有因于濕熱者) 습열상신칙수불청(濕熱傷腎則水不淸) 법당도습위선(法當導濕爲先) 습거수청이정자고의(濕去水淸而精自固矣) 비정환주지(秘精丸主之) 유상화(有相火) 필생습열칙수불청(必生濕熱則水不淸) 불청칙불고고(不淸則不固故)

또 다른 원인은 글을 많이 읽어 심장에 무리가 갔기 때문이다. 기를 보하는 것이 마땅하나 가볍거나 시원한 성분의 약을 쓰면 안 된다. 또 습열로 인한 원인도 있다. 습열로 인하여 신장이 상하면 수기가 맑지 않기 때문이다. 이 때는 먼저 습을 다스리는 약을 쓴다. 습이 제거되면 수기는 저절로 맑아지면서 정이 고정되는데 주로 비정환을 쓴다. 명문에 화가 있는데 습열이 생기면 수기가 맑지 않고, 수기가 맑지 않으면 정을 지키지 못한다.

청심환(淸心丸) 치청심화(治淸心火) 사상화(瀉相火) 안신정지(安神定止) 지몽설(止夢泄) 십보환(十補丸) 비정환(秘精丸) 유상화(有相火) 필생습열(必生濕熱) 칙수불청(則水不淸) 불청칙불고고(不淸則不固故) 본방이이(本方以理) 비도습위선(脾導濕爲先) 습거수청이정(濕去水淸而精) 자고의(自止矣) 치독지범역연(治獨之法亦然)

청심환은 심장의 화를 맑게 하고, 명문의 화를 제거하여 마음을 편안하게 해주므로 꿈 속의 사정을 그치게 한다. 신장이 허해서 백탁이 되면 십보환을 쓴다. 십보환은 신장의 수기가 약한데 좋다. 명문에는 화가 있는데 습열이 생기면 수기가 맑지 않아 정을 지키지 못한다. 이 때는 비정환을 먹으면 비장을 다스려 습을 제거해준다. 습이 제거되면 수기가 맑아져 유정이 저절로 낫는다.

5. 단방(單方)

① 토사자(兎絲子) : 첨정익수(添精益髓) 치경중(治莖中) 한정자출(寒精自出) 위말작환복지(爲末作丸服之)

정액이 저절로 나오면 새삼 씨 가루로 환약을 지어 먹는다.

② 금앵자(金櫻子) : 삽정기(澁精氣) 기유정(止遺精) 화계두실(和鷄頭實) 작수육단(作水陸丹) 보진심가(補眞甚佳)

정기가 맑지 않고 유정이 그치지 않으면 금앵자를 물로 반죽해서 닭머리만하게 환약을 지어 먹는다.

③ 모려분(牡蠣粉) : 치귀교설정(治鬼交泄精) 우치정활불고(又治精滑不固) 화하초쉬칠차(火煆醋淬七次) 위말초호환(爲末醋糊丸) 오자대(梧子大) 매복오십환(每服五十丸) 공심염탕하(空心鹽湯下)

귀신과 교접하여 유정이 되거나 유정이 그치지 않으면 모려를 불에 달구었다가 초에 담구기를 7번 반복한 후 가루를 내어 초로 풀을 쑤어 오동나무 열매만하게 환약을 만들어 1번에 50개씩 소금 끓인 물과 함께 공심복에 먹는다.

④ 용골(龍骨) : 주몽설정(主夢泄精) 우용골구자(又龍骨韭子) 위설정요약(爲泄精要藥) 화하위말(火煆爲末) 화환복지(和丸服之) 산복(散服) 역가루효(亦可累效)

몽정에는 용골과 부추 씨를 불에 달군 다음 가루를 내거나 환약을 지어 먹는다.

6. 정을 다스리는 식품과 약재

① 정을 좋게 하려면 가시연밥, 감초, 강낭콩, 거북이 등껍질, 검정콩, 고비, 교이(餃飴), 구기자, 구절초, 꼭두서니 뿌리, 낙지, 녹각, 녹각교, 녹각상, 녹용, 누런 개의 음경, 누에나방, 다래, 당귀, 대추, 대합조개, 더덕, 도라지, 독활, 동충하초, 두릅나무 껍질, 두충, 둥굴레, 마, 마가목, 마가목 씨 · 껍질, 마늘, 마름, 말린 둥굴레 뿌리, 말린 생강, 맥문동, 메뚜기, 물개의 음경과 고환, 미꾸라지, 민트, 밤, 벌꿀, 복분자, 부자*, 부추 씨, 뻐꾹채, 사람의 태반, 사상자(巳床子), 산수유, 삼지구엽초, 삽주 뿌리, 상표초, 새삼 씨, 석

위, 세이지, 소루쟁이, 쇠무릎, 속단, 쇄양, 숙지황, 승마, 아스파라거스, 야관문(夜關門), 약쑥, 양기석, 양·염소의 음경, 양파, 엉겅퀴, 연꽃 씨, 연 뿌리, 영지버섯, 오가피, 오리고기, 오리나무더부살이, 오미자, 오약, 용안육, 육계, 익지인, 인삼, 자주쓴풀, 잣, 정향, 조롱이, 조릿대 잎, 참깨, 참개구리, 천문동, 치커리, 침향, 큰조롱이, 태자삼(太子蔘), 파고지, 파극, 피망, 해마, 해삼, 호로파, 호두육, 홍합, 회화나무, 황기, 흰작두콩.

② 유정에는 가리륵 열매, 가시연밥, 가죽나무 껍질, 거북이 등껍질, 고비, 구기자, 구절초, 금앵자, 녹각, 녹용, 누에나방, 대합조개, 마, 모려분, 부추, 사람의 태반, 사상자(巳床子), 산수유, 상표초, 새삼씨, 속단, 쇄양, 숙지황, 양기석, 연꽃, 연꽃 씨, 오리나무더부살이, 오미자, 오배자, 용골, 익지, 작두콩, 진주, 조롱이, 파고지, 해삼, 황벽나무.

③ 몽정에는 구기자, 산수유, 속단, 연꽃, 오미자, 새삼 씨.

④ 조루증에는 구기자, 산수유, 새삼 씨, 속단, 연꽃, 오리나무더부살이, 오미자, 파고지.

⑤ 성기능 감퇴에는 새삼 씨, 오리나무더부살이, 파고지.

⑥ 잠잘 때 땀이 나는 유정에는 산수유, 숙지황, 오골계, 오오미자, 배자, 오적골.

⑦ 신장의 기능이 허해서 생긴 유정에는 가시연밥, 금앵자, 동충하초, 마, 복분자, 산수유, 상표초, 속단, 연꽃 씨, 오미자.

⑧ 과도한 성행위로 정액이 많이 소모되어 오후가 되면 미열이 나면서 마른기침을 하면 산달래, 닭의 간, 마늘, 바지락, 부추, 염소

고기, 오리 알, 청국장, 토란.

⑨ 발기부전이나 생식기에 힘이 없거나 성욕이 감퇴되면 가시연밥, 구기자, 당귀, 마늘, 민들레, 붓꽃나무 뿌리, 복분자, 부추, 사상자(巳床子), 산달래, 산수유, 삼지구엽초, 새삼 씨, 숙지황, 약쑥, 엉겅퀴, 연 뿌리, 쇠무릎, 오리나무더부살이, 작두콩, 조롱이, 참가시나무, 투구꽃*.

⑩ 노화를 방지하려면 구기자, 노루꽁댕이버섯, 다래, 다시마, 닭의 뼈, 당근, 땅콩 기름, 바나나, 산수유, 삽주 뿌리, 연밥, 염소, 영지버섯, 크린베리, 조롱이, 호박 씨.

7. 정을 다스리는 민간요법

① 유정에는 **1** 부추 씨와 백용골을 1 : 2로 섞어 곱게 빻아 1번에 4g씩 하루에 2~3번 공심복에 먹는다. **2** 부추 씨 20~30개씩을 3%의 소금물과 함께 공심복에 먹는다. **3** 부추 씨를 식초에 삶아 볶아 빻은 다음 꿀을 넣고 반죽해서 환약을 만들어 1번에 30개씩 하루에 2~3번 따뜻한 청주와 함께 공심복에 먹는다. **4** 은행나무 껍질·신선한 조롱이·인동 80g씩, 찹쌀 300g을 돼지 위장에 넣고 중탕한 뒤 설탕을 넣고 맛을 내어 여러 번에 나누어 조금씩 먹는다. **5** 패랭이꽃을 10 *l* 정도 먹는다. **6** 녹각·측백나무 씨·새삼 씨·사상자(巳床子)·질경이 씨·원지·오미자·오리나무더부살이를 같은 양으로 빻아 1번에 2g씩 하루에 2~3번 먹는다. **7** 약 성분이 남을 정도로 까맣게 볶은 고량강 12g, 황벽나무 8g, 가죽나무 껍질 60g을 섞어 0.3g짜리 환약을

만들어 1번에 30개씩 아침 공심복에 먹는다. **8** 조롱이 · 오리나무더부살이 · 파고지 · 새삼 씨를 같이 쓴다. **9** 조롱이와 다시마 20g씩에 물 300㎖를 넣고 물이 반으로 줄 때까지 달인 물에 검정콩 · 검정깨 · 호두 10g씩을 볶아 빻은 다음 꿀을 적당히 넣어 두었다가 약물을 1큰술씩 하루에 3번 먹는다.

② 몽정에는 **1** 말린 계내금을 가루를 내어 좋은 술에 타서 마신다. **2** 유자 씨 20~30개를 달여 수시로 마신다. **3** 삽주 뿌리와 율무 40g씩, 가시연밥 28g에 물에 넣고 달여 공심복에 천천히 마신다. **4** 무르게 삶아 잘게 썬 오리나무더부살이와 양고기 160g씩을 4번으로 나눈 다음 양념해서 쌀과 함께 죽을 쑤어 먹는다. **5** 약 성분이 남을 정도로 까맣게 볶은 고량강 12g, 황벽나무 8g, 가죽나무 껍질 60g을 섞어 0.3g짜리 환약을 만들어 1번에 30개씩 아침에 공심복에 먹는다.

③ 조루증에는 **1** 약 성분이 남을 정도로 까맣게 볶은 고량강 12g, 황벽나무 8g, 가죽나무 껍질 60g을 섞어 0.3g짜리 환약을 만들어 1번에 30개씩 아침에 공심복에 먹는다. **2** 조롱이 · 오리나무더부살이 · 파고지 · 새삼 씨를 같이 쓴다. **3** 조롱이 · 다시마 20g씩에 물 300㎖를 넣고 물이 반으로 줄 때까지 달인 물에 검정콩 · 검정깨 · 호두 10g씩을 볶아서 빻아 꿀을 적당히 넣어 두었다가 1큰술씩 하루에 3번 약물을 먹는다.

④ 성기능 감퇴에는 **1** 조롱이 · 오리나무더부살이 · 파고지 · 새삼 씨를 같이 쓴다. **2** 조롱이와 다시마 20g씩에 물 300㎖를 넣고 물이 반으로 줄 때까지 달인 물에 검정콩 · 검정깨 · 호두 10g씩

을 볶아 빻은 다음 꿀을 적당히 넣어 두었다가 약물을 1큰술씩 하루에 3번 먹는다.

⑤ 과도한 성행위로 정액이 많이 소모되어 오후가 되면 미열이 나면서 마른기침을 하면 **1** 은행 겉껍질을 벗겨 참기름에 담가두었다 먹는다. **2** 씨를 제거한 대추와 은행을 함께 구워 먹는다. **3** 겉껍질을 벗긴 은행을 으깬 다음 꿀과 물을 넣고 조청을 만들어 공심복에 먹는다.

⑥ 정기가 심하게 손상되어 얼굴이 검어지면 오리나무더부살이를 무르게 삶아 잘게 썬 것 160g과 양고기 160g을 4회로 나눈 다음 양념해서 쌀과 함께 죽을 쑤어 먹는다.

⑦ 불임증 · 불감증 · 정액감소에는 하루에 오리나무더부살이를 20g씩 물 500~700㎖를 넣고 끓여 차처럼 마신다.

⑧ 정력이 현저하게 감퇴하면 약쑥술을 몇 개월 동안 상복한다.

⑨ 성기능이 떨어지면서 허리가 아프면 **1** 취침 전에 부추술을 100㎖씩 마신다. **2** 부추 60g에 물 600㎖를 넣고 물이 3분의 1로 줄 때까지 끓여 따뜻한 청주 50㎖를 섞어 마신다.

⑩ 생식기가 약하고 힘이 없으면 삼지구엽초 300g, 생강 70g, 감초 40g에 소주 4ℓ를 넣고 4~5일 담가두었다가 소주잔으로 1~2잔씩 잠자기 전에 마신다.

⑪ 양기가 부족하면 **1** 9번 쪄서 법제한 새삼 씨 600g을 빻은 다음 5월에 낳은 참새알을 깨넣고 반죽해서 작은 환약을 만든다. 1번에 30~40개씩 술이나 물과 함께 공심복에 먹는다. **2** 당귀 · 천궁 · 작약 · 숙지황 · 부자* 600g씩, 지모 · 황벽나무 300g씩을 빻

아 오동나무 열매만하게 환약을 만들어 아침과 저녁으로 식사 1시간 정도 후에 1번에 30개씩 먹는다. **3** 삼지구엽초 300g, 생강 70g, 감초 40g에 소주 4 l 를 넣고 4~5일 담가두었다가 소주잔으로 1~2잔씩 잠자기 전에 마신다.

⑫ 정력을 증진시키려면 **1** 부추 30~40g을 씻어 물기를 빼고 즙을 낸 다음 식초 50㎖를 섞어 강한 냄새만 가실 정도로 살짝 열을 가하여 하루에 2번 나누어 먹는다. **2** 부추즙에 사과즙이나 뜨거운 물을 섞어 마신다. **3** 부추로 죽을 쑤어 먹는다. **4** 쌀로 죽을 끓이다가 된장으로 간을 맞추고 다 끓으면 불을 끄기 직전에 잘게 썬 부추 1단을 넣어 살짝 더 끓여 먹는다. **5** 투구꽃* · 인삼 · 계수나무 가지 · 모려 20g씩, 삽주 뿌리 29g, 돼지의 발 1개를 넣고 끓인 다음 짜서 식히면 묵처럼 된다. 냉장고나 서늘한 곳에 두었다가 미지근한 물에 5g씩 타서 1주일 정도 먹는다.

⑬ 노화를 방지하려면 회화나무 열매를 껍질을 벗겨 소 쓸개에 채운 다음 그늘에서 100일 동안 말려 1번에 1개씩 아침과 해질 무렵 공심복에 깨끗한 물과 함께 먹는다. 1개월 정도 먹으면 몸이 거뜬해지고, 100일 정도 먹으면 빠졌던 이가 다시 나고 달리는 말도 따라잡을 수 있다.

■ 사상자(蛇床子)를 이용한 강정 · 강장 비방

① 아향산(蛾香散)은 최음제이다. 누에나방, 노루귀, 사상자(蛇床子)를 같은 양으로 빻아 참새알로 반죽한 뒤 성교 직전에 먹거나 바른다.

② 오미산(五味散)은 음경의 발기·팽창·장대·장열·석경(石硬)·지구(持久)·다정(多精)을 목표로 하는 처방이다. 오리나무더부살이·오미자 0.8g씩, 사상자(蛇床子)·새삼 씨·탱자 1.6g씩을 빻아 1번에 4g씩 하루에 3번 따뜻한 물과 함께 먹는다.

③ 사미산(巳味散)은 양기를 보하는 약인데, 옛날에 조공이라는 사람이 먹고 하룻밤에 70여명의 여자와 즐겼다고 한다. 사상자(蛇床子)·원지·속단·오리나무더부살이를 같은 양으로 빻아 1번에 4g씩 하루에 3번 따뜻한 물과 함께 먹는다.

④ 독계산(獨契散)은 촉나라 사람인 여경대가 먹고 70세가 넘어도 성욕이 왕성했다고 한다. 오리나무더부살이·원지·오미자·새삼 씨 1.2g씩, 사상자(蛇床子) 1.6g을 빻아 하루에 3번 1번에 4g씩 60일 정도 먹는다.

⑤ 육종용환(肉從蓉丸)은 음경에 힘이 없고 음낭이 습하며 소변이 아무 때나 흐를 때 효능이 있다. 오리나무더부살이·새삼 씨·사상자(蛇床子)·오미자·원지·속단·두충 1.6g씩을 빻은 다음 꿀을 섞어 환약을 만든다. 만일 발기력이 약하면 사상자(蛇床子)를 배로 넣고, 음경에 힘이 없으면 원지를 배로 넣고, 정액량이 감소하면 오미자를 배로 넣고, 음경이 커지기를 원하면 오리나무더부살이를 배로 넣는다.

⑥ 극요철미산(克凹鐵味散)은 정기를 충만하게 하여 음양을 일으켜 뜨겁고 장대하게 한다. 사상자(蛇床子)·새삼 씨·파극·오리나무더부살이 0.8g씩, 원지·오미자·방풍(防風) 0.4g씩을 빻아 2g씩 따뜻한 청주와 함께 먹는다.

⑦ 갈씨오미산(渴氏五味散)은 음경에 힘이 없고 약할 때 쓴다. 오리나무더부살이 · 사상자(蛇床子) · 원지 · 속단 · 새삼 씨 40g씩을 빻아 1번에 4g씩 먹는다.

⑧ 사상자(蛇床子) 환약은 남성의 자신감 · 몽정 · 잦은 소변 개선에 좋다. 사상자(蛇床子) · 우엉씨 · 부추 씨를 같은 양으로 빻은 다음 청심환만하게 환약을 만들어 하루에 2번 먹는다. 만일 발기불능이면 새삼 씨 · 사상자(蛇床子) · 오미자를 같은 양으로 빻은 다음 꿀을 섞어 0.3g짜리 환약을 만들어 1번에 30개씩 먹는다.

3. 허 로

허로는 과로를 말하는데 허하고 부족해서 생기는 병이다. 폐는 기를 주관하므로 기가 부족하면 폐가 상한다. 그래서 과로하거나 피로가 쌓이면 폐와 관련된 호흡기질환이 생기는 것이다.

1. 허로의 원인

① 감기에 걸리거나 피로가 쌓이거나 위장에 열이 있거나 세균에 감염되면 발생할 수 있다.

② 성생활을 무리하게 하면 발생할 수 있다.

③ 몸에 수분 · 혈액 · 진액이 부족하면 발생할 수 있다.

④ 신경을 많이 쓰거나 화병이 있으면 발생할 수 있다.

⑤ 기공 등을 하다 기결이 되면 발생할 수 있다.

2. 허로의 한열허실기(寒熱虛實氣)

허로는 한증(寒症) · 열증(熱症) · 허증(虛症) · 실증(實症) · 기증(氣症)으로 인하여 생긴다.

① 한증(寒症) : 가래나 담이 나오는 기침을 하고, 감기에 잘 걸리고, 호흡이 거칠어지기도 한다.

② 열증(熱症) : 입에서 열이 나고, 밭은기침을 하고, 코나 입이 마르기도 한다.

③ 허증(虛症) : 항상 힘이 없고 피로를 많이 느낀다.

④ 실증(實症) : 가슴에 무언가 가득차 있는 것 같아 답답하다.

3. 허로를 다스리는 방법

증상에 맞게 식품이나 약재를 쓰거나 침구법(針灸法)을 활용하면 좋은데 방법은 다음과 같다.

① 한증(寒症) · 허증(虛症) : 머리나 배에 필자가 개발한 약떡을 놓고 뜸을 하면 큰 효과를 볼 수 있다.

② 열증(熱症) · 실증(實症) : 절대 뜸을 하면 안 된다.

③ 기증(氣症) : 기허증(氣虛症)이면 위의 허증(虛症)을 참고하고, 기실증(氣實症)이면 실증(實症)을 참고한다.

④ 허로에는 절대 침을 놓거나 사혈을 하면 안 된다.

4. 허로(虛勞)에 대한 의서의 내용

병원부중병적노(病原夫重病積勞) 개기어허(皆起於虛) 허생백병

(虛生百病) 세인유지(世人惟知) 백병생어심이(百病生於心而) 부지 백병생어신(不知百病生於腎)

모든 병은 허로에서 생기는데 허로의 원인은 과로이다. 모든 병은 신장에서 비롯되는데 사람들은 심장에서 나오는 줄 안다.

음식식육취포(飮酒食肉取飽) 입방불근절욕(入房不勤節慾) 망위상정칙신수공허(忘爲傷精則腎水空虛) 불능평기심화(不能平其心火) 심화종염상(心火縱炎傷) 기폐금시절수지원(其肺金是絶水之源)

술이나 음식을 많이 먹거나 성생활을 무리하게 하거나 욕정을 참지 못하면 정기가 상하여 신장의 수기가 공허해지고, 심장의 화를 다스리지 못하여 심장의 화가 위로 올라와 폐의 금이 상하여 수기의 원천이 끊어진다.

금수쇠휴(金水衰虧) 불능승기간목(不能勝其肝木) 간목성칙극비토이반생화(肝木盛則剋脾土而反生火) 화독왕이불생화고(火獨旺而不生化故) 양유여음부족(陽有餘陰不足) 독열이불구위(獨熱而不久矣)

폐와 신장이 망가지면 간장의 목을 이기기 어렵고, 간장의 기가 성하면 비장의 토를 자극하여 화를 만든다. 화가 혼자 강하면 음양이 조화를 이루지 못하기 때문에 열만 남고, 수기가 부족하면 양이 혼자 오래 지탱하지 못한다.

음허용약(陰虛用藥) 범음허증(凡陰虛症) 매일오후(每日午後) 오한발열(惡寒發熱) 지만역득(至晩亦得) 미한이해(微寒而解) 맥필허

유이삭절(脉必虛濡而數絶) 유학증(類瘧症) 단학맥현이허(但瘧脉弦而虛) 맥대현위반이(脉大弦爲班耳) 약오작학치(若誤作瘧治) 다치불구(多致不救)

음증은 대개 오후만 되면 찬 기운을 싫어하면서 열이 나고, 저녁때가 되거나 약간의 한기가 생기면 풀어진다. 맥은 반드시 허맥으로 유하면서 자주 끊어지는 것이 학질과 비슷하다. 그러나 학질은 현맥이 잡히고 허증은 대맥과 현맥이 잡힌다. 만약 학질로 잘못 알고 시술하면 치료하기 어렵다.

양허용약(陽虛用藥) 양허즉기허야(陽虛卽氣虛也) 맥미약소기력(脉微弱少氣力) 자한부지자(自汗不止者) 시양허증(是陽虛症) 음양구허용약(陰陽俱虛用藥) 음양구허(陰陽俱虛) 위기혈개부족(謂氣血皆不足)

양이 허하다는 것은 기허증이라는 말이다. 맥이 미약하며 기력이 없고 땀이 그치지 않는다. 음양구허는 음양이 모두 허하고 기혈이 모두 부족한 것을 말한다.

심허(心虛) 혈기부족(血氣不足) 이성허로(以成虛勞) 대오보환(大五補丸) 치보허로부족(治補虛勞不足) 능교제수화(能交濟水火) 간허(肝虛) 허로간손(虛勞肝損) 면무혈색(面无血色) 근완목암(筋緩目暗) 비허(脾虛) 허로증(虛勞症) 기육소수(肌肉消瘦) 음식부진(飮食不進) 폐허(肺虛) 허로증(虛勞症) 해수담성(咳嗽痰盛) 기급객혈(氣急喀血) 신허(腎虛) 신장유이(腎臟有二) 좌위신(左爲腎) 우위명문(右爲命門) 신속수(腎屬水) 수부족칙위음허(水不足則爲陰虛) 명문속화(命門屬火) 화부족칙위양허(火不足則爲陽虛)

심장이 허약하면 혈과 기가 부족해서 허로증이 된다. 그러나 허하고 부족한 것을 보하면 충분히 음양을 조정할 수 있다. 간장이 허약하면 얼굴에 핏기가 없고 눈이 어두워지며 근육이 탄력을 잃는다. 비장이 허약하면 몸이 야위며 식욕이 없다. 폐가 허하면 기침과 담이 많이 나오고 숨이 차면서 피를 토한다. 신장은 2개인데 왼쪽이 신장이고 오른쪽은 명문이다. 신장은 수에 속하므로 수가 부족하면 음이 허해지고, 명문은 화에 속하므로 화가 부족하면 양이 허해진다.

노채(勞瘵) 선회반음양(先須班陰陽) 양병구건(陽病口乾) 설창인동(舌瘡咽疼) 체타조점(涕唾稠粘) 수족심번동(手足心煩疼) 소변황적(小便黃赤) 대변조결(大便燥結) 음병타담백색(陰病唾痰白色) 위역구오음식난화(胃逆口惡飮食難化) 소변다유정백탁(小便多遺精白濁) 대변당설(大便溏泄)

폐결핵은 음양을 구분하기가 매우 어렵다. 그러나 양증은 대개 입이 마르면서 혀에 종기가 나고, 목에 통증이 있으면서 콧물과 침이 뭉쳐 있고, 손과 발바닥에 열이 나면서 통증이 있고, 황색이나 붉은 소변을 보면서 변비가 있다. 그리고 음증은 대개 흰색 담이 나오면서 위장이 역하고, 입에서 냄새가 나면서 음식을 먹기 어렵고, 소변의 양이 많아지면서 유정 · 백탁 · 묽은 설사가 따른다.

우유해수(又有咳嗽) 양와부득자(仰臥不得者) 필음양겸병야(必陰陽兼病也) 다인십오육세(多因十五六歲) 혹이십전후(或二十前後) 혈기미정시지(血氣未定時之) 주색휴손정액이(酒色虧損精液而) 성전속음허(成全屬陰虛) 간유인외감(間有因外感) 구학구수이성자(久瘧久嗽而成者) 다속양허로인창(多屬陽虛勞咽瘡) 실음자사(失音者死) 허로설자사(虛勞泄者死)

만일 기침 때문에 똑바로 눕지 못하면 음양을 겸한 병이다. 혈기가 모두 자라기 전인 15~16세나 20세 전후에 술과 여자를 좋아하다 정액이 빠지면 음허증에 걸린다. 간혹 외감증이나 오래된 학질이나 심한 기침으로 인하여 걸리는 경우도 있다. 많은 병이 양증에 속하는데 허로증으로 인하여 목에 종기가 생겨 소리를 잃거나 설사를 하면 죽는다.

노채(勞瘵) 노열(勞熱) 노혈(勞血) 노수(勞嗽) 노한(勞汗) 노설(勞泄) 육증(六症) 경자육증간작(輕者六症間作) 중자육증겸작(重者六症兼作) 개화증(盖火蒸) 어상칙위해혈(於上則爲咳血) 위조열화동어하(爲潮熱火動於下) 칙위정탁(則爲精濁) 위설사(爲泄瀉) 약선견혈지혈(若先見血止血) 위선기여류(爲先其餘流) 전변증수다(傳變症雖多) 역필귀중어일경(亦必歸重於一經)

폐결핵은 노채·노열·노혈·노수·노한·노설 6가지로 구분할 수 있다. 가벼우면 1가지만 걸리나 중하면 6가지가 한꺼번에 겹치기도 한다. 화·열·기가 위로 올라와 기침할 때 피를 토하고, 열이 조수처럼 생겨 화가 동하여 아래로 내려가면 유정이나 백탁이 된다. 설사할 때 피가 먼저 나오면 시간이 지나 다른 증세로 변해도 역시 무겁다.

가여현유정탁(假如現有精濁) 우가지경산요배구급(又加之脛酸腰背拘急) 지기사재신야(知其邪在腎也) 현유객혈다한(現有喀血多汗) 가지경척(加之驚愓) 구설생창(口舌生瘡) 지기사재심야(知其邪在心也) 현유천해수혈(現有喘咳嗽血) 가지피고비색(加知皮枯鼻塞) 성침지기사재패야(聲沈知其邪在肺也) 한유몽유(現有夢遺) 가지협통(加之脇痛) 다노경핵(多怒頸核) 지기사재간야(知其邪在肝也) 현유설사(現有泄瀉) 가지복통비괴(加知腹痛痞塊) 음식무미(飮食無味) 사지권태(四肢倦怠) 지기사재비야(知其邪在脾也) 당수기사지소재조지(當隨其邪之所在調之)

유정이나 백탁이 있는데 정강이가 시리며 아프고, 허리와 등이 구부러지면 신장에 사기가 있는 것이다. 객혈을 하면서 땀이 많이 나고, 잘 놀래며 두려워하고, 입과 혀에 종기가 나면 심장에 사기가 있는 것이다. 숨이 차며 기침을 하고 피가 나오는데 피부가 마르며 코가 막히고 음성이 가라앉으면 폐에 사기가 있는 것이다. 몽정이나 유정이 있는데 옆구리에 통증이 있고, 화를 잘 내며 목에 핵이 생기면 간장에 사기가 있는 것이다. 설사를 하는데 배가 더부룩하며 통증이 있고, 배에 덩어리가 생기며 입맛이 없고, 손발이 나른하면 비장에 사기가 있는 것이다. 마땅히 사기가 있는 곳을 따라 조절해야 한다.

전시노(傳尸勞) 차후(此候) 선종신기(先從腎起) 양경산동(兩脛痠疼) 요배구급(腰背拘急) 행입각약(行立脚弱) 음식감소(飮食減少) 이사풍성(耳似風聲) 유설(遺泄) 음한(陰汗) 위약(痿弱) 신기수흘(腎旣受訖)

전시노는 만성결핵성 전염병을 말한다. 기후로 인한 병으로 신장에서 시작된다. 양 정강이가 저리면서 아프고, 허리와 등이 갑자기 구부러지고, 걸을 때 종아리에 힘이 없고, 먹는 양이 줄며 귀에서 바람소리가 들리고, 유정과 설사가 따르고, 하초와 음부에서 땀이 나면서 몹시 허약해지면 이미 신장에 병이 든 것이다.

차전어심(次傳於心) 심초수기(心初受氣) 야와심경(夜臥心驚) 혹다공계(或多恐悸) 심현구흡욕진(心縣口吸欲盡) 몽견선방(夢見先亡) 유시도한(有時盜汗) 음식무미(飮食無味) 구내생창(口內生瘡)

다음은 심장으로 전해지는데 처음에는 저녁에 눕지 못하며 잘 놀랜다. 혹은 심장이 떨어질 것 같아 불안하며 무섭고, 한숨을 쉬며 꿈에 죽은 사람들이 보이고, 잠잘 때 땀이 나며 입맛이 없고, 입속에 종기가 생긴다.

차전어폐(次傳於肺) 폐초수기(肺初受氣) 해수상기(咳嗽上氣) 차전어간(次傳於肝) 간초수기(肝初受氣) 양목황황(兩目晄晄) 수와불착(睡臥不着) 차전어비(次傳於脾) 비초수기(脾初受氣) 양협허창(兩頰虛脹) 식불소화(食不消化) 혹시상기(或時上氣) 탱견천식(撑肩喘息 개불치야(皆不治也)

다음은 폐로 전해져 상기되어 해수증이 생긴다. 다음은 간에 전해져 두 눈에 빛이 있어 누워도 잠이 오지 않는다. 다음은 비장에 전해져 양 볼이 부은 것 같고, 먹지 않아도 속이 더부룩하고, 상기되면서 천식으로 어깨가 들먹이기도 하는데, 모두 치료하기 어렵다.

부골증(附骨蒸) 시주(尸疰) 노주(勞疰) 충주(虫疰) 독주(毒疰) 열주(熱疰) 냉주(冷疰) 식주(食疰) 귀주(鬼疰) 개왈전시(皆曰傳屍) 이주자주야(以疰者注也)

부골증은 뼈가 심하게 뜨거워져 찌는 것 같은 병인데 죽는다. 노로 인한 골병・충병・독병・열병, 냉으로 인한 골증병・식병, 사기로 인한 골증병 모두 죽음에 이르는 병이니 잘 살펴야 한다.

병자상주야(病自上注也) 기변유(其變有) 이십이종(二十二種) 혹삼십육종(或三十六種) 혹구십구종(或九十九種) 대략영인(大略令人) 한열도한(寒熱盜汗) 몽여귀교(夢與鬼交) 유정백탁(遺精白濁) 이수곤핍(羸瘦困乏) 부자승지(不自勝持) 적월누년(積月累年) 이지어사(以至於死) 복전주친속(復傳注親屬) 내지멸문자시야(乃至滅門者是也)

처음에는 병이 저절로 생기는데 그 변화가 22가지나 36가지나 99가지가 된다. 대개 춥고 열이 나며 잠잘 때 땀이 나고, 꿈에 귀신과 교합하다 정액이 나와 몸이 피곤하며 야윈다. 병을 이기지 못하면 달이 가고 해가 갈수록 쌓여 죽음에 이르고, 다시 가까운 사람에게 전염시켜 결국은 집안이 망하게 된다.

경유비시(更有蜚尸) 둔시(遁尸) 한시(寒尸) 상시(喪尸) 여시주(與尸住) 위지오시(謂之五尸)

죽음에 이르는 병이 또 있다. 벌레나 짐승의 독으로 인한 죽음, 결핵으로 인한 죽음, 체온이 내려가서 죽는 죽음, 명이 다해서 죽는 죽음, 타인과 함께 어울려서 죽는 죽음 등 모두 5가지가 있다.

급대소부저등증(及大小附著等症) 내협제귀사이해인(乃挾諸鬼邪而害人) 기증다단(其症多端) 전변추천(傳変推薦) 난이추측고(難以推測故) 자고급금(自古及今) 유차병자(愈此病者) 십불일득(十不一得) 소위이골(所謂貍骨) 달간(獺肝) 천령개(天靈蓋) 동쇄주(銅鎖鼻) 도유기설(徒有其說) 미상수효(未嘗收效)

폐결핵의 원인은 매우 많다. 모든 병원체류가 사람을 해하는데 그 증세가 여러 모양으로 변하여 매우 추측하기 어렵다. 옛날부터 지금까지의 경우를 보면 병자가 낫는 것은 열에 하나이다. 소위 이리의 뼈나 수달의 간을 사람의 두개골에 구리로 싸매둔다는 말이 있으나 효력은 알 수 없다.

유고맹유(惟膏肓兪) 사화혈(四花穴) 약급조구지(若及早灸之) 가부기반(可否幾半) 만역부제의(晩亦不濟矣) 각지시후자(覺知是候者) 급치달간일구(急治獺肝一具) 음건취말수복(陰乾取末水服) 방촌칠일삼복(方寸七日三服) 효미지재복(效未知再服) 차방신양(此方神良)

고황수와 사화혈에 빨리 뜸을 하면 효과는 반반이나 늦어지면 의

문이다. 지각이 있어 보호하는 사람은 급히 수달의 간을 1벌 그늘에 말린 다음 가루를 내어 물과 함께 먹으면 치료할 수 있다. 만일 7일 동안 3번 먹고 효과가 없으면 다시 먹는다.

자정방운(紫庭方云) 전시복시(傳尸伏尸) 개유충(皆有虫) 희용유향(須用乳香) 훈병인지수(熏病人之手) 내앙수장(乃仰手掌) 이백복기상(以帛覆其上) 훈양구(熏良久) 수배상출(手背上出) 모장촌허(毛長寸許) 백이황자가치(白而黃者可治) 홍자초난(紅者稍難) 청흑자즉사(青黑者卽死) 약훈지양(若熏之良) 구무모자(久无毛者) 즉비차증(卽非此症) 속심상허노증야(屬尋常虛勞症也) 우법소안식향(又法燒安息香) 영연출(令烟出) 병인흡지(病人吸之) 수부지자(嗽不止者) 내전시야(乃傳尸也) 부수자(不嗽者) 비전시야(非傳尸也)

자정방왈. 전염되거나 잠복하는 병은 모두 균이 있다. 환자의 손에 유향을 놓고 연기를 피운 다음 손바닥을 엎고 좋은 비단으로 그 위를 덮은 후 유향 연기를 오랫동안 쏘이면 손등에서 긴 털이 나온다. 만일 털이 황색이면 치료되고, 붉은색이면 어렵고, 푸른색이나 검은색이면 즉시 죽는다. 만일 오래 연기를 쏘여도 털이 나오지 않으면 병이 아니라 과로해서 허약해진 것이다. 또 다른 방법은 안식향을 태운 연기를 마시고 기침이 그치지 않으면 전염병이고, 기침을 하지 않으면 전염병이 아니다.

제일대노병(第一代勞病) 불측병원(不測病源) 내성중병(乃成重病) 의인불상기고(醫人不詳其故) 오약다사(誤藥多死)

폐결핵은 과로해서 오는 병이다. 원인을 알지 못하면 중병에 이르고, 잘 살피지 않고 약을 잘못 쓰면 죽는 경우가 많다.

심충유삼(心虫有三) 일충(一虫) 형여영아(形如嬰兒) 배상모장삼촌(背上毛長三寸) 재인신중(在人身中) 일충(一虫) 형여귀상(形如鬼狀) 변동재인(變動在人) 장부중(臟腑中) 일충(一虫) 형여하오(形如蝦蜈) 변동(變動) 재인장부중(在人臟腑中)

심장에는 3가지 충이 있다. 하나는 갓난아이나 어린아이와 같이 생겼는데 등에 3촌의 긴 털이 있고 사람의 몸속에서 산다. 또 하나는 괴이하게 생겼는데 모양이 변하고 사람의 장부에서 산다. 나머지 하나는 새우나 지네처럼 생겼는데 모양이 변하고 사람의 장부에서 산다.

기상제충(已上諸虫) 재인신중(在人身中) 영저지후(縈著之後) 혹대혹소(或大或小) 영인몽매(令人夢寐) 전도혼백(顚倒魂魄) 비양정신(飛揚精神) 이산(離散) 기충우병정일(其虫遇丙丁日) 식기(食起) 취귀심유혈중사혈(醉歸心兪穴中四穴) 윤전주이복시(輪轉周而復始) 후중대취(候虫大醉) 방가의구(方可醫灸) 취출충후(取出虫後) 용약보심(用藥補心)

모든 충들은 체내에서 이리저리 돌아다니면서 사는데 큰 것도 있고 작은 것도 있다. 환자는 넘어지고 날아다니고 정신이 산란한 꿈을 꾼다. 충들은 병정일이 되면 먹기 위하여 활동하는데, 심장에서 취해서 돌아다니다 다시 온몸을 돌아다니기를 반복한다. 이 때 뜸을 하고 심장을 보하는 약을 써야 한다.

제이대(第二代) 폐병삼충(肺病三虫) 일충(一虫) 형여난사(形如亂絲) 장이촌평(長二寸評) 재인장부중(在人臟腑中) 일충(一虫) 형여오공(蜈蚣)(形如蜈蚣) 혹사수궁(或似守宮) 재인장부중(在人臟腑中) 일충(一虫) 형여하해(形如鰕蟹) 재인장부중(在人臟腑中) 기충(其虫) 우경신일기식(遇庚申日起食) 취귀폐(取歸肺) 유혈중사혈(兪穴中四血) 주이복시(周而復始) 후충취이의치(候虫醉而醫治)

폐에는 3가지 충이 있다. 하나는 얽힌 실처럼 생겼는데 길이는 2촌 정도이고 장부에서 산다. 또 하나는 지네처럼 생겼는데 집을 지키는 것 같고 장부에서 산다. 나머지 하나는 새우나 게처럼 생겼는데 장부에서 산다. 이 충들은 경신일이 되면 먹기 위하여 활동하는데, 먹고 취한 후에는 폐수혈 사혈로 돌아가기를 반복하니, 이 때 치료해야 한다.

제삼대(第三代) 담병삼충(膽病三虫) 일충(一虫) 형여문의(形如蚊螘) 재인장부중(在人臟腑中) 일충(一虫) 형여실즉(形如蟋蝍) 대여쇄혈편(大如碎血片) 재인장부(在人臟腑) 일충(一虫) 형여자위(形如刺蝟) 재인복중(在人腹中) 기충(其虫) 우경인일식기(遇庚寅日食起) 취귀궐음(醉歸厥陰) 화중사혈(火中四穴) 주이복시(周而復始) 후충취이의치(候虫醉而醫治)

담에는 3가지 충이 있다. 하나는 모기나 개미처럼 생겼는데 장부에서 산다. 또 하나는 귀뚜라미나 지네 같기도 하고 큰 핏덩어리 같기도 한데 뱃속에서 산다. 나머지 하나는 고슴도치처럼 생겼는데 뱃속에서 산다. 이 충들은 경인일이 되면 먹기 위하여 활동하는데, 먹고 취한 후에는 궐음의 4혈로 돌아가기를 반복하니 이 때 치료해야 한다.

제사대(第四代) 비병삼충(脾病三虫) 일충(一虫) 형여난사(形如亂絲) 재인복장지중(在人腹腸之中) 일충(一虫) 형여저폐(形如猪肺) 재인복내지중(在人腹內之中) 일충(一虫) 형녀사훼(形女蛇虺) 재인오장지중(在人五臟之中) 기충(其虫) 우무기일식기(遇戊己日食起) 취귀비유혈중사혈(醉歸脾兪穴中瀉血) 주이복시(周而復始) 후충취이의치(候虫醉而醫治)

비장병에는 3가지 충이 있다. 하나는 엉킨 실처럼 생겼는데 장에서 산다. 또 하나는 돼지의 폐처럼 생겼는데 뱃속에서 산다. 나머지 하나는 살모사처럼 생겼는데 오장에서 산다. 이 충들은 무기일이 되면 먹기 위하여 활동하는데, 먹고 취한 후에는 비수 사혈 가운데서 주기적으로 활동하니 이 때 치료해야 한다.

제오대(第五代) 간병삼충(肝病三虫) 일충(一虫) 형여서(形如鼠) 사소병혼무표리배면(似小甁渾无表裏背面) 일충(一虫) 형여(形如) 유두무족(有頭无足) 유족무두(有足无頭) 일충(一虫) 형여혈편(形如血片) 변동(變動) 재어양궁(在於陽宮) 기충(其虫) 우계미일식기(遇癸未日食起) 취귀간유(醉歸肝兪) 혈중사혈(穴中四血) 주이복시(周而復始) 후충취이의치(候虫醉而醫治)

간장병에는 3가지 충이 있다. 하나는 쥐와 같은 모양으로 작은 병처럼 생겼는데 앞뒤가 분명하다. 또 하나는 머리는 있는데 발이 없고 발은 있는데 머리가 없는 것 같은 모양이다. 나머지 하나는 핏조각처럼 생겨 변동이 있는데 따뜻한 곳에서 산다. 이 충들은 계미일이 되면 먹기 위하여 활동하는데, 먹고 취하면 간수혈 사혈 가운데에서 주기적으로 활동하니 이 때 치료해야 한다.

제육대(第六代) 신병삼충(腎病三虫) 일충(一虫) 형여마미(形如馬尾) 유양후(有兩候) 일자일웅(一雌一雄) 일충(一虫) 형구별(形龜鼈) 재인오장중(在人五臟中) 일충(一虫) 형여난면(形如爛麵) 혹장혹단(或長或短) 혹여비금(或如飛禽) 기충(其虫) 우축해일식기(遇丑亥日食起) 취귀신유혈중사혈(醉鬼腎兪穴中四穴) 주이복시(周而復始) 후충취이의치(候虫醉而醫治)

신장병에는 3가지 충이 있다. 하나는 말 꼬리처럼 생겼는데 때에 따라 2개가 있는 경우도 있다. 하나는 숫컷이고 하나는 암컷이다. 또 하나는 거북이나 자라처럼 생겼는데 오장에서 산다. 나머지 하나는 문드러진 국수가락처럼 생겼는데 긴 것도 있고 짧은 것도 있고 날짐승이 날아가는 것 같은 것도 있다. 이 충들은 축해일이 되면 먹기 위하여 활동하는데, 먹고 취하면 신수혈의 사혈 가운데로 돌아가기를 주기적으로 반복하니 이 때 치료해야 한다.

비방(秘方) 귀기단(鬼器丹) 전취전시노충(專取傳屍勞虫)

비방. 사기를 푸는데 먹는 약으로 오직 사람을 죽이는 노충만을 취급한다.

오노사향산(五勞麝香散) 치남자부인(治男子婦人) 전시(傳尸) 골증(骨蒸) 실열(實熱) 천령개(天靈蓋) 일구남골색부적가용(一具男骨色不赤可用) 여골색적물용(女骨色赤勿用) 입단향전탕후냉세주왈(入檀香煎湯候冷洗呪曰) 뇌공령(雷公灵) 뇌공성봉(雷公聖逢) 전시즉수응(傳尸卽須應) 급급(急急) 여율령(如律令) 주칠편흘차(呪七遍訖次) 용소구황(用酥灸黃)

전염병에 걸렸거나 뼛골이 찌는 것처럼 아프거나 실증으로 인하여 열병에 걸리면 사람의 두개골 1구를 쓰는데 붉은 것은 쓰지 않는다. 끓는 물에 단향을 넣을 때 냉수로 씻으면서 주문을 외운다. '뇌공영 뇌공성봉 전시즉수응 급급 여울령'을 7번 외우면서 우유에 황색이 될 때까지 쪄서 사용한다.

자하거단(紫河車丹) 치비충(治飛虫) 귀운(鬼云) 노열이수(勞熱羸瘦) 천수기수(喘嗽氣嗽) 복신효(服神效)

벌레가 날아가는 것 같거나 헛것이 보이거나 전염병으로 야위거나 기침을 하면서 숨이 가쁠 때는 사람의 태반을 먹으면 효과가 있다.

복신산(茯神散) 불문원년(不問遠年) 근일취효(近日取效) 하충홍색(下虫紅色) 변가치두하흑(便可治肚下黑) 차지두하백색(次之肚下白色) 시식수(是食髓)

복신산은 오래된 병이나 최근에 발병한 병이나 모두 좋다. 대변에 붉은 충이 나오고, 위장 아래가 검다가 흰색으로 변하는데, 음식이 기름기처럼 응고되어 굳은 증이다.

5. 단방(單方)

① 황정(黃精) : 치오노칠상(治五勞七傷) 안오장(安五臟) 근경화실개가복(根莖花實皆可服) 혹채근증목이지(或採根蒸曝餌之) 혹도말정수조복일삼(或搗末淨水調服日三)

둥굴레는 5노 7상을 다스려 오장을 편안하게 해준다. 뿌리·줄기·열매를 모두 쓸 수 있다. 뿌리를 쪄서 햇볕에 말려 먹거나 잘게 부수거나 가루를 내어 하루에 3번 정화수와 함께 먹는다.

② 토사자(兎絲子) : 치허로(治虛勞) 보진양부족(補眞陽不足) 범인기력미정시(凡人氣力未定時) 실조호이치제허(失調護以致諸虛) 주침증구차위말(酒浸蒸九次爲末) 주조이전복(酒調二錢服)

새쌈 씨는 양기를 보해준다. 기운이 일정하지 않은 것은 조절하는 능력을 잃어서이니 치료한 다음 보해야 한다. 새쌈 씨를 술에 담갔다가 9번 찐 다음 가루를 내어 8g씩 술과 함께 먹는다.

③ 천문동(天門冬) : 치오노칠상(治五勞七傷) 윤오장(潤五臟) 냉이능보(冷而能補) 작말화주복(作末和酒服)

천문동은 5노 7상을 다스려 오장을 윤택하게 하고, 냉을 제거하면서 충분히 보한다. 천문동을 가루로 만들어 술과 함께 먹는다.

④ 하수오(何首烏) : 치상동(治上同) 취근도말(取根搗末) 화주복(和酒服) 혹작환구복(或作丸久服)

조롱이를 가루를 내어 술과 함께 먹거나 환약을 지어 장복한다.

⑤ 구기자(枸杞子) : 주오노칠상(主五勞七傷) 서사쇠약(庶事衰弱) 패엽급자동공(皮葉及子同功) 개주허로(皆主虛勞) 자급피(子及皮) 가양주(可釀酒) 혹작환복(或作丸服) 엽작갱(葉作羹) 화오미상식(和五味常食)

구기자는 5노 7상으로 인하여 많이 쇠약해졌을 때 쓴다. 껍질·잎·열매는 모두 효과가 같다. 열매와 껍질은 술이나 환약을 만들어 먹고, 잎은 국을 끓여 먹는데 오곡과 함께 먹으면 더 좋다.

⑥ 녹육(鹿肉) : 보전손(補煎損) 가전난화(可煎爛和) 오미식지(五味食之) 용주허로이수(茸主虛勞羸瘦) 음주여학(飮酒如瘧) 소구작말화주복(酥灸作末和酒服)

허로를 보할 때는 사슴고기를 끓여 먹거나 오곡과 함께 고아 먹으면 좋다. 녹용은 주로 허로하거나 야위거나 술을 마시면 학질 같은 증세가 나타날 때 쓴다. 우유를 넣고 찐 다음 가루를 내어 술과 함께 먹는다.

⑦ 녹골(鹿骨) : 주허로(主虛勞) 절쇄전취즙양주음(絶碎煎取汁釀酒飮) 수주상중절맥(髓主傷中絶脈) 근구급(筋拘急) 이주화복(以酒和服)

사슴의 뼈는 주로 허로증에 쓴다. 가루를 내어 달인 다음 즙으로 술을 빚어 먹고, 골수는 주로 중절맥이 상하거나 근육이 오므라들 때 술과 함께 먹는다.

⑧ 양육(羊肉) : 주오노칠상(主五勞七傷) 한중리수(寒中羸瘦) 작확화오미식(作臛和五味食)

5노 7상으로 몸이 야위거나 추위를 많이 탈 때는 양고기로 국을 끓여 오곡밥과 함께 먹는다.

⑨ 양신(羊腎) : 보신양쇠약(補腎陽衰弱) 작갱화오미식지(作羹和五味食之)

명문의 양기가 쇠약하면 양이나 염소의 음경으로 국을 끓여 오곡밥과 함께 먹는다.

⑩ 올눌제(膃肭臍) : 주오노칠상(主五勞七傷) 요허로이수(療虛勞羸瘦) 구위말주복이전(灸爲末酒服二錢) 속운해구신(俗云海狗腎)

물개의 배꼽은 5노 7상을 치료하는데 쓴다. 야위고 허약한 상태를 살펴 쓰는데 구운 다음 가루를 내어 술과 함께 먹는다.

⑪ 인유(人乳) : 치제허백손(治諸虛百損) 오노칠상(五勞七傷) 취유이잔호(取乳二盞好) 청주반잔(淸酒半盞) 입은석기(入銀石器) 내자일비(內煮一沸) 돈복공심기가(頓服空心其佳)

사람의 젖은 허약한 증세와 5노 7상에 쓴다. 젖 400㎖와 청주 100㎖를 은이나 돌그릇에 넣고 1번 끓인 다음 공심복에 먹는다.

6. 허로를 다스리는 식품과 약재

① 신체가 허약하면 거북이 등껍질, 녹각, 누런 개의 음경, 더덕, 동충하초, 말린 둥굴레 뿌리, 물개의 음경과 고환, 밤, 벌꿀, 사람의 태반, 살모사, 연꽃 씨, 오골계, 용안육, 자라 등껍질, 잣, 조롱이, 참깨, 측백나무 씨.

② 몸이 야위면 아교주, 천마(天麻).

③ 몸이 허약하면서 야위면 녹용, 녹각교, 마, 맥문동, 사람의 태반,

석곡, 오미자.

④ 몸이 가벼워지게 하려면 복분자, 야생 복숭아나무 진액, 인삼, 천마(天麻).

⑤ 병을 앓고 난 후 원기가 회복되지 않으면 삼 씨, 익지.

⑥ 허로로 인한 열에는 말린 둥굴레 뿌리, 벼 뿌리, 은시호, 호황련.

⑦ 스트레스성 성장장애에는 멧대추 씨.

7. 허로를 다스리는 민간요법

① 심하게 피로하면 혀에 비상을 발라 조금씩 맛보는 식으로 먹는다. 비상은 독성이 있어 매우 위험하니 조심해야 한다.

② 쉽게 피로하거나 지치면 **1** 도라지에 참깨를 넣고 무쳐 먹는다. 봄에는 어린싹을 무쳐 먹어도 좋고, 마른 것은 물에 불려 사용해도 좋다. **2** 메추리 알을 하루에 5개씩 식전에 1~2개월 먹는다. **3** 미꾸라지로 추어탕을 끓여 먹는다.

③ 과로로 허약해져 잠을 자지 못하면 대추 20개와 파 뿌리 7개에 물 300㎖를 넣고 물이 3분의 1로 줄 때까지 달여 1번에 마신다.

④ 몸이 허해서 신경이 쇠약해지면 오리나무더부살이 150g에 소주 1ℓ와 설탕을 적당히 넣어 1개월 정도 숙성시킨 다음 걸러 마신다. 가루를 내어 따뜻한 청주와 함께 마셔도 좋다.

⑤ 몸이 허약해서 잠을 자지 못하면 청주 200㎖에 마늘 3쪽을 갈아 넣은 다음 10일 정도 두었다가 하루에 소주잔으로 1잔씩 여러 번 마신다.

9장. 피부 · 근육 · 모발

1. 피 부

피부병에는 수십 가지가 있으나 여기서는 가려움증 위주로 설명한다. 또 피부에 열이 나거나 염증이 있거나 상처가 있거나 종기가 생기는 것은 다른 병명으로 부르니 참고하기 바란다.

1. 가려움증의 원인

① 피부나 혈액에 열이 있으면 가려운 경우가 많다. 이 때는 열을 식혀주는 약을 써야 한다.

② 피부나 혈액이 허하면 가려운 경우가 많다. 겉으로는 아무 증상 없이 가렵다가 긁으면 자국이 나면서 가렵다. 이 때는 보하는 약을 써야 한다.

③ 식중독에 걸리면 가려운 경우가 많다. 식중독으로 인한 가려움은 피부가 넓적넓적하게 일어나면서 가려운데 환부가 붉지 않고 희끗하다.

2. 피부의 한열허실기(寒熱虛實氣)

피부질환은 한증(寒症)·열증(熱症)·허증(虛症)으로 인하여 생긴다.

① 한증(寒症) : 피부가 냉하면 피부에 습이 많아 땀을 많이 흘리고, 개기름 같은 것이 나오는 경우가 많다.
② 열증(熱症) : 피부에 열이 있으면 피부가 건조해져 가렵거나 갈라지거나 열꽃이 피거나 비듬이 생기는 경우가 많다.
③ 허증(虛症) : 피부가 허하면 피부에 탄력이 없어 잘 늘어지거나 터지거나 상처가 생기는 경우가 많다.

3. 피부질환을 다스리는 방법

① 증상에 맞게 식품이나 약재를 활용한다.
② 한증(寒症)·허증(虛症)·기증(氣症) : 필자가 개발한 약떡을 백회(百會)·단전·배꼽 등에 놓고 뜸을 하면 좋다.
③ 머리 비듬은 상초에 화열이 올라와 생기는 것이니 겉에 습기를 발라주는 것도 좋지만 우선 속에 있는 열을 내려야 한다. 폐와 심장의 열을 내려주는 약을 쓰면서 침을 겸한다.

4. 피부에 대한 의서의 내용

내경왈(內經曰) 폐지합피야(肺之合皮也) 기영모야(其榮毛也) 우운폐주피모(又云肺主皮毛) 사재폐칙병(邪在肺則病) 피부통풍한지사(皮膚痛風寒之邪) 선입피모(先入皮毛) 한다칙근솔골통(寒多則筋

率骨痛) 열다칙근이(熱多則筋弛) 골소육삭군파(骨消肉爍䐃破) 모직이패(毛直而敗)

내경왈. 폐의 합은 피부이고 그 영은 털이다. 피부와 모발은 폐가 주관하므로 폐에 사기가 있으면 피부에 통증이 따른다. 풍한의 사기가 들어가 피부에 한기가 많으면 근육이 당기며 뼈가 아프고, 열이 많으면 근육이 늘어지며 뼈가 쇠약해져 살과 지방이 마르고 모발이 뻣뻣해지면서 망가진다.

양통(痒痛) 제양위허(諸痒爲虛) 혈불영(血不榮) 기근소이양야(肌筋所以痒也) 당이자보약이양음혈(當以滋補藥以養陰血) 혈화기윤(血和肌潤) 양자불작(痒自不作)

모든 가려움증은 허증으로 인한 것인데, 혈액이 좋지 않으면 살과 근육이 가렵다. 이 때는 마땅히 보하는 약으로 음혈을 길러주면 살이 윤택해지고 가려움증이 사라진다.

치풍조신양(治風澡身痒) 위령선(威靈仙) 영능향(零陵香) 모향(茅香) 각반근(各半斤) 건하엽(乾荷葉) 고본(藁本) 곽향(藿香) 백지(白芷) 감송(甘松) 각사냥(各四兩) 우좌사냥(右挫四兩) 수삼통오삭비(水三桶熬數沸) 어방내(於房內) 목욕피풍(沐浴避風)

바람기로 인하여 몸이 가려울 때는 위령선 · 영능향 · 모향 300g씩, 마른 박하 잎 · 고본 · 곽향 · 구릿대 뿌리 · 감송 160g씩을 썰어 물 3통을 넣고 끓인 물로 목욕한 후 바람을 피한다.

반진증(瘢疹症) 유색점이무과립자(有色點而无顆粒者) 왈반(曰瘢) 부소이유과립자(浮小而有顆粒者) 왈진(曰疹) 수출수몰이우출반(隨出隨沒而又出斑) 여금문색홍적자(如錦紋色紅赤者) 위열야(胃熱也) 자흑자위난야(紫黑者胃爛也)

색점만 있고 과립이 없으면 반증이라 하고, 좁쌀 같은 것이 있으면 진증이라 하는데, 생겼다가 사라졌다가 다시 생긴다. 비단무늬 같으면서 붉으면 위장의 열로 인한 것이고, 검붉으면 위장이 헐었기 때문이다.

음발반증(陰發斑症) 출배흉급수족(出背胸及手足) 역희소이미홍(亦稀少而微紅) 약작열(若作熱) 투지양약대오(投之涼藥大誤) 차무근실수지화(此無根失守之火) 취어흉중(聚於胸中) 전어피부위반(傳於皮膚爲瘢)

음발반증은 가슴이나 등이나 손발에 약간 붉으면서 드문 드문 나는 병이다. 뿌리없이 떠도는 화가 가슴에 모여 피부에 전달되기 때문이다. 열이 있다고 찬 성분의 약을 쓰면 안 된다.

내상발반증(內相發斑症) 내위기극허(乃胃氣極虛) 일신지화(一身之火) 유행어외소치(遊行於外所致)

내산발반증은 내상으로 인한 발반인데 위장의 기가 매우 허해서 몸에 있는 화가 밖으로 나가기 때문이다.

은진증(癮疹症) 다속비(多屬脾) 은은연피부지간고왈(隱隱然皮膚

之間故曰) 은진야(癮疹也) 벌칙다양(發則多痒) 혹불인자시야(或不仁者是也) 겸풍열습지수(兼風熱濕之殊) 색홍자(色紅者) 겸화화야(兼火化也)

은진증은 비장으로 인한 경우가 많다. 피부 사이에 은은하게 있는데 가렵거나 감각이 없는 경우도 있다. 풍·열·습을 겸하는데 붉으면 화를 겸한 병이다.

단독증(丹毒症) 인신홀연변적(人身忽然変赤) 여도단지상(如塗丹之狀)

단독증은 갑자기 몸이 붉은색을 칠한 것처럼 붉어지는 병이다.

마목증(痲木症) 위기불행칙위마목(衛氣不行則爲痲木) 개목칙양기행(開目則陽氣行) 폐목칙양기불행(閉目則陽氣不行) 십지마목(十指痲木) 위유습담사혈(胃有濕痰死血)

마목증은 위장의 기가 흐르지 않아 발병하는데, 사람이 눈을 뜨면 양기가 운행하나 눈을 감으면 양기가 운행하지 않기 때문이다. 열 손가락에 감각이 없으면 위장에 습담과 사혈이 있는 것이다.

색택증(索澤症) 내경왈(內經曰) 이양위병(二陽爲病) 발한열(發寒熱) 정혈고학고(精血枯涸故) 색택색진야(索澤索盡也) 피부윤택지기(皮膚潤澤之氣) 개진야(皆盡也) 의팔물탕(宜八物湯)

색택증은 피부에 윤기가 없는 것을 말한다. 내경왈. 2양이 병이 들어 한열을 발하면 정혈이 고갈되어 피부가 윤택함을 잃는다.

두생백설증(頭生白屑症) 즉폐지증야(卽肺之症也) 폐주피모고(肺主皮毛故) 인풍열이두피조양(因風熱而頭皮燥痒) 생백설(生白屑)

두생백설증은 머리에 비듬이 생기는 것을 말하는데, 폐로 인한 것이다. 폐는 피부와 모발을 주관하는데 폐에 풍열이 들어가면 두피가 말라 가려우면서 비듬이 생기는 것이다.

5. 피부를 다스리는 식품과 약재

① 피부를 다스리려면 가시연밥, 가자미, 감국, 개구리밥, 개나리 열매, 고등어, 고비, 고추, 구기자, 구기자나무 껍질, 구릿대 뿌리, 까마중 껍질, 깽깽이풀, 꼭두서니 뿌리, 꿀, 노루꽁댕이버섯, 노박덩굴, 녹두, 달개비, 달맞이꽃, 닭의 뼈, 당근, 대합조개, 도꼬마리, 돼지고기, 두충, 둥굴레, 등대풀*, 땅콩 기름, 마디풀, 말린 누에, 말린 으름덩굴 줄기, 맨드라미 씨, 메꽃, 메밀, 목단, 목이버섯, 무, 무궁화, 무말랭이, 미역, 로즈메리, 밤, 방기, 백선 뿌리의 껍질, 백작약, 벚나무 껍질, 보리, 복어, 부추, 브로콜리, 비트, 비파나무 잎, 뽕나무겨우살이, 뽕나무 잎, 사군자(使君子), 사상자(巳床子), 산오이풀, 산초(山椒), 살구 씨, 삼백초, 삽주 뿌리, 석창포, 샐러리, 소루쟁이, 쇠비름, 수세미, 순비기나무 씨, 승마, 시호, 싸리나무 씨, 약모밀, 약쑥, 애기똥풀, 엄나무 껍질, 오가피, 오렌지, 오이, 오징어, 용담초, 우엉, 원지, 은행나무, 율무, 인동, 인진쑥, 자주쓴풀, 작두콩, 잣, 장어, 적작약, 제비꽃, 조릿대 잎, 지치, 진득찰, 진범(秦凡), 쪽, 참깨, 천궁, 천남성*, 천마(天麻), 초피나무 열매의 껍질, 청미래덩굴, 측백나무 잎, 침향, 콩나물, 탱자, 파

두*, 팽이버섯, 포도, 표고버섯, 피망, 한련초, 함초(鹹草), 현삼, 형개, 호박(琥珀), 황기.

② 살결을 곱게 하면서 주름을 제거하려면 메밀, 목이버섯.

③ 피부의 노화를 방지하려면 닭의 뼈.

④ 거친 피부를 개선하려면 가자미.

⑤ 피부가 갈라지면 자란.

⑥ 피부의 감각이 둔해지면 마황(麻黃).

⑦ 피부가 찌르는 것처럼 아프면 고추.

⑧ 피부에 열이 있으면 밀 쭉정이, 백선 뿌리의 껍질, 빼꾹채, 석고, 영양의 뿔, 자귀나무 껍질, 주먹선인장.

⑨ 피부가 가려우면 개구리밥, 비트, 엄나무 껍질.

⑩ 몸에 열이 있어 피부가 가려우면 개구리밥, 맨드라미 씨.

⑪ 풍습으로 인하여 피부가 가려우면 침향.

⑫ 피부염에는 남가새 열매, 백부근, 벚나무 껍질, 살모사.

⑬ 화농성피부염에는 작두콩.

⑭ 피부병에는 비트, 백선 뿌리의 껍질.

⑮ 무더운 여름에 습기로 인하여 피부병이 생기면 녹두.

⑯ 피부에 트러블이 생기면 감국.

⑰ 땀띠에는 개구리밥, 단너삼, 도꼬마리, 활석.

⑱ 뾰루지에는 단너삼, 도꼬마리, 작두콩, 활석.

⑲ 옴에는 개구리밥, 개오동나무 껍질, 고본 뿌리, 단너삼, 단삼, 담배나무, 도꼬마리, 무궁화, 무궁화나무 껍질, 백부근, 백선 뿌리의 껍질, 붉나무 씨, 비트, 사상자(巳床子), 소태나무 껍질, 알로에

진액, 약쑥, 엄나무 껍질, 제비쑥, 쥐엄나무 열매의 씨, 지치, 창포, 파두*, 표주박, 피마자, 황벽나무.

⑳ 습진에는 고본 뿌리, 남가새 열매, 독활, 마디풀, 방풍(防風), 백부근, 백부자, 백선 뿌리의 겁질, 사상자(巳床子), 산오이풀, 싸리나무, 약쑥, 엄나무 껍질, 오배자, 오수유, 용골, 우엉, 작두콩, 제비쑥, 지치, 진득찰, 활석.

㉑ 두드러기에는 개구리밥, 백선 뿌리의 껍질.

㉒ 피부병으로 인한 두드러기에는 우엉 씨.

㉓ 풍으로 인한 두드러기에는 말린 누에.

㉔ 풍열로 인한 두드러기에는 우엉 씨.

㉕ 단독에는 녹두, 말린 누에, 지치, 팥.

㉖ 자반병(紫斑病)에는 승마, 아교주, 지치.

㉗ 담음유주(痰飮流走)에는 개자.

㉘ 두피에 부스럼이 생기면 마늘, 소태나무 껍질, 초두구.

㉙ 두피에 비듬이 생기면 붉나무 씨와 열을 다스리는 약재 겸용.

㉚ 상피암에는 하눌타리.

6. 피부질환을 다스리는 민간요법

① 피부를 곱게 하려면 **1** 녹두를 곱게 갈아 따뜻한 물을 넣고 개어 바른다. **2** 싸리나무 뿌리의 껍질을 곱게 빻아 달걀 흰자나 바셀린이나 참기름을 넣고 개어 바른다.

② 건성피부를 개선하려면 **1** 알로에 진액을 바른다. **2** 민들레 · 단삼 · 지치를 넣고 달여 먹거나 몸을 씻는다.

③ 여드름이나 주근깨를 제거하려면 **1** 녹두를 곱게 갈아 따뜻한 물을 넣고 개어 바른다. **2** 싸리나무 뿌리의 껍질을 곱게 빻아 달걀 흰자나 바셀린이나 참기름을 넣고 개어 바른다.

④ 검은점을 제거하려면 인분·우엉·현삼·대황(大黃)을 함께 찧어 붙인다.

⑤ 온갖 피부병에는 **1** 생우엉으로 즙을 내어 씻는다. **2** 싸리나무 씨로 기름을 내어 바른다. 기름을 내는 방법은 다음과 같다. 항아리에 싸리나무 씨를 넣고 주둥이를 무명천으로 막는다. 빈 항아리를 밑에 놓고 싸리나무 씨를 넣은 항아리와 주둥이가 맞닿게 세우고 연결되는 부분을 진흙으로 막는다. 왕겨나 톱밥으로 항아리가 보이지 않게 덮고 48시간 정도 가열한다. 싸리나무 씨의 진이 나와 아래 항아리에 고이면 앙금을 걷어내고 다시 가열한다. 고약처럼 끈끈해지면 유리병에 담아 냉장고에 보관한다. 하루에 2~3번 정도 바르면 대개 3~4일이면 낫는다. 효과를 높이려면 박하 기름이나 페놀이나 글리세린을 약간 섞는다. 무좀에는 이것을 바른 다음 셀로판지로 덮고 반창고로 붙여둔다.

⑥ 피부가 가려우면 **1** 본인의 소변을 바른다. **2** 개구리밥 가루와 황금(黃芩) 가루 4g씩을 사물탕 달인 물에 넣어 먹는다.

⑦ 피부가 가려우면서 헐면 비바람을 맞히면서 말린 호박덩굴을 끓인 물로 씻는다.

⑧ 피부에 좁쌀 같은 것이 생기면서 가려우면 **1** 혈액에 열이 있어 발병한 경우에는 민들레를 달여 먹으면서 탕액으로 몸을 씻는다. **2** 혈액이 부족해져 열이 나면서 발병한 경우에는 단삼

20g, 민들레 10g, 지치 8g을 넣고 달여 먹는다. **3** 알로에 진액을 바른다.

⑨ 어혈로 인한 피부 트러블에는 **1** 홍화 3g에 뜨거운 물을 넣고 5분 정도 두었다가 우러나면 물만 걸러 마신다. **2** 홍화 300g에 소주 1.8 *l* 를 넣고 숙성시킨 다음 걸러 1번에 10~20㎖씩 공심복에 마신다. **3** 구기자 잎을 끓인 물로 자주 목욕한다.

⑩ 위장이나 장의 이상으로 인한 피부 트러블에는 보리로 밥이나 죽을 쑤어 먹는다.

⑪ 아토피성피부염에는 **1** 잣 5~10g을 찧어 따뜻한 물과 함께 먹는다. **2** 알로에 진액을 바른다. **3** 민들레를 달여 차처럼 마시면서 그 물로 씻는다. **4** 지치를 끓여 차처럼 마신다. **5** 도라지 · 민들레 · 살구 씨를 넣고 달여 먹는다.

⑫ 접촉성피부염에는 쪽 · 황벽나무 60g씩, 활석 30g, 볶은 석고 120g을 곱게 빻아 죽처럼 만들어 바른다.

⑬ 화농성피부염에는 신선한 쇠비름에 물을 쇠비름의 10배로 넣고 오랫동안 달여 고약처럼 만든다. 엑기스 15g에 말린 백반 3g, 바셀린 90g을 섞어 연고처럼 만들어 바른다.

⑭ 피부 탕화상에는 개구리밥을 끓인 후 달걀 흰자를 섞어 붙인다.

⑮ 농포창에는 백선 뿌리의 껍질을 끓인 물로 씻는다. 농포창이란 피부에 작은 물집이 여러 개 생겼다가 금방 고름이 차는 피부병으로 농가진에 해당한다.

⑯ 단독에는 **1** 한수석과 망초를 따뜻한 물에 갈아 붙인다. **2** 청어젓국이나 은구어젓국을 자주 바른다.

⑰ 풍으로 인한 단독에는 **1** 까마중을 뿌리째 달인 물로 씻고 건더기는 몸에 붙인다. **2** 염초(焰硝)를 물에 타서 바른다. **3** 비상과 영사 1 : 1에 참기름을 넣고 개어 바른다. **4** 숫말의 똥을 따뜻한 물에 넣어 즙을 내어 바른다. **5** 팥이나 미역을 물에 축여 바른다. **6** 청어젓국이나 은구어젓국을 자주 바른다.

⑱ 뾰루지에는 까마중 잎과 줄기를 달여 먹는다.

⑲ 땀띠에는 **1** 김치에 넣은 오이를 칼로 베면 물이 나오는데 그 것을 자주 바른다. **2** 제비쑥이나 대추나무 잎 달인 물로 씻는다. **3** 생미나리 로 즙을 내어 바른다. **4** 우엉을 볶은 다음 빻아 4g씩 식후에 먹는다. **5** 개구리밥 160g을 끓인 물로 목욕한다. **6** 하눌타리 뿌리에서 전분을 추출해서 골고루 바른다. **7** 말린 달개비꽃을 녹차와 함께 우려 수시로 마신다. **8** 달개비를 생것은 30~60g, 말린 것은 9~15g을 달여 먹는다.

⑳ 두드러기에는 **1** 벚나무 껍질 28g을 달여 먹거나 불에 태운 다음 꿀물에 타서 먹는다. **2** 대나무 잎 100g과 활석 2g을 달여 먹는데 청심환을 타서 먹어도 좋다. **3** 생칡을 붙인다. **4** 말린 달개비꽃을 녹차와 함께 우려 수시로 마신다. **5** 달개비를 생것은 30~60g, 말린 것은 9~15g을 달여 먹는다. **6** 박주가리 잎이나 줄기에서 나오는 흰즙을 바른다.

㉑ 식중독으로 인한 두드러기에는 탱자를 진하게 달인 물로 씻는다.

㉒ 습진에는 **1** 하눌타리 뿌리에서 나오는 전분을 바른다. **2** 쥐방울덩굴 뿌리를 빻은 다음 참기름을 넣고 개어 바른다. **3** 쪽·황벽나무 60g씩, 활석 30g, 볶은 석고 120g을 곱게 갈아 죽처럼

만들어 바른다. **4** 산오이풀 40g에 물 600㎖를 넣고 물이 반으로 줄 때까지 달여 탕액을 식힌 다음 가제에 묻혀 냉습하는데 하루에 3~4번 3~4일 정도 계속한다. **5** 쇠비름을 고약처럼 될 때까지 끓여 바른다. **6** 까마중 잎과 줄기를 달여 먹는다.

㉓ 백선에는 도라지 · 민들레 · 살구 씨를 넣고 달여 먹는다.

㉔ 피부가 하얗게 번져나가는 백전풍에는 **1** 박주가리 씨 12~20g에 물 500㎖를 넣고 물이 반으로 줄 때까지 달여 하루에 여러 번 나누어 마신다. **2** 파고지 · 백부자 가루 · 석웅황 조금씩에 생강즙을 넣고 반죽해서 붙인다. **3** 수사충(垂絲蟲)을 짓이겨 바른다. 수사충(垂絲蟲)이 어떤 벌레인지 지금은 알 수 없으나 조선시대 저서인 『단방신편』에 나와 있다. 나중에라도 혹시 아는 사람이 있을까 해서 적어둔다.

㉕ 우피선증에는 은행나무 가지 껍질을 태운 다음 재를 만들어 참기름을 넣고 개어 바른다. 우피선증은 만성가려움증의 하나로 대개 목 주위에 생기는데 소의 목이나 가슴처럼 단단하며 두꺼워지는 병이다. 팔꿈치 · 오금 · 윗눈꺼풀 · 외음부 · 대퇴부 안쪽에 잘 생긴다.

㉖ 단순성포진에는 약모밀 20g에 물 500㎖를 넣고 물이 반으로 줄 때까지 달여 하루에 여러 번 나누어 마신다.

㉗ 무사마귀에는 **1** 생콩 1개를 무사마귀 옆에 놓고 붓에 먹을 찍은 후 무사마귀에 점을 찍은 다음 콩에 점을 찍는다. 그 콩을 시궁창에 묻었다가 싹이 나면 끓는 물을 붓는데 싹이 죽으면 사마귀도 죽는다. **2** 처음 핀 목화꽃으로 문지른다. **3** 민들레 ·

상추 · 씀바귀 · 고들빼기 등에서 나오는 흰즙을 바른다.

㉘ 사마귀나 곤충한테 물리면 박주가리 잎이나 줄기에서 나오는 흰즙을 바른다.

㉙ 옴에는 **1** 구릿대 뿌리 · 유황 · 후추 20g씩을 빻은 다음 마기름을 넣고 개어 바른다. **2** 수은에 유황을 넣어 수은을 죽인 다음 달걀 노른자를 넣고 개어 바른다. 수은이 검어지면 죽은 것이다. **3** 우렁을 많이 먹으면 옴이 있는 사람과 살아도 옮지 않는다. **4** 쇠비름을 오래 달여 고약처럼 만들어 바른다. **5** 백선 뿌리의 껍질을 끓인 물로 씻는다.

㉚ 마른 옴에는 초피나무 열매의 껍질 · 노루귀 · 유황 · 녹반 · 경분(輕粉) 8g씩을 빻은 다음 초피나무 열매 껍질을 달인 물을 넣고 개어 바른다.

31. 습한 옴에는 **1** 대나무 잎을 태운 재 · 노루귀 · 유황 · 녹반 · 경분(輕粉) 8g씩을 빻은 다음 달걀 흰자를 넣고 개어 바른다. **2** 해삼에 소금물을 넣고 끓인 물로 여러 번 씻는다. **3** 계수나무 열매 · 유황 20g씩, 경분(輕粉) 8g, 오배자 6g, 후추 4g을 빻은 다음 참기름을 넣어 개어 붙이고 많이 문질러 기름기를 없앤다. **4** 대황(大黃) · 망초 · 현삼 · 단너삼을 넣고 끓인 물로 씻는다. **5** 보리감주에 비상을 넣고 달여 붙인다. **6** 유황을 갈아 피마자 기름에 타서 밤이슬을 맞힌 후 환부를 긁고 붙인다. **7** 석회를 살짝 볶은 후 참기름을 넣고 개어 바른다.

32. 옻이 오르면 **1** 탁주 200㎖에 들기름 1종지를 타서 먹는다. **2** 달걀 흰자나 게장을 바른다.

33. 옻독이 배에 들어가면 1 꿀물에 계피 가루를 타서 먹는다. 2 띠 뿌리나 밤나무 껍질을 달인 물로 씻는다.

34. 옻이 올라 가려우면 부추를 찧어 바른다.

35. 버짐에는 까마중 잎과 줄기를 달여 먹는다.

36. 습한 버짐에는 1 복숭아 씨와 무를 찧어 붙인다. 2 밀가루를 끓인 후 참기름을 타서 바른다. 3 유황과 피마자를 찧은 후 반죽해서 붙인다. 4 쇠뼈를 불에 구운 다음 끓인 기름으로 문지른다.

37. 티눈에는 1 조개의 계를 말린 다음 빻아 티눈을 긁어내고 붙인다. 2 민들레 · 씀바귀 · 왕고들빼기 등의 유즙을 티눈을 긁어내고 바른다. 3 유자 씨를 태운 다음 빻아 밥과 버무려 붙인다. 4 티눈을 약간 긁어낸 다음 잣육 10개 정도를 찧어 붙이고, 불에 숟가락 끝을 달구어 데지 않을 정도로 지지는데 하루에 3번 반복한다.

38. 혹에는 1 바닷말 · 초룡담(草龍膽) · 팥을 술로 씻은 후 해합분 · 으름덩굴 · 소루쟁이 · 말린 백반 · 소나무에 얽힌 담쟁이덩굴 · 보리 순 · 띠운 반하* 3g씩을 넣고 달여 먹는다. 2 십육미유기음(十六企味流氣飮 : 처방은 방약합편에 있음)을 쓴다.

39. 머리가 가려우면 목련꽃 4g, 백부자 · 반하* · 하눌타리 · 구릿대 뿌리 · 말린 누에 · 현삼 · 적작약 2g씩, 박하 0.32g에 물 300㎖를 넣고 물이 반으로 줄 때까지 달여 1번에 마신다.

40. 머리에 비듬이 많이 생기면 우엉 달인 물로 머리를 감는다.

2. 근 육

뼈가 인체를 받쳐주는 지주 역할을 한다면 이 뼈를 움직이는 것은 근육이다. 그래서 근육에 변위가 생기면 통증이 생기는데 많은 사람들이 뼈에 문제가 있어 오는 것으로 알고 있다. 그러나 뼈에는 신경이 없고, 뼈를 감싸고 있는 근육에 신경이 있어 통증을 느끼는 것이다.

예를 들어 발목을 접질렀을 때 발목을 주관하는 근육을 조절해주면 발목의 뼈는 저절로 제자리를 찾아갈 것이다. 그런데 발목의 뼈만 맞추려고 주무르거나 침을 맞거나 물리치료에 매달리는 것이 일반 상식으로 되어 있다. 왜냐하면 현대의학의 검사 방법으로는 근육의 변위를 알 수 없기 때문이다. 인체의 외과적인 질병은 80~90%가 근육의 변위로 인하여 생기는데 잘못된 의학상식이 퍼지다보니 모두 따라가는 실정이다.

1. 근육의 한열허실기(寒熱虛實氣)

근육질환은 한증(寒症)·열증(熱症)·허증(虛症)·실증(實症)·기증(氣症)으로 인하여 생긴다.

① 한증(寒症) : 근육이 냉하면 몸이 냉하거나 몸이 붓거나 습이 많아 몸이 무겁거나 땀이 많이 나거나 근육 사이의 지방이 굳어 살이 찌거나 근육이 굳어 몸이 둔하거나 피로를 쉽게 느끼는 경우가 많다.

② 열증(熱症) : 근육에 열이 있으면 몸이 야위거나 가렵거나 발진이나 부스럼 등이 생기는 경우가 많다.

③ 허증(虛症) : 근육이 허하면 근육에 탄력이 없어 쉽게 지치거나 힘이 없거나 근육이 늘어지면서 감각이 둔하거나 마비되는 경우가 많다.

④ 실증(實症) : 근육이 실하면 근육이 마비되거나 쥐가 나거나 떨리는 경우가 많다.

⑤ 기증(氣症) : 기허증(氣虛症)이면 근육에 탄력이 없어 늘어지는 경우가 많다.

2. 근육질환을 다스리는 방법

증상에 맞게 식품이나 약재를 쓰거나 침구법(針灸法)을 활용하면 좋은데 방법은 다음과 같다.

① 한증(寒症) : 필자가 개발한 약떡을 놓고 뜸을 하면 큰 효과를 볼 수 있다.

② 열증(熱症) : 절대 뜸은 안 되고 냉찜질 같은 방법으로 열을 내려준다.

③ 허증(虛症) : 운동요법을 활용하면서 연양식을 먹는다.

④ 실증(實症)·기증(氣症) : 사혈법을 활용한다.

⑤ 원심수기요법(圓心手奇療法)을 잘 활용하고, 단전·배꼽·백회(百會) 등에 필자가 개발한 약떡을 놓고 뜸을 하면 좋다.

■ 비만의 원인

① 폭음이나 폭식을 하면 비만이 된다. 항상 가슴이 답답하면서 명치 밑이 더부룩하고, 온몸이 무거우면서 나른하여 오래 걷거나 더운 것을 싫어한다. 또 혀가 부은 것 같고, 설태가 두껍게 끼거나 가래가 많이 나오기도 한다.

② 식사를 불규칙하게 하면 비장의 기가 허해져 비만이 된다. 이런 사람들은 항상 기운이 없어 무기력하고, 정신적으로 피곤하며 기억력이 떨어지고, 손발이 냉하며 바람기를 싫어한다.

③ 잘못된 식습관과 운동부족이 되면 비만이 된다. 주로 간식이나 야식을 먹는 사람들이라고 할 수 있다. 스트레스를 음식으로 푸는 사람들이 있는데 비만에 위험한 사람들이다. 또 가까운 거리도 차를 이용하려고 하는 사람들도 비만이 되는 경우가 많다.

④ 약을 오래 복용하면 비만이 된다. 피임약이나 신장약을 계속 먹거나, 심장질환이 있는 사람이 안정제 등을 오래 복용하다 비만이 되는 사람들이 많다.

⑤ 배에 기름기가 많이 끼면 비만이 된다. 기름기는 냉하면 응고되는 성질이 있고 뜨거우면 풀어지는 성질이 있으니 배에 기름기가 끼었다는 것은 배가 냉하다는 뜻이다. 다시 말해 장이 냉한 것이다. 이때 억지로 굶어도 장이 뜨거워지는 것이 아니고, 침을 맞아도 그 순간은 따뜻할지 모르나 조금 지나면 다시 냉해지고, 찜질방이나 한증막에서 땀을 내는 것도 장까지 뜨거워지는 것이 아니고, 팩으로 싸매는 방법도 근본적으로 장이 따뜻해지는 것은 아니다. 근본적으로 장을 따뜻하게 하는 방법은 장이 활발

하게 운동해서 저절로 열이 나게 하면 장에 낀 지방이 저절로 녹아 빠진다.

⑥ 또 하나는 자궁이 냉해서 끼는 지방이다. 엉덩이를 중심으로 아랫배가 유난히 뚱뚱한 사람들을 말하는데 북쪽 지방의 여성들을 들 수 있다. 이 경우에는 여성들이 출산 후 산후조리를 잘 못했거나 자궁이 아물기 전에 바람을 쏘이면 냉기가 자궁으로 들어가 냉해지면서 자궁 주위에 지방이 굳어 아랫배에 살이 찌는 것이다. 이 때는 약이나 운동 등으로 자궁을 항상 따뜻하게 하면 치료할 수 있다.

3. 근육에 대한 의서의 내용

육속비위(肉屬脾胃) 내경왈(內經曰) 비주육(脾主肉) 우왈비(又曰脾) 재체위육(在体爲肉) 사재비위칙병(邪在脾胃則病) 기육통시야(肌肉痛是也) 인지육여지지토(人之肉如地之土) 기가인이무육(豈可人而无肉) 고육소진칙사(故肉消盡則死) 육주비수(肉主肥瘦) 비이택자(肥而澤者) 혈기유여(血氣有餘) 비이불택자(肥而不澤者) 기유여혈부족(氣有餘血不足) 수이무택자(瘦而无澤者) 혈기구부족(血氣俱不足)

살은 비장에 속한다. 경왈. 육을 주관한다. 또 비장은 체에 있어 육이 된다. 사가 비위에 있으면 비육이 병들어 통증이 따른다. 사람의 살은 땅의 흙과 같으니 사람이 어찌 살이 없겠는가. 그러므로 살이 소진되면 죽으니 육은 살이 찌고 마르는 것을 주관한다. 살이 찌고 윤택한 것은 혈기가 넘치는 것이고, 살은 쪘어도 윤택하지 않은 것은 기는 있어도 혈이 부족한 것이고, 야위면서 윤택하지 않은 것은 혈과 기가 모두 부족한 것이다.

식역증(食㑊症) 대장이열어위(大腸移熱於胃) 선식이수(先食而瘦) 위지식역(謂之食㑊) 위이열어담(胃移熱於膽) 역위지식역(亦謂之食㑊) 의복삼령환(宜服蔘苓丸)

식역증은 대장이나 위장이 열을 옮겨 음식을 잘 먹어도 야위는 병이다. 이 때는 삼령환을 먹는 것이 마땅하다.

육가증(肉苛症) 인지육가자(人之肉苛者) 수근어의서(雖近於衣絮) 유취가야(有就苛也) 영기허(榮氣虛) 위기실(衛氣實)

육가증은 솜옷을 입어도 껄끄러운 병이다. 영기는 허하고 위기는 실한 병이다.

부인수췌(婦人瘦瘁) 기불충시(氣不充時) 혈불영(血不榮) 기육부장(肌肉不長) 수기신(瘦其身)

여자가 초췌하게 야위는 것은 기가 충분하지 않아 혈액이 활동하지 못하기 때문이다. 피부와 살이 윤택하지 않으면 야윈다.

제창중노육(諸瘡中努肉) 여소두대(如小豆大) 여매화(如梅花) 석유황말(石硫黃末) 도지즉축(塗之卽縮)

창이 콩이나 매실만하게 나와 혹 같을 때는 석유황 가루를 발라 두면 즉시 아문다.

수우목(水疣目) 다생수족(多生手足) 여두(如豆) 혹오개(或五介) 혹십개(或十介) 상연이생(相連而生) 유풍사(由風邪) 박우기육(搏于肌肉) 변생야(変生也) 고채절지(苦菜折之) 유백즙출(有白汁出) 상점우목자락(常點疣目自落)

수우목은 사마귀를 말한다. 손발에 많이 나는데 콩 같은 것이 5~10개 연달아 생긴다. 풍사가 원인인데 피부와 살이 변해서 생기는 것이다. 쓴 성분의 풀에서 나오는 흰즙을 사마귀에 수시로 떨어뜨리면 저절로 떨어진다.

각슬근급통(脚膝筋急痛) 주전목과죽(酒煎木果粥) 목과주전(木果酒煎) 영난연작병(令爛研作餠) 열이통처(熱裡痛處) 냉칙이지(冷則易之) 일일야(一日夜) 삼오차갱착(三五次更着)

종아리와 무릎 근육이 당기면서 통증이 있으면 찐 모과를 술과 함께 달여 짓이긴 후 약떡을 만들어 뜨겁게 데워 환부에 싸매둔다. 식으면 다시 반복하는데 하룻밤에 3~5번 갈아붙이면 낫는다.

4. 단방(單方)

① 의이인(薏苡仁) : 주열풍근맥연급(主熱風筋脈攣急) 우주근급구련(又主筋急拘攣) 전죽상복(煎粥常服)

풍열로 인하여 근맥에 경련이 있거나 손발이 오그라들어 활동하기 어려우면 율무로 죽을 쑤어 상복한다.

② 목과(木果) : 입간고익근(入肝故益筋) 능강근골(能強筋骨) 범근병개치지(凡筋病皆治之) 전복환복(煎服丸服)

근골을 강하게 하거나 근육에 병이 들었을 때는 모과를 달이거나 환약을 지어 먹는다.

③ 음양곽(淫羊藿) : 치근골연급(治筋骨攣急) 전탕음지(煎湯飮之) 우가양주복지(又可釀酒服之)

근골에 경련이 있으면 삽지구엽초를 달여 먹거나 술을 빚어 먹는다.

④ 오가피(五加皮) : 풍습비통(風濕臂痛) 사지구련(四肢拘攣) 요슬연약(腰膝軟弱) 소아행지(小兒行遲) 보간신(補肝腎) 익기요벽(益氣療躄) 남자음위(男子陰痿) 낭하습(囊下濕) 소변여력(小便余瀝) 여인음양(女人陰痒)요척통(腰脊痛) 양각동비풍약(兩脚疼痺風弱)

오가피는 뼛속이 시큰거리면서 아프거나 힘줄이 당기는 것처럼 아프거나 어린아이의 걸음이 더딘 데 특효가 있다. 손발이 떨리면서 뒤틀리면 모과에 오가피 달인 물을 넣고 죽을 쑤어 먹으면 좋다.

5. 근육을 다스리는 식품과 약재

① 근육을 강하게 하려면 감국, 고비, 당귀, 두충, 모려분, 구절초, 속단, 쇄양, 오리나무더부살이, 조롱이, 천마(天麻), 천문동.

② 근육피로에는 감국, 강활, 갯완두, 고추, 노박덩굴, 농어, 대추, 더덕, 독활, 두충, 둥굴레, 말린 새우, 말오줌나무, 맨드라미 씨, 메꽃, 모과, 밤, 백복령, 백작약, 빼꾹채, 뽕나무 가지, 뽕나무겨우살이, 삼지구엽초, 생강나무, 세이지, 속단, 쇠비름, 야관문(夜關門),

엄나무 껍질, 오가피, 오미자, 위령선, 익모초, 자귀나무 껍질, 조롱이, 참나리, 천마(天麻), 취, 토마토, 투구꽃*, 함초(鹹草), 현미, 형개, 호장근.

③ 근육경련에는 대추, 도꼬마리, 두릅나무 껍질, 말오줌나무, 모과, 말린 누에, 멧대추 씨, 민들레, 백복령, 백작약, 쇠무릎, 애기똥풀, 우황, 율무, 전복 껍질, 진범(秦凡), 천마(天麻), 천궁, 투구꽃*, 현호색, 호장근.

④ 풍습으로 인하여 근육에 병이 생겨 몸에 힘이 없으면 삽주 뿌리.

⑤ 비만을 예방하려면 말린 감나무 잎, 작두콩, 잣나무, 팥, 함초(鹹草).

⑥ 수분대사가 원활하지 못하여 물살이 찌면 율무.

⑦ 많이 먹어도 살이 찌지 않으면 창포.

6. 근육을 다스리는 민간요법

① 각종 근육통에는 고추즙을 약하게 희석시켜 압통점에 바른다. 우리가 흔히 붙이는 파스의 원료가 고추즙이다.

② 풍한으로 인하여 근육이 오그라들면 **1** 삽주 뿌리 40g, 전갈 20g, 싸서 구운 투구꽃*과 부자* 8g씩, 천마(天麻) 12g을 빻은 다음 1번에 4g씩 두림주(豆淋酒)에 타서 공심복에 먹는다. 두림주는 검정콩을 볶아 뜨거울 때 술병에 넣고 꼭 덮어둔 술이다. **2** 어린 잣나무 가지 6kg을 3~5cm로 자른 다음 술 10l 정도를 넣고 1개월 정도 담가두었다가 하루에 3번 식사 때 1~400㎖씩 먹는다. **3** 오래 묵어 곰삭은 마른 명태 2마리에 투구꽃* 10g을 넣고 달여 2일 동안 아침과 저녁에 마시면서 땀을 약간 낸다.

3. 모 발

모발은 머리카락을 말하는데 피부에 뿌리를 내리고 피부로부터 영양분을 공급받아 살아가는 식물체이다.

1. 탈모의 원인

① 영양분이 부족하면 머리카락이 빠지는 경우가 많다.

② 신장에 수기가 부족하면 머리카락이 빠지는 경우가 많다.

③ 심장이나 폐에 열이 많은데 위로 올라가면 머리카락이 빠지는 경우가 많다. ①과 ②는 여기저기 산발적으로 빠지는 경우로 영양분과 수기를 보하면 나을 수 있으나 ③의 경우는 원형탈모증으로 흉하게 빠진다.

2. 모발의 한열허실기(寒熱虛實氣)

모발 자체에는 한열허실기(寒熱虛實氣)의 증상이 없으나 다른 부위의 영향을 받는다.

3. 탈모를 치료하는 방법

화는 위로 올라가고 수분을 말리는 작용을 하는데, 심장이나 폐의 열이 위로 올라가면 두피를 건조시킨다. 그러면 두피에 뿌리를 내리고 살아가는 머리카락은 뿌리가 말라 저절로 머리카락이 빠지는 것이다. 또 두피에 수분이 마르면 가렵고 비듬도 많이 생긴다. 따라서 심장이나 폐의 열이 위로 올라가지 않게 하면 탈모증은 치료할 수 있다는 말이 된다.

4. 모발에 대한 의서의 내용

내경왈(內經曰) 신주발(腎主髮) 혈성칙발윤(血盛則髮潤) 혈쇠칙발쇠(血衰則髮衰) 발미수(髮眉鬚) 각소속발(各所屬髮) 속심고상생(屬心故上生) 품화기야(稟火氣也) 미속간고횡생(眉屬肝故橫生) 품목기야(稟木氣也) 수속신고(鬚屬腎故) 하생품수기야(下生稟水氣也)

내경왈. 머리카락은 신장이 주관하므로 신장의 혈이 성하면 머리카락이 윤택하고, 쇠약하면 머리카락도 쇠약하다. 머리카락과 눈썹과 수염은 주관하는 곳이 다른데, 머리카락은 심장이 주관하므로 화의 기를 받아 위로 나고, 눈썹은 간장이 주관하므로 목의 기를 받아 옆으로 나고, 수염은 신장이 주관하므로 수의 기를 받아 아래로 나는 것이다.

기백왈(岐伯曰) 환자거기종근(宦者去其宗筋) 상기충맥(傷其衝脈) 혈사불복피부(血瀉不復皮膚) 내결순구불영고(內結脣口不榮故) 수불생언(鬚不生焉) 기충맥불성야(其衝脈不盛也)

기백왈. 환관은 종근과 충맥이 상하여 혈이 죽었기 때문에 피부는 안으로 맺히고, 입술과 입은 활발하지 못하고, 수염이 나지 않는 것이다. 즉 충맥이 성하지 않기 때문이다.

수발황락(鬚髮黃落) 허손지질일손(虛損之疾一損) 손어폐피(損於肺皮) 취이모락(聚而毛落) 의팔물탕(宜八物湯) 발점흉증(髮占兇

症) 병인발직여마자(病人髮直如麻者) 십오일사(十五日死) 병인발여미(病人髮如眉) 충기자사(衝起者死)

머리카락이나 수염이 노랗게 변하면서 빠지는 것은 허약해서 손상된 것이다. 폐가 허약해지고 피부는 쪼그라져 털이 말라 빠지는 것인데 팔물탕이 마땅하다. 환자의 머리가 곧아 삼과 같으면 15일 만에 죽고, 머리카락과 눈썹이 꼿꼿하게 일어나면 죽는다.

5. 단방(單方)

① 하수오(何首烏) : 흑수발(黑鬚髮) 말복환복(末伏丸服) 혹양주복병가(或釀酒服幷佳)

머리와 수염을 검어지게 하려면 조롱이로 가루를 내거나 환약을 지어 먹거나 술을 빚어 먹는다.

② 반묘(蟠猫) : 가뢰로 담근 술을 조금씩 바르면 머리가 새로 난다. 그러나 1번에 많이 바르면 피부가 부을 수 있으니 주의해야 한다.

6. 모발을 다스리는 식품과 약재

① 병을 앓고난 후 원형탈모가 되면 가뢰, 지네, 참깨, 파고지, 원기를 회복하는 약재 겸용.

② 머리가 일찍 희어지면 광나무 열매, 복분자, 숙지황, 오디, 조롱이, 참깨, 한련초.

10장. 기침 · 천식 · 딸꾹질 · 재채기 · 담

1. 기 침

1. 기침의 원인

① 유행성감기에 걸리면 기침이 따를 수 있다.

② 몸이 냉하면 기침이 따를 수 있다.

③ 속에 화열이 있으면 기침이 따를 수 있다.

④ 담이 많으면 기침이 따를 수 있다.

⑤ 남자가 양기가 부족하면 기침이 따를 수 있다.

⑥ 혈액이나 영양분이 부족하면 기침이 따를 수 있다.

2. 기침의 한열허실기(寒熱虛實氣)

기침은 한증(寒症) · 열증(熱症) · 허증(虛症) · 실증(實症) · 기증(氣症)으로 인하여 생긴다.

① 한증(寒症) : 감기 등에 걸려 하는 기침으로 지속성이 있고, 기침소리가 웅웅 울리기도 하고, 기침할 때 담이나 가래가 나오는 경우도 있다.

② 열증(熱症) : 담이나 가래는 나오지 않는 밭은기침을 한다.

③ 허증(虛症) : 기침을 하면 속이 휑하니 빈 것처럼 느껴지거나 식은땀을 흘리는 경우도 있다.

④ 실증(實症)·기증(氣症) : 기침을 해도 가슴이 꽉 막힌 것 같으면서 속이 답답하고 숨이 차는 경우도 있다.

3. 기침에 대한 의서의 내용

내경왈(內經曰) 해수병인(咳嗽病因) 인감어한(因感於寒) 미칙위해(微則爲咳) 심자위수위통(甚者爲嗽爲痛) 우왈(又曰) 오장육부개능사(五臟六腑皆能使) 인해비독폐야(人咳非獨肺也) 각이시주지(各以時主之) 이수병언(而受病焉)

내경왈. 해수의 원인은 감기와 한기이다. 해는 약한 증세이고, 수는 심한 증세인데 통증이 있다. 또 오장육부 모두 기침을 하게 하는 것이지 폐 혼자 하는 것은 아니다. 때에 따라서는 해수가 병을 만들기도 한다.

수작(嗽作) 유사시조안지이(有四時早晏之異) 범해수춘시목승지기(凡咳嗽春時木升之氣) 하시화염상최중(夏時火炎上最重) 추시습열상폐(秋時濕熱傷肺) 동시풍한외속(冬時風寒外束)

해수는 아침과 저녁의 기후가 다르고 춘하추동의 기후가 다르기 때문에 생기는 것이다. 모든 해수는 봄에는 기가 상승하고, 여름에는 열기가 많아지고, 가을에는 습열이 많아지고, 겨울에는 풍한이 합쳐져 발병한다.

폐체속금비약종(肺体屬金譬若鍾) 연종비고불명(然鍾非叩不鳴) 풍한서습조화(風寒暑濕燥火) 육음지사(六吟之邪) 자외계지칙명(自外繫之則鳴) 노욕정지(勞慾情志) 음식구박지화(飮食灸煿之火) 내공지칙역명(內攻之則亦鳴) 의자불거(醫者不去) 기명종지구이일마좌기종(其鳴鍾之具而日磨銼其鍾) 장종손성시이(將鍾損聲嘶而) 명지자여고야(鳴之者如故也) 종기능보호(鍾豈能保護) 고분외감내상허로등(故分外感內傷虛勞等) 수이치지(嗽而治之)

폐는 금에 속하는데 종에 비유할 수 있다. 종은 치지 않으면 울지 않듯이 풍한서습조화의 육음의 사기는 외부와 연결되어 해수가 되는 것이다. 과로하거나 욕정을 품거나 음식을 구워 먹거나 말려 먹으면 화가 안으로 들어와 기침을 하게 된다. 의원은 그 종소리를 잊지 않아야 날마다 갈고 닦을 수 있다. 종이 손상되면 우는 것과 같은 소리를 내기 때문이다. 종을 어떻게 해야 보호하는가. 옛부터 외감·내상·허로로 구별해서 치료하였다.

풍수(風嗽) 풍승폐칙(風乘肺則) 비색성중(鼻塞聲重) 구건후양(口乾喉痒) 어미경이해(語未竟而咳)

풍수는 폐에 바람이 들어가 생기는 병이다. 코가 막히거나 음성이 무겁거나 입이 마르거나 목이 가렵거나 말을 한 다음 기침을 한다.

한수(寒嗽) 한상폐자(寒傷肺者) 해칙흉긴성아(咳則胸緊聲啞) 맥긴자(脉緊者) 증한발열(增寒發熱) 무한오한(无汗惡寒) 번조불갈(煩燥不渴) 우한이해(遇寒而咳)

한수는 한기에 폐가 상해서 생기는 병이다. 기침할 때 가슴이 메이고, 소리가 나오지 않고, 긴맥이 잡힌다. 한증으로 인한 것으로 열이 심하나 땀은 나지 않고 한기를 싫어한다. 갈증은 없으나 답답하며 열이 나고 한기를 만나면 기침을 한다.

열수(熱嗽) 상어열(傷於暑熱) 이득해칙(而得咳則) 구조성시토말(口燥聲嘶吐沫)

열수는 더위나 열에 상해서 생기는 병이다. 기침을 하면 입이 마르고 목이 쉬며 묽은 침을 흘린다.

습수(濕嗽) 습담폐자(濕痰肺者) 해칙신중(咳則身重) 골절번동(骨節煩疼)

습수는 폐에 습담이 있어 생기는 병이다. 기침할 때 몸이 무겁고, 골절에 열이 있으면서 통증이 있다.

울수(鬱嗽) 즉화수(卽火嗽) 심자건해무탐(甚者乾咳无痰) 내신수고학(乃腎水枯涸) 사화독염어폐(邪火獨炎於肺)

울수는 화수라고도 하는데 신장에 수기가 말라 화의 사기가 폐로 들어가 생기는 병이다. 심하면 담이 없는데도 밭은기침을 한다.

노수(勞嗽) 허로해수(虛勞咳嗽) 노수자(勞嗽者) 도한출(盜汗出) 겸담다(兼痰多) 작한열(作寒熱)

노수는 몸이 허한데 과로하다 생기는 병이다. 피로해서 기침을 하기도 하고, 담이 많아지면서 한열이 왕래한다.

식적수(食積嗽) 수인식적(嗽因食積) 생담해수(生痰咳嗽) 흉만희산(胸滿噫酸)

식적수는 담으로 인하여 생기는 병이다. 가슴이 답답하며 신트림을 한다.

기수(氣嗽) 칠기적상성해수(七氣積傷成咳嗽) 담연응결(痰涎凝結) 혹여패서(或如敗絮) 혹여매핵(或如梅核) 체색인후(滯塞咽喉) 각불출연(咯不出 嚥) 부하부인(不下婦人) 매다차증(每多此症)

기수는 7기에 상해서 생기는 병이다. 목에 담이 뭉친 것 같고, 헌 솜이 막힌 것 같고, 매실이 막힌 것 같고, 뱉어도 나오지 않고 삼켜도 넘어가지 않는다. 여자들에게 많이 나타나는 증세이다.

담수(痰嗽) 담출수지(痰出嗽止) 흉격다만(胸膈多滿) 개습담(蓋濕痰) 재위상어(在胃上於) 폐칙해수(肺則咳嗽) 필작담수자(必作痰嗽者) 수동변유(嗽動便有) 담성담출(痰聲痰出) 칙수지야(則嗽止也)

담수는 담이 막혀 생기는 병이다. 습담이 차 명치가 막힌 것 같은데 담이 위장보다 위에 있으면 반드시 기침을 한다. 담 때문에 하는 기침은 담 끓는 소리가 나는데 담이 나오면 기침도 멈춘다.

건수(乾嗽) 건해수자(乾咳嗽者) 무담유성시야(无痰有聲是也) 개차증(盖此症) 본어기삽(本於氣澁) 삽미자(澁微者) 연해십수성(連咳十數聲) 방유담출(方有痰出) 삽심자(澁甚者) 수해수시성무담출(雖咳數十聲无痰出)

건수는 마른기침 또는 밭은기침을 말한다. 담은 없고 기침만 하는데 기가 삽하면 생긴다. 담이 약할 때는 10번 정도 계속 기침을 하면 담이 나오나, 심하면 기침을 수십 번 해도 담이 나오지 않는다.

혈수(血嗽) 어혈해수자(瘀血咳嗽者) 후간유성취(喉間有聲臭) 혹토타혈어(或吐唾血瘀) 인타박손상이치차증(因打撲損傷而致此症)

혈수는 기침할 때 피를 토하는 병이다. 목구멍에서 비린내가 나거나 가래와 피를 함께 토하기도 하는데 타박상이 원인이다.

주수(酒嗽) 주성대열(酒性大熱) 곤상인음(困傷引飮) 냉여열(冷與熱) 응어위중(凝於胃中) 불산이성습고(不散而成濕故) 담작해수(痰作咳嗽)

주수는 열 성분이 많은 술 때문에 상했는데 냉한 것을 마시면 생기는 병이다. 위장에서 응고되어 흩어지지 않아 습해지면 담이 작용하여 기침을 하게 된다.

구수(久嗽) 적담(積痰) 구유폐완(久留肺脘) 점액여교(粘液如膠) 기불승강(氣不升降) 협습여주이작(挾濕與酒而作)

구수는 담이 오랫동안 폐완에 머물러 점액이 아교와 같아져 기가 소통하지 못하면 습과 더불어 주담이 작용하는 증세이다.

화수(火嗽) 유성담소(有聲痰少) 면적자시(面赤者是) 혹번갈인음(或煩渴引飮) 맥홍삭(脉洪數)
화수는 기침은 하나 담은 별로 없고, 얼굴이 붉어지고, 갈증으로 물을 많이 마시기도 한다. 맥은 홍맥이나 삭맥이 잡힌다.

야수(夜嗽) 야간해수(夜間咳嗽) 속음허(屬陰虛) 의강음분화(宜降陰分火)
야수는 밤에 하는 기침을 말한다. 음허증에 속하니 마땅히 음은 내려주고 화는 흩어지게 해야 한다.

천행수(天行嗽) 시령부지(時令不止) 인다감모(人多感冒) 해수(咳嗽)
천행수는 유행성기침으로 시도때도 없이 하는 것을 말한다.

4. 단방(單方)

① 인삼(人蔘)·오미자(五味子)·맥문동(麥門冬) : 치폐허자한(治肺虛自汗) 혹소기이천(或少氣而喘) 개성약(盖聖藥)
인삼·맥문동·오미자는 폐가 허하거나 식은땀이 나거나 기가 부족해서 숨이 찰 때 쓰는 성약이다.

② 인삼 : 주폐허(主肺虛) 기단기촉(氣短氣促) 해수천급(咳嗽喘急) 인삼고(人蔘膏) 독삼탕(獨蔘湯) 개유기효(皆有奇效) 치기허천(治氣虛喘) 인삼일촌(人蔘一寸) 호도이매거각(胡桃二枚去殼)

불거피(不去皮) 입강오편(入薑五片) 수전복(水煎服) 명인삼호도탕(名人蔘胡桃湯)

폐가 허할 때는 인삼이 좋다. 기가 약해서 숨이 가쁘거나 기침을 하면서 숨이 차면 인삼고와 독삼탕이 매우 좋다. 기한 허한 천식에는 인삼 1.5㎝, 겉껍질을 벗긴 호두 2개, 생강 5쪽에 물을 넣고 달여 먹는다. 이것을 인삼호두탕이라고 한다.

③ 오미자(五味子) : 주해수상기신열(主咳嗽上氣身熱) 오미(五味) 수폐기(收肺氣) 내화열(乃火熱) 필용지약(必用之藥)

상기되어 기침을 하면서 몸에 열이 있으면 폐의 기와 화열을 다스려야 하므로 반드시 오미자를 쓴다.

④ 생강(生薑) : 주해수상기(主咳嗽上氣) 생여건병치수(生與乾幷治嗽) 생강일승반일승반(生薑一升半) 사탕오냥동전(砂糖五兩同煎) 감반상복지(減半常服之) 구환해역(久患咳逆) 우즙반합(又汁半合) 밀일시전복(蜜一匙煎服)

생강은 상기되어 기침할 때 쓴다. 생이나 마른 생강은 모두 기침을 치료한다. 생강 1㎏에 설탕 200g을 넣고 반으로 줄 때까지 달여 상복하면 좋다. 오래된 딸꾹질에는 생강즙 500㎖에 꿀 1숟갈을 넣고 달여 먹는다.

⑤ 반하(半夏)* : 치담수상기(治痰嗽上氣) 급형한음냉(及形寒飮冷) 상폐어수(傷肺而嗽) 반하제생강(半夏製生薑) 각반냥(各半兩) 전복즉효(煎服卽效)

반하는 담이 끓거나 기침을 하거나 상기되거나 몸이 냉한데 찬 것을 마셔 폐가 상해서 기침을 할 때 쓴다. 손질한 반하와 생강을 20g씩 넣고 달여 먹으면 즉시 효과가 나타난다.

⑥ 인뇨(人尿) : 주해수폐위(主咳嗽肺痿) 우지노갈수(又止勞渴嗽) 취온뇨음지(取溫尿飮之) 동뇨우가(童尿尤佳)

사람의 오줌은 폐위로 인한 기침이나 노수와 갈증이 나면서 기침을 할 때 효과가 있다. 따뜻한 소변을 마시는데 어린아이 것이 더 좋다.

5. 기침을 다스리는 식품과 약재

① 기침에는 개미취, 곰취, 귤, 거북이 등껍질, 노루귀, 더덕, 도꼬마리, 도라지, 두더지, 띠 뿌리, 마, 마가목 씨, 마황(麻黃), 맥문동, 머위꽃, 메뚜기, 모과, 모려분, 밀고(蜜膏), 박쥐, 박하, 반하*, 백리향, 백부근, 범부채, 벚나무 껍질, 복숭아나무 잎·가지, 비단풀, 비파나무 잎, 뽕나무 잎·껍질, 삼지구엽초, 살구 씨, 생강, 생강나무, 선인장, 소루쟁이, 싸리나무 씨, 아욱 잎, 야관문(夜關門), 약모밀, 애기똥풀, 영지버섯, 오미자, 우엉, 원지, 원추리, 은행, 은행나무 잎, 잣, 조릿대 잎, 죽여, 지각(枳殼), 질경이, 쪽, 차조기 씨·잎, 참나리, 천문동, 표고버섯, 하눌타리 씨, 해바라기 줄기의 속, 호두, 황금(黃芩).

② 심한 기침에는 무, 오리 알.

③ 허손으로 인한 마른기침에는 도라지.

④ 숨이 차면서 기침을 많이 하면 범부채, 창포.

⑤ 피를 토하는 기침에는 개미취, 대합조개, 더덕, 맥문동, 머위꽃, 아교주, 연 뿌리, 자란, 짚신나물, 참나리, 천문동, 하눌타리.

⑥ 폐결핵으로 피를 토하며 기침을 하면 개미취, 말린 둥굴레 뿌리, 맥문동, 소루쟁이, 자란, 잣.

⑦ 백일해에는 곰취, 녹용, 돼지 쓸개즙, 메뚜기, 백부근, 엉겅퀴, 해바라깃대,

⑧ 밭은기침을 하거나 된담이 나오면 더덕, 땅콩, 말린 둥굴레 뿌리, 맥문동, 벌꿀, 붉나무 씨, 질경이 씨, 잣.

⑨ 심장질환으로 인한 기침에는 하늘타리.

⑩ 골수에 열이 나면서 기침을 하면 구기자나무 껍질, 현삼.

⑪ 역기로 인한 기침에는 나팔꽃 씨, 대극*, 완화*.

⑫ 담이 끓는 기침에는 개미취, 머위꽃, 원지.

⑬ 기침을 오래 하다 목소리를 잃으면 가리륵 열매.

⑭ 풍한으로 인한 기침에는 메꽃, 엉겅퀴.

⑮ 한담으로 인한 기침에는 개자, 등대풀*, 생강.

⑯ 수기와 폐가 허해서 생긴 기침에는 가리륵 열매, 개미취, 구기자, 대합조개, 더덕, 동충하초, 둥굴레, 마, 머위꽃, 백부근, 소루쟁이, 아교주, 영지버섯, 오매, 오미자, 오배자, 참나리, 천문동, 호두.

⑰ 열과 풍이 있는 기침에는 말린 둥굴레 뿌리, 비파나무 잎, 뽕나무 잎, 약모밀, 호황련.

⑱ 담과 열이 있는 기침에는 동과, 바디나물 뿌리, 죽여, 질경이 씨, 하늘타리.

⑲ 청열화담(淸熱化痰)에는 대나무 진액, 동과, 몽석, 미역, 바닷말, 바디나물 뿌리, 비파나무 잎, 소루쟁이, 오미자, 죽여, 천화(天花), 하늘타리, 해합분.

⑳ 담으로 인하여 기침을 하면 감수*, 개미취, 개자, 꼬막, 나팔꽃 씨, 다닥냉이 씨, 대극*, 대황(大黃), 더덕, 도라지, 동충하초, 돼지 쓸개즙, 등대풀*, 말린 생강, 말린 쥐엄나무의 열매, 메꽃, 무씨, 미역, 바닷말, 바디나물 뿌리, 반하*, 백부자, 범부채, 복령, 비파나무 잎, 산달래, 산사나무, 삼백초, 삽주 뿌리, 생강, 소루쟁이, 속수자, 수세미, 신곡(神曲), 안식향, 약쑥, 은행, 우엉, 웅담, 율무, 저령, 쥐엄나무 열매의 씨, 질경이 씨, 차조기 씨 · 잎, 천남성*, 천죽황, 초피나무 열매의 껍질, 택사, 탱자, 하눌타리, 향부자*, 호랑이 뼈, 호장근, 후박나무 껍질, 후추.

㉑ 폐의 열로 인한 기침에는 거북이 등껍질, 구기자나무 껍질, 대합조개, 더덕, 동과 씨, 돼지 쓸개즙, 등대풀*, 띠 뿌리, 맥문동, 부용화, 벌꿀, 범부채, 백미, 비파나무 잎, 뽕나무 껍질, 아욱 잎, 주먹선인장, 죽여, 쥐방울덩굴, 살구 씨, 석고, 석위, 선인장, 소루쟁이, 사람의 태반, 아교주, 약모밀, 영지버섯, 오미자, 은행나무 잎, 지렁이, 지모, 차조기 씨, 참나리, 천문동, 측백나무, 하눌타리, 호두, 호장근, 황금(黃芩).

㉒ 기침을 가라앉히려면 개미취, 다닥냉이 씨, 머위꽃, 백부근, 비파나무 잎, 뽕나무 껍질, 살구 씨, 은행, 쥐방울덩굴, 차조기 씨, 청목향.

6. 기침을 다스리는 민간요법

① 기침에는 **1** 더덕 4~10g에 물 500㎖를 넣고 물이 반으로 줄 때까지 달여 하루에 여러 번 나누어 마신다. **2** 말린 더덕을 빻아

1번에 4g씩 하루에 2~3번 따뜻한 물과 함께 먹는다. **3** 쪽 잎 ·목부용 잎 300g씩과 민들레 120g에 물 6 l 를 넣고 12시간 정도 끓이면 3분의 1 정도로 줄어든다. 1번에 20㎖씩 하루에 3번 따뜻하게 해서 공심복에 마신다. **4** 백선 뿌리의 껍질을 가루를 낸 후 밥풀에 잘 개어 환부에 붙인다. **5** 생원추리 뿌리로 즙을 내어 마신다. **6** 시호와 칡 뿌리 9g씩에 물 500㎖를 넣고 물이 반으로 줄 때까지 달여 하루에 2~3번 나누어 마신다. 열이 아주 높으면 황금(黃芩) 12g을 더 넣는다. **7** 가을보리 20g, 인동 12g, 생밤 껍질째 10개, 생강 7점을 넣고 달여 잠자기 전에 먹는다. **8** 잣 40g과 호두육 80g을 갈아 고약처럼 만든 후 꿀 20g을 끓여서 섞어 1번에 1순갈씩 물에 타서 식후에 먹는다. **9** 하눌타리 15g에 물 300㎖를 넣고 물이 반으로 줄 때까지 달여 하루에 여러 번 나누어 따뜻하게 해서 마신다. **10** 사프란을 땅 위로 나온 부분을 5개 정도 잘라 따뜻한 물 900㎖에 넣는다. 뚜껑을 닫고 5분 정도 우려 하루에 나누어 마신다. **11** 살구씨와 복숭아나무 20g씩을 볶아서 빻는다. 물에 갠 밀가루와 반죽한 다음 0.3g짜리 환약을 만들어 1번에 10개씩 먹는다. **12** 호두 10개, 은행 15개, 대추 7개, 생밤 속껍질째 7개, 생강 1쪽에 물을 넣고 끓여 꿀이나 설탕을 타서 마신다. **13** 맥문동 12g, 반하* 8g, 인삼 4g, 감초 2g, 멥쌀 200㎖, 대추 3개에 물 500㎖를 넣고 물이 반으로 줄 때까지 달여 하루에 3번 나누어 먹는다. 만일 가슴통증까지 있으면 반하*를 참기름에 볶아 빻은 다음 0.3g짜리 환약을 만들어 10~30개씩 생강탕과 함께 먹는다.

② 심한 기침에는 **1** 귤 껍질 160g과 감초 40g을 함께 볶은 다음

② 심한 기침에는 **1** 귤 껍질 160g과 감초 40g을 함께 볶은 다음 빻아 하루에 8번씩 따뜻한 물과 함께 먹는다. **2** 껍질을 벗기고 씨의 끝을 떼어낸 후 찐 은행 120개, 쪄서 말린 메주콩 100개, 씨를 빼고 말린 대추 40개를 함께 찧어 걸쭉하게 반죽한 다음 살구 씨만하게 환약을 만들어 1번에 1개씩 하루에 7~8번 먹는다.

③ 오랫동안 기침이 낫지 않으면 **1** 달걀의 흰껍질인 봉황의와 개미취와 마황(麻黃)을 함께 넣고 달여 먹는다. **2** 도라지 생즙에 꿀 몇 숟갈을 넣어 하루에 3번 200㎖씩 먹는다. **3** 살구 씨를 껍질과 끝은 버리고 볶은 다음 빻아 1번에 4g씩 꿀을 섞어 따뜻한 물과 함께 먹는다. **4** 꼭지를 제거한 개미취와 머위꽃 40g씩, 백부근 20g을 빻아 1번에 12g씩 생강 3쪽과 오매 1개를 넣고 달여 식후와 취침 전에 1번씩 먹는다. **5** 묵은 닭의 내장을 제거한 후 검은엿과 배즙을 넣고 고아 먹는다.

④ 냉으로 인한 기침에는 묵은 닭의 내장을 제거한 후 검은엿과 배즙을 넣고 고아 먹는다.

⑤ 담으로 인하여 오랫동안 기침할 때는 생강차에 오미자 기름 1 숟갈씩을 타서 매일 먹는다. 오미자고(五味子膏)를 만드는 방법은 **1** 살이 많고 두툼한 오미자 600g 준비한다. **2** 체에 넣어 쪄서 거른 다음 흰꿀 1 l 를 섞는다. **3** 큰 항아리에 넣은 다음 솥에 넣고 물을 항아리가 반 정도 차게 붓는다. **4** 24시간 동안 끓이면 완성된다.

⑥ 감기로 인한 기침에는 차조기 잎 8g과 살구 씨 4g을 넣고 달여 먹는다.

⑦ 밭은기침에는 당귀 20g, 백작약 16g을 넣고 달여 먹는다.

⑧ 기침을 진정시키려면 파의 흰줄기를 잘게 썰어 물을 약간 넣고 끓인다. 진득진득해지면 꿀을 섞어 저은 다음 국물만 하루에 2번 큰 숟갈로 1번씩 먹는다.

⑨ 기침과 가래가 모두 심하면 **1** 미나리 뿌리 1단과 귤 껍질 20g에 물 500㎖를 넣고 반으로 줄 때까지 달인 다음 즙만 걸러 하루에 여러 번 나누어 마신다. **2** 나팔꽃 씨 30g과 생강즙으로 법제한 후박나무 껍질 15g을 빻아 2g씩 생강과 대추를 달인 물과 함께 먹는다.

⑩ 기침과 부종을 겸하면 볶아서 빻은 살구 씨 40g을 쌀과 함께 불린 다음 죽을 쑤어 먹는다.

⑪ 무리한 성생활이나 감기로 인하여 기침이 오랫동안 낫지 않으면 하눌타리 1개를 중간을 잘라 속에 있는 씨를 세어 그 숫자만큼 살구 씨를 넣고 자른 부분을 봉합한다. 옛날 한지에 물을 적셔 여러 번 싼 후 좋은 진흙에 솜을 섞어 다시 터지지 않게 싸서 불에 넣어 태운다. 연기가 끝나기 전에 불을 끄고 불에 탄 흙과 종이는 버리고 하눌타리를 그대로 빻는다. 다시 생소루쟁이를 하눌타리 씨의 숫자만큼 갈아 빻은 다음 하눌타리 가루와 섞는다. 이것을 그릇에 담아 다시 큰 그 릇에 넣은 후 약을 담은 그릇에 들어가지 않을 정도로 물을 붓는다. 매일 흑설탕 8g을 타서 공심복에 먹는다. 이 약보다 더 좋은 것은 없을 뿐 아니라 다시는 재발하지 않는다.

⑫ 노인이 기가 허해서 기침을 하면 호두 10개, 은행 15개, 생밤 7

개, 생강 1개를 잘게 썰어 달인 다음 탕액만 걸러 꿀이나 설탕을 타서 먹는다. 은행 대신 후추 9개를 넣어도 된다.

2. 천 식

천식은 숨을 가쁘게 쉬는 것을 말한다. 한숨을 자주 쉬거나 숨을 몰아 쉬거나 가슴과 목이 답답하여 호흡이 곤란하다. 심하면 숨이 차서 말이나 행동이 어렵고, 어깨까지 들먹이며 숨을 쉬기도 한다.

1. 천식의 원인

① 감기에 걸리거나 몸이 냉하거나 열병 등을 앓으면 발생할 수 있다.

② 신경을 많이 쓰거나 속이 많이 상하면 발생할 수 있다.

③ 영양실조에 걸리거나 과로하거나 출혈을 많이 하거나 기를 너무 소모하면 발생할 수 있다.

④ 과식을 하거나 가슴에 무언가 뭉쳐 있거나 울분을 참지 못하면 발생할 수 있다.

2. 천식의 한열허실기(寒熱虛實氣)

천식은 한증(寒症)·열증(熱症)·허증(虛症)·실증(實症)·기증(氣症)으로 인하여 생긴다.

① 한증(寒症) : 가슴이 답답하고, 가래나 담이 차고, 가쁜 숨을 몰

아쉰다.

② 열증(熱症) : 입 안이 마르면서 쓴맛이 나고, 얼굴로 열이 올라 오면서 목이 쉬고, 숨이 고르지 않으면서 가쁜 숨을 쉰다.

③ 허증(虛症) : 숨이 차다.

④ 실증(實症) · 기증(氣症) : 숨이 가쁘다.

3. 천식을 다스리는 방법

증상에 맞게 식품이나 약재를 활용하면 큰 도움이 될 것이다.

4. 천식에 대한 의서의 내용

천급자(喘急者) 기인화울이성(氣因火鬱而成) 조담재폐위(稠痰在肺胃) 기증유팔(其症有八)

천식이 심한 것은 기에 화가 많기 때문이다. 조담이 폐와 위에 있는데 증세는 8가지로 나눌 수 있다.

풍한천(風寒喘) 심상감모(尋常感冒) 풍한내울(風寒內鬱) 폐창역이위천(肺脹逆而爲喘)

풍한천은 항상 감기 기운이 있는 것을 말한다. 풍한 때문에 속이 답답하면서 폐가 창궐하여 숨이 찬다.

담천(痰喘) 범천(凡喘) 갱유담성(更有痰聲) 폐실폐열(肺實肺熱) 필유옹성흉만(必有壅盛胸滿)

담천은 담으로 인하여 천식이 되는 것을 말한다. 모든 천식은 담

끓는 소리를 내는데 폐가 실하거나 열이 있으면 반드시 가슴이 답답하면서 막힌다.

기천(氣喘) 칠정소상(七情所傷) 기급이무성향(氣急而无聲響) 천자상기급촉(喘者上氣急促) 불능식지위야(不能息之謂也) 기허기단이천자(氣虛氣短而喘者) 불가용고한지약야(不可用苦寒之藥也)

기천은 칠정이 상해서 천식이 된 것으로 호흡이 곤란해도 소리를 내지는 않는다. 숨이 차는 것은 상기가 촉박하여 숨을 조절하지 못하기 때문이다. 기가 허하고 짧아 숨이 차면 쓰거나 찬 성분의 약을 쓰면 안 된다.

화천(火喘) 수태음지맥(手太陰之脉) 시동칙폐창만이천해(是動則肺脹滿而喘咳) 소생병자(所生病者) 해수상기(咳嗽上氣) 천갈(喘喝) 번심흉만(煩心胸滿) 시개충맥지화(是皆衝脈之火) 행어흉중이작야(行於胸中而作也)

화천은 수태음 폐경의 맥이 동하여 폐가 창만하고 숨이 차면서 기침을 하는 천식을 말한다. 기침을 하거나 상기되거나 숨이 가쁘거나 목이 쉬거나 가슴이 답답하다. 이것은 모두 충맥에서 나는 화가 가슴으로 들어가 발작하는 것이다. 충맥은 기경의 하나인데 아랫배의 포에서 시작해서 허리 안쪽으로 올라가고, 족소음 신경과 함께 복부를 따라 올라가 목구멍에서 모였다가 다시 갈라져 입술로 순행하는 경락을 말한다.

수천(水喘) 수기자(水氣者) 녹녹유성(漉漉有聲) 정충천식(怔忡喘息)

수천은 체내에서 정체된 습기 때문에 물을 거르는 소리가 나고, 가슴이 두근거리면서 숨이 가쁜 천식을 말한다.

구천(久喘) 구병기단(久病氣短) 불능접속(不能接續) 사천비천자(似喘非喘者)

구천은 오래된 병으로 기운이 없어 천식이 되지 못하는 병이다. 즉 천식 같으면서도 천식이 아니다.

위허천(胃虛喘) 위허극칙기상역(胃虛極則氣上逆) 대견힐두(擡肩擷肚) 천이불휴(喘而不休)

위허천은 위장이 허해져 천식이 된 것을 말한다. 위장이 매우 허하면 기가 위로 올라가 중완과 어깨를 들먹일 정도로 숨이 찬다.

음허천(陰虛喘) 혈허칙양무소의부이상분(血虛則陽无所依附而上奔)

음허천은 혈액이 허해져 양이 의지할 곳이 없어 위로 올라가 병이 되는 것을 말한다.

제상발해수(諸傷發咳嗽) 범인야행칙천출어신(凡人夜行則喘出於腎) 음기병폐유소타공천출어간(陰氣病肺有所墮恐喘出於肝) 음기해비유소경공(淫氣害脾有所驚恐) 천출어폐(喘出於肺) 음기상심(淫氣傷心) 도수질부(渡水跌仆) 천출어신여골(喘出於腎與骨) 당시지시(當是之時) 용자(勇者) 기행칙기(氣行則已) 겁자(怯者) 처이위병야

(箸而爲病也)

여러 가지 상한증이 해수를 일으키는 경우. 밤에 활동하면 숨이 차는 것은 신장에서 나오는 병이고, 음기가 폐에서 병들면 추락할 것 같으면서 두렵고 숨이 가쁜데 이것은 간에서 나오는 병이고, 음기가 비장을 해하면 놀래고 두려워하면서 숨이 차는데 이것은 폐에서 나오는 병이고, 음의 사기가 심장을 상하면 물을 건너다 넘어지는 것 같으면서 숨이 차는데 이것은 신장과 골수에서 나오는 병이다. 이 때 기를 운행시키면 되나 그렇지 않으면 병이 된다.

효천(哮喘) 효이성향언(哮以聲響言) 천이기식언(喘以氣息言) 치효전주호담(治哮專主乎痰) 의토법토약중(宜吐法吐藥中) 다용초불가용양약(多用醋不可用凉藥) 필대표산차한포열야(必帶表散此寒包熱也) 효후우냉칙발자유이증(哮吼遇冷則發者有二症) 일자속중외개한(一者屬中外皆寒) 의온폐지제(宜溫肺之劑) 이자속한포열(二者屬寒包熱) 의발표지제(宜發表之劑)

효는 성향을 말하고, 천은 숨이 차는 것을 말한다. 효천은 반드시 담을 위주로 치료해야 한다. 토법이 마땅한데 토하게 하는 약은 식초를 많이 사용하나 시원한 성분의 약은 쓰지 않는다. 반드시 밖으로 풀어야 하는데 이것은 한이 열을 싸고 있기 때문이다. 효천이 찬 기운을 만나면 2가지 증세가 나타난다. 하나는 안팎이 모두 냉하니 폐를 따뜻하게 해주는 약이 마땅하고, 또 하나는 한증이 열을 싸고 있으니 밖으로 발산시키는 약이 마땅하다.

해역이치난치증(咳逆易治難治症) 홰성빈밀상연자위실가치(噦聲頻密相連者爲實可治) 약반시홰일성자위허(若半時噦一聲者爲虛) 난치다사(難治多死) 재조석(在朝夕)

딸꾹질의 난치와 이치. 얼굴을 찌푸리며 계속 딸꾹질을 하는 것은 실증이니 치료할 수 있다. 그러나 반 시간에 한 번 정도로 하면 허증이니 아침이나 저녁에 죽는다.

취체법(取嚔法) 일인환상한장유(一人患傷寒將愈) 홀환해역(忽患咳逆) 백약무효(百藥無效) 수용조각말취비(隧用皁角末吹鼻) 득체이지(得嚔而止) 우취우흘(又吹又吃) 우지범백여차(又止凡百餘次) 자시점소이삼일이지(自是漸踈二三日而止) 차합령추경(次合灵樞經) 단자비체지법동(單刺鼻嚔之法同)

딸꾹질과 재채기를 치료하는 법. 한 환자가 감기가 나으려고 하는데 갑자기 딸꾹질이 생겼다. 모든 약이 효과가 없었으나 조각자 가루를 코에 불어넣으니 재채기를 하며 그쳤다. 조금 지난 뒤에 다시 딸꾹질을 하길래 다시 조각자 가루를 코에 불어넣었다. 이렇게 백 번 정도를 반복했더니 점점 나아져 2~3일 후에는 그쳤다. 이것은 영구경의 코를 자극해서 재채기를 시키는 것과 같은 방법이다.

해수해역불치증(咳嗽咳逆不治症) 해이리수(咳而羸瘦) 맥견(脈堅) 대자사(大者死) 해이탈형발열(咳而脫形發熱) 맥소견급자사(脈小堅急者死) 범해천지폐창(凡咳喘至肺脹) 유인창실음자필사(有咽瘡失音者必死)

기침과 딸꾹질의 불치증. 기침을 하면서 마르고 맥은 견 대자는 죽고, 기침을 하면서 마르고 열이 나며 맥이 견 삭맥 자는 죽고, 모든 기침이 폐창증이 되어 목에 종기가 나면서 목소리가 나지 않는 자는 반드시 죽는다.

금기법(禁忌法) 범화수(凡火嗽) 기용인삼반하(忌用人蔘半夏) 진피등조약(陳皮等燥藥) 기수(氣嗽) 기용앵속각(忌用罌粟殼) 육두구등삽약(肉荳蔻等澁藥) 범해수(凡咳嗽) 구건인조유담자(口乾咽燥有痰者) 불기용남성(不可用南星) 반하의과루인패모(半夏宜瓜蔞仁貝母) 약음수자(若飮水者) 우불의과루(又不宜瓜蔞) 공니격불송쾌이(恐泥膈不鬆快耳)

금기법. 화로 인하여 기침을 할 때는 인삼·반하·진피 등과 같이 열이 있는 약을 쓰면 안 되고, 기로 인하여 기침을 할 때는 앵속각이나 육두구처럼 삽한 약을 쓰면 안 되고, 해수증으로 인하여 입과 목이 마르면서 담이 있을 때는 남성·반하·패모를 쓰면 안 되고, 물을 많이 먹는 증세에는 과루인을 쓰면 안 된다. 두려움으로 흉격이 막힐 수 있기 때문이다.

5. 단방(單方)

① 호도(胡桃) : 치담천능윤폐(治痰喘能潤肺) 취호도삼매(取胡桃三枚) 거각불거피여생강삼편(去殼不去皮與生薑三片) 임와세작이(臨臥細嚼以) 온탕합하(溫湯呷下)

호두는 담으로 인한 천식에 쓴다. 잠들기 전에 겉껍질을 벗긴 호두 3개와 생강 3쪽을 잘게 씹어 따뜻한 물과 함께 먹는다.

6. 천식을 다스리는 식품과 약재

① 각종 천식에는 개미취, 곰취, 귤, 노루귀, 더덕, 도꼬마리, 도라지, 두더지, 띠 뿌리, 마, 마가목 씨, 마황(麻黃), 맥문동, 머위꽃, 메뚜기, 모려분, 밀고(蜜膏), 박하, 반하*, 백리향, 범부채, 벚나무 껍질, 복숭아나무 잎 · 가지, 비단풀, 비파나무 잎, 뽕나무 잎 · 껍질, 삼지구엽초, 살구 씨, 생강, 생강나무, 선인장, 소루쟁이, 싸리나무 씨, 아욱 잎, 야관문(夜關門), 약모밀, 애기똥풀, 영지버섯, 오미자, 우엉, 원지, 원추리, 은행, 은행나무 잎, 잣, 조릿대 잎, 죽여, 지각(枳殼), 질경이, 쪽, 차조기 씨 · 잎, 천문동, 표고버섯, 하눌타리 씨, 해바라기 줄기의 속, 호두, 황금(黃芩).

② 기침을 오래 치료하지 않아 천식이 되면 익지.

③ 담으로 인하여 천식이 되면 감수*, 개미취, 개자, 꼬막, 나팔꽃 씨, 다닥냉이 씨, 대극*, 대황(大黃), 더덕, 도라지, 동충하초, 돼지 쓸개즙, 등대풀*, 말린 생강, 말린 쥐엄나무의 열매, 메꽃, 무씨, 미역, 바닷말, 바디나물 뿌리, 반하*, 백부자, 범부채, 복령, 비파나무 잎, 산달래, 산사나무, 삼백초, 삽주 뿌리, 생강, 소루쟁이, 속수자, 수세미, 신곡(神曲), 안식향, 약쑥, 은행, 우엉, 웅담, 율무, 저령, 쥐엄나무 열매의 씨, 질경이 씨, 차조기 씨 · 잎, 천남성*, 천죽황, 초피나무 열매의 껍질, 택사, 탱자, 하눌타리, 향부자*, 호랑이 뼈, 호장근, 후박나무 껍질, 후추.

④ 폐의 열로 인한 천식에는 거북이 등껍질, 구기자나무 껍질, 대합

조개, 더덕, 동과 씨, 돼지 쓸개즙, 등대풀*, 띠 뿌리, 맥문동, 부용화, 벌꿀, 범부채, 백미, 비파나무 잎, 뽕나무 껍질, 아욱 잎, 주먹선인장, 죽여, 쥐방울덩굴, 살구 씨, 석고, 석위, 선인장, 소루쟁이, 사람의 태반, 아교주, 약모밀, 영지버섯, 오미자, 은행나무 잎, 지렁이, 지모, 차조기 씨, 참나리, 천문동, 측백나무, 하눌타리, 호두, 호장근, 황금(黃芩).

⑤ 천식을 가라앉히려면 개미취, 다닥냉이 씨, 머위꽃, 백부근, 비파나무 잎, 뽕나무 껍질, 살구 씨, 은행, 쥐방울덩굴, 차조기 씨, 청목향.

⑥ 담이 끓는 천식에는 차조기 씨, 함초(鹹草).

⑦ 기관지 천식에는 개미취, 마황(麻黃), 머위꽃, 은행나무 잎, 지렁이.

⑧ 몸이 붓는 천식에는 동과.

⑨ 기가 부족해서 생긴 천식에는 대합조개, 인삼, 해마.

⑩ 상기와 역기로 인한 천식에는 비파나무 잎, 살구 씨, 침향.

⑪ 신장이 허해서 생긴 천식에는 파고지, 해마, 호두.

⑫ 휘파람 소리를 내는 천식에는 대합조개, 부처손, 차조기 잎.

7. 천식 · 딸꾹질을 다스리는 민간요법

① 천식에는 **1** 하눌타리 15g에 물 300㎖를 넣고 물이 반으로 줄 때까지 달여 하루에 여러 번 나누어 따뜻하게 해서 마신다. **2** 사프란을 땅 위로 나온 부분을 5개 정도 잘라 따뜻한 물 900㎖에 넣은 다음 뚜껑을 닫고 5분 정도 우려 하루에 나누어 마신다. **3** 살구 씨와 복숭아나무 20g씩을 볶아 빻은 다음 물에 갠

밀가루와 반죽해서 0.3g짜리 환약을 만들어 1번에 10개씩 먹는다. **4** 호두 10개, 은행 15개, 대추 7개, 생밤 속껍질째 7개, 생강 1쪽에 물을 넣고 끓여 꿀이나 설탕을 타서 마신다. **5** 맥문동 12g, 반하* 8g, 인삼 4g, 감초 2g, 멥쌀 200㎖, 대추 3개에 물 500㎖를 넣고 물이 반으로 줄 때까지 달여 하루에 3번 나누어 먹는다. 만일 가슴통증까지 있으면 반하*를 참기름에 볶은 다음 빻아 0.3g짜리 환약을 만들어 10~30개씩 생강탕과 함께 먹는다.

② 누렇고 끈끈한 가래가 나오는 천식에는 반하* 19g, 깽깽이풀 9g, 큰 하눌타리 4분의 1에 물 700㎖를 넣고 3분의 2로 줄 때까지 달여 하루에 3번 따뜻하게 해서 설사할 때까지 마신다.

③ 가래가 많이 나오는 천식에는 약쑥을 익혀 환약을 7개 만든다. 환약 속에 은행 1개씩을 넣고 한지에 싸서 불에 굽는다. 향내가 나면 꺼내 은행만 먹는다.

④ 무리한 성생활이나 감기로 인하여 천식이 오래 낫지 않으면 하눌타리 1개를 중간을 잘라 속에 있는 씨를 세어 그 숫자만큼 살구 씨를 넣고 자른 부분을 봉합한다. 옛날 한지에 물을 적셔 여러 번 싼 후 좋은 진흙에 솜을 섞어 다시 터지지 않게 싸서 불에 넣어 태운다. 연기가 끝나기 전에 불을 끄고 불에 탄 흙과 종이는 버리고 하눌타리를 그대로 빻는다. 다시 생소루쟁이를 하눌타리 씨의 숫자만큼 갈아 빻은 다음 하눌타리 가루와 섞는다. 이것을 그릇에 담아 다시 큰 그 릇에 넣은 후 약을 담은 그릇에 들지 않을 정도로 물을 붓는다. 매일 흑설탕 8g을 타서 공심복에 먹는다. 이 처방보다 더 좋은 것은 없을 뿐 아니라 다시

는 재발하지 않는다.

⑤ 딸꾹질에는 **1** 그릇에 냉수를 떠놓고 그 위에 젓가락을 열십자로 놓은 다음 네 귀로 돌아가면서 천천히 마신다. **2** 코로 냉수를 마신다. **3** 감 꼭지와 소나무 잎을 넣고 달여 먹는다. **4** 귤껍질과 죽여 8g씩에 물 300㎖를 넣고 물이 반으로 줄 때까지 달인 다음 따뜻하게 해서 1번에 마신다.

3. 담(痰)

가래를 담이라고 말하는 경우도 있으나, 가래는 묽은 액을 말하는데 몸이 냉하고 기가 부족하면 습이 생기면서 발생하고, 담은 몸에 수분이 마르면서 묽은 액이 말라 발생하는 것이다. 이러한 끈끈한 액체가 체내에서 돌아다니다 여기저기에서 막히면 통증이 발생하는 것이다.

1. 담의 한열허실기(寒熱虛實氣)

담은 한증(寒症)·열증(熱症)·실증(實症)·기증(氣症)으로 인하여 발생한다.

① 한증(寒症) : 묽은 가래가 나온다.

② 열증(熱症) : 끈적거리는 가래가 나온다.

③ 실증(實症) : 근육 여기저기에 달걀 같은 것들이 생겨 뭉치는 경우가 있다.

④ 기증(氣症) : 가슴이나 등 같은 곳에 무언가가 걸린 것 같으면서 숨을 쉬기 어려운 경우가 있다.

2. 담을 다스리는 방법

① 한증(寒症) : 잔중(膻中)・등뼈・배꼽・단전・하복부에 뜸을 한다.

② 열증(熱症) : 열을 내리는 약재나 식품을 활용한다.

③ 실증(實症) : 통증 부위에서 사혈을 한다.

④ 기실증(氣實症) : 잔중(膻中)과 통증 부위에 사혈을 하고, 체질에 맞게 기를 소통시키는 식품이나 약재를 활용한다.

⑤ 필자가 개발한 약떡을 중완(中脘)・배꼽・단전・백회(百會)나 통증 부위에 놓고 뜸을 하면 큰 효과를 볼 수 있고, 원심수기요법(圓心手奇療法)을 활용해도 큰 효과를 볼 수 있다.

3. 담에 대한 의서의 내용

담병유구(痰病有九) 유풍담(有風痰) 한담(寒痰) 습담(濕痰) 열담(熱痰) 울담(鬱痰) 기담(氣痰) 식담(食痰) 주담(酒痰) 경담(驚痰) 고방(古方) 위지음(謂之飮) 금인위지담(今人謂之痰) 기실일야(其實一也)

담은 풍담・한담・습담・열담・울담・기담・식담・주담・경담 등 9가지로 나눌 수 있다. 옛 처방에는 음이라 하고, 현대인들은 담이라 하는데 같은 것이다.

풍담(風痰) 다탄탄기증(多癱瘓奇症) 두풍현운(頭風眩暈) 암풍민난(暗風悶亂) 혹휵닉순동(或搐搦瞤動)

풍담은 중풍처럼 괴이한 증세가 많이 나타난다. 머리가 아프거나 어지럽거나 답답하거나 눈이 어둡거나 근육이 억눌린 것 같으면서 쥐가 난다.

한담(寒痰) 즉냉담(卽冷痰) 골비사지불거(骨痺四肢不擧) 기자통(氣刺痛) 무번열결냉(无煩熱結冷)

한담은 냉담이라고도 한다. 뼈에 풍한습이 있어 뼈가 마비되고, 몸이 무거워 손발을 움직이기 어렵고, 찌르는 것 같은 통증이 있고, 몸이 냉하나 번열은 없다.

습담(濕痰) 신중이연(身重而軟) 권태곤약(倦怠困弱) 의산정환치지(宜山精丸治之)

습담은 몸이 무겁고 근육에 탄력이 없으면서 피곤하다.

열담(熱痰) 즉화담(卽火痰) 다번열조결(多煩熱燥結) 두면홍열(頭面烘熱) 전광정충(癲狂怔忡)

열담은 화담이라고도 한다. 가슴이 답답하면서 열이 많고, 얼굴과 머리에 횃불처럼 열이 나고, 광증과 정충증이 따른다.

울담(鬱痰) 여노담조담(與老痰燥痰) 동즉화담(同卽火痰) 울어심폐지간(鬱於心肺之間) 구칙응체흉격(久則凝滯胸膈) 조점난각(稠黏

難咯) 다모초(多毛焦) 면색백(面色白) 여고골해수천촉(如枯骨咳嗽喘促)

울담은 오래된 담과 조담을 말하는데 화로 인하여 발생한다. 오랫동안 심장과 폐가 답답한데 가슴에 담이 뭉쳐 끈끈해지기 때문에 뱉어지지 않는다. 털이 마르면서 얼굴색이 창백하고, 기침을 하면서 숨이 차고 야윈다.

기담(氣痰) 칠정울결(七情鬱結) 담체인후(痰滯咽喉) 행여패서(形如敗絮) 혹여매핵(或如梅核) 각불출(咯不出) 연불하(嚥不下) 흉격비민(胸膈痞悶)

기담은 칠정이 맺혀 생기는 담이다. 목에 헌 솜이나 매실이 걸린 것 같으나 뱉어도 나오지 않고 삼키려고 해도 넘어가지 않는다. 가슴이 더부룩하며 울렁거린다.

식담(食痰) 즉식적(卽食積) 담인음식불소(痰因飮食不消) 혹협어혈(或挾瘀血) 수성벽괴(遂成癖塊)

식담은 식적을 말한다. 담으로 인하여 소화가 안 되고, 뱃속에 어혈이 생겨 적을 이룬다.

주담(酒痰) 인음주불소(因飮酒不消) 혹주후다음(或酒後多飮) 차수단득주(茶水但得酒) 차일우토(次日又吐) 음식불미(飮食不美) 구토산수(嘔吐酸水)

주담은 술을 소화시키지 못하여 생기는 담이다. 술 마신 후에 차를 많이 마시면 생긴다. 술을 마시면 다음날 토하면서 신물이 넘어오고 식욕이 없다.

경담(驚痰) 인경담결성괴(因驚痰結成塊) 재흉복(在胸腹) 발칙도동(發則跳動) 동불가인(疼不可忍) 혹성전간(或成癲癎) 부인다유차증(婦人多有此症)

경담은 크게 놀랜 후 생기는 담이다. 가슴과 배에서 가래가 발딱발딱 뛰면서 참을 수 없는 통증이 따른다. 심하면 간질병이 되기도 하는데 여자들에게 많이 나타난다.

담병(痰病) 유사사승(有似邪祟) 혈기자(血氣者) 인지신야(人之神也) 신기허핍(神氣虛乏) 사인이입리(邪因而入理) 혹유지(或有之) 약부혈기양허(若夫血氣兩虛) 담객중초(痰客中焦) 방애승강(妨碍昇降) 부득운용(不得運用) 이치십이궁(以致十二宮) 각실기직(各失其職) 시청언동(視聽言動) 개유허망(皆有虛妄) 이사치지(以邪治之) 기인필사(其人必死)

담은 사숭과 유사하다. 정신인 혈기가 허약하면 간혹 사기가 체내로 들어간다. 만약 기와 혈이 허하면 담이 중초에서 활동을 방해하며 막는다. 사기가 십이궁에 이르면 각 궁은 보고 듣고 말하고 행동하는 기능을 잃어 허망한 일이 있는데 사숭으로 잘못 알고 치료하면 반드시 죽는다. 기혈이 부족한 것이 원인이니 기혈을 보하면서 담을 치료해야 한다.

담궐(痰厥) 인내허수한담(因內虛受寒痰) 기조색(氣阻塞) 수족궐냉(手足厥冷) 마비운도(痲痹暈倒)

담궐은 속이 허해서 냉담이 침입하여 생기는 병이다. 기가 심하게 막히고, 손발이 냉하면서 마비되고, 어지러워 쓰러진다.

담괴(痰塊) 인신상중하(人身上中下) 유괴여종독(有塊如腫毒) 다재피리막외(多在皮裡膜外) 인습담유주작해하산(因濕痰流注作核下散)

담괴는 상초·중초·하초에 뭉친 담의 독소가 종기를 일으켜 생기는 병이다. 피부 안이나 밖에 있는데 습담이 원인이고, 돌아다니면서 핵을 만드니 풀어주어야 한다.

희타담(喜唾痰) 비허불능극제신수(脾虛不能克制腎水) 다토담타이불해(多吐痰唾而不咳)

희타담은 침을 택택 뱉는 담이다. 비장이 허하면 신장의 수기를 억제하지 못하여 가래를 많이 뱉는데 기침은 하지 않는다.

오음(五飮) 일왈유음(一曰留飮) 이왈벽음(二曰癖飮) 삼왈담음(三曰痰飮) 사왈일음(四曰溢飮) 오왈유음(五曰有飮)

오음. 첫째, 마신 물이 가슴이나 위에 머무르는 증이다. 둘째, 마신 물이 한쪽 옆구리에 머물러 요동치며 물소리가 나는 증이다. 셋째, 마신 물이 위나 장에 머물러 소리가 나며 붓거나 마르는 증이다. 넷째, 마신 물이 사지로 들어가 사지가 붓는 증이다. 다섯째, 마신 물이 옆구리에 머물러 요동치며 소리를 내고 기침하는 증이다.

4. 단방(單方)

① 백반(白礬) : 토거흉중담음(吐去胸中痰飮) 취일냥(取一兩) 수이승(水二升) 전취일승(煎取一升) 입밀반합(入蜜半合) 복과루인(服瓜蔞仁) 치열담(治熱痰) 주담(酒痰) 노담(老痰) 작환(作丸) 혹전복개가(或煎服皆佳)

가슴에 담이 있으면 백반 40g에 물 4 l 를 넣고 물이 반으로 줄 때까지 달인 다음 꿀 500㎖를 넣고 하늘타리 씨와 함께 먹는다. 열담·주담·오래된 담·된담에는 백반을 달이거나 환약을 지어 먹는다.

② 지실(枳實) : 치제흉협담벽(治除胸脇痰癖) 수전복작환복지(水煎服作丸服之)

가슴에 담이 뭉치면 탱자를 달이거나 환약을 지어 먹는다.

③ 청몽석(靑礞石) : 치식적담(治食積痰) 동망초화하(同芒硝火煆) 작환복(作丸服) 말복역가(末服亦可)

식적으로 인한 담에는 청몽석을 망초와 함께 불에 달구어 환약이나 가루로 만들어 먹는다.

④ 합분(蛤紛) : 능추담(能墜痰) 연견즉고제(軟堅卽固濟) 화하해합분야(火煆海蛤紛也) 말복환복병가(末伏丸服幷佳)

합분은 조개껍질을 불에 달군 것인데 담을 몰아내고 연한 증을 굳게 한다.

5. 담을 다스리는 식품과 약재

① 담에는 감초, 갓, 개미취, 개사철쑥, 고수, 고추, 골풀, 귤, 까마중,

꼭두서니 뿌리, 꽈리나무, 꿀풀, 나팔꽃 씨, 노루귀, 다닥냉이 씨, 더덕, 도라지, 동과, 동충하초, 독활, 마가목, 맥문동, 머위꽃, 메꽃, 멧돼지 쓸개, 목향, 무, 반하*, 복숭아나무, 비파나무 잎, 뽕나무 잎, 살구 씨, 생강, 성게, 약모밀, 약쑥, 오미자, 용담초, 우엉, 울금, 웅담, 원지, 은행, 인진쑥, 죽순, 죽여, 쥐방울덩굴, 지각(枳殼), 질경이, 쪽, 차조기 씨·잎, 참가시나무, 참나리, 참외, 천남성*, 청피(青皮), 취, 측백나무 잎, 탱자, 토마토, 파, 하늘타리 씨.

② 담음적(痰飮積)에는 감수*, 꼬막, 대극*, 대황(大黃), 더덕, 돼지 쓸개즙, 메꽃, 미역, 바닷말, 복령, 산사나무, 삼백초, 삽주 뿌리, 소루쟁이, 속수자, 신곡(神曲), 안식향, 약쑥, 웅담, 율무, 저령, 쥐엄나무 열매의 씨, 차조기 씨·잎, 천축황, 택사, 향부자*, 호랑이 뼈, 후박나무 껍질, 후추.

③ 담을 제거하려면 감초, 개미취, 곰취, 귤, 나팔꽃 씨, 노루귀, 더덕, 도라지, 독활, 동과, 동충하초, 두루미냉이, 등대풀*, 마가목 씨, 맥문동, 머위꽃, 목향, 무 씨, 민들레, 반하*, 백개자, 백부자, 붉나무 씨·잎, 살구 씨, 수세미, 생강, 오미자, 우엉, 원지, 은행, 은행나무 잎, 죽여, 쥐방울덩굴, 지각(枳殼), 질경이 씨, 천남성*, 창포, 투구꽃*, 측백나무 잎, 탱자, 하늘타리, 하늘타리 씨, 할미꽃*.

④ 풍담(風痰)에는 고량강, 백부자, 천남성*.

⑤ 담이 굳어 응어리가 되면 모려분, 반하*, 백부자, 오미자, 쥐엄나무 열매의 씨.

⑥ 조밀(稠密)에는 대나무 진액, 지모.

⑦ 온폐화담(溫肺化痰)에는 개자, 말린 생강.

⑧ 청폐화담(淸肺化痰)에는 돼지 쓸개즙.

⑨ 조습화담개규(燥濕化痰開竅)에는 반하*, 백부자, 우황, 천남성*.

⑩ 담습유주(痰濕遊走)에는 개자.

⑪ 화담울결(火痰鬱結)에는 귤 껍질, 대나무 진액, 범부채, 소루쟁이, 우황, 청피(靑皮).

⑫ 기가 통하지 않아 담이 뭉치면 반하*.

⑬ 기를 운행시켜 담을 풀려면 천남성*, 탱자, 귤 껍질.

⑭ 담을 제거하면서 기를 내려주려면 다닥냉이 씨, 머위꽃, 몽석, 무 씨, 바디나물 뿌리, 차조기 씨.

⑮ 습담으로 인한 편두통과 어지럼증에는 천마(天麻).

6. 담을 다스리는 민간요법

① 담으로 인하여 결리면서 통증이 있으면 **1** 뜨겁게 데운 호박으로 지진다. **2** 상추 잎을 붙인다. **3** 보리밥을 헝겊에 싸서 뜨겁게 데워 붙인다. **4** 독사나 뱀의 독을 바른다.

② 담이 뭉쳐 종기가 될 염려가 있으면 여러 날 동안 무 꼬리를 찧어 불에 쪼여 뜨겁게 한 다음 환부에 붙인다.

③ 담이 굳어 곪으려고 하면 도꼬마리 씨를 찧어 붙이거나 자리공 뿌리*와 천남성*을 찧어 붙인다.

④ 담이 굳어 응어리가 되면 거르지 않은 송진을 붙인다.

⑤ 급만성담병에는 구릿대 뿌리를 빻아 따뜻한 물과 함께 먹는데 나이에 비례해서 쓴다. 예를 들어 1세이면 1푼, 4세이면 4푼.

⑥ 골절에 담이 들면 말린 백반을 갈아 12g씩 3~4번 술에 타서 먹

는다.

⑦ 담궐증에는 **1** 참기름을 많이 먹는다. **2** 대나무 진액과 생강즙을 섞어 먹는다. **3** 어린아이 소변에 달걀 노른자를 타서 먹는다.

⑧ 담이 결리면 **1** 고추 1개를 발바닥 중앙에 붙이는데 왼쪽이 결리면 왼쪽에, 오른쪽이 결리면 오른쪽에 붙인다. 또 왼발로 결리는 자리를 살며시 3번 밟아준다. **2** 회화나무 잎을 달여 마시고 땀을 낸다. **3** 고추장과 꿀 1순갈씩을 뜨거운 물에 타서 먹고 잔다. **4** 들깨 200㎖를 갈아 즙을 내어 뜨거운 술에 타서 마신다.

⑨ 담이 결리거나 담 때문에 부으면 **1** 두꺼운 종이에 밀랍을 바르고 그 위에 생강즙을 바른다. 불에 쪼여 건조시킨 다음 다시 생강즙을 발라 불에 쪼여 뜨거울 때 환부에 붙이고 솜으로 싸맨다. 이와 함께 호두를 껍질째 찧은 다음 물 600㎖를 넣고 물이 반으로 줄 때까지 달여 2~3번 마신다.

식품과 약재의 한방 용어와 다른 이름

■ ㄱ

가뢰: 반묘(蟠猫)

가리륵 열매: 가자(訶子)

가시연밥: 감실(芡實)

가죽나무 껍질: 저근백피(樗根白皮)

가죽나무 뿌리: 저근(樗根)

가지: 가근(茄根)

가지꽃: 가자화(茄子花)

감 꼭지: 시체(柹蔕)

개구리밥: 부평초(浮萍草)

개나리 열매: 연교(連翹)

개느릅나무 껍질: 유백피(楡白皮)

개망초: 여울(女菀)

개미취: 자완(紫菀)

개사철쑥: 청호(靑蒿)

개암취 뿌리: 패장(敗醬)

개오동나무 껍질 : 저실(楮實)

개의 음경: 구신(狗腎)

갯완두: 대두황권(大豆黃卷)

거머리: 수질(水蛭)

거북이 등껍질: 구판(龜版)

검정콩: 흑대두(黑大豆)

계수나무 열매 : 빈랑(檳榔)

고비: 구척(狗脊)

고비 뿌리: 금모구척(金毛狗脊)

고슴도치: 자위(刺蝟)

고슴도치 껍질: 위피(猬皮)

고추: 고초(苦草)

골담초: 금작근(金雀根)

골풀: 등심(燈心)

곰취: 호로칠(葫蘆七)

곶감: 건시(乾柿)

광나무 열매: 여정실(女貞實), 여정자(女貞實)

구기자나무 껍질: 지골피(地骨皮)

구릿대 뿌리: 백지(白芷)

구절초: 선모(仙茅)

국화: 감국(甘菊)

귀리: 이맥(耳麥)

귤 껍질: 진피(陳皮)

귤 속의 흰 막: 귤락

기와버섯: 와송(瓦松)

기장: 필발(蓽撥), 서미

긴병꽃풀: 연전초

까마중: 용규(龍葵), 까마종이, 먹딸기

깨: 호마(胡麻)

깽깽이풀: 황련(黃蓮)

고사리 뿌리 : 궐근(蕨根)

꼬막: 괴합(魁蛤)

꼭두서니 :천초((茜草)

꼭두서니 뿌리: 천초근(茜草根), 천근(茜根)

꽃무릇달래: 석총(石蒜)

꽈리나무: 산장(酸漿)

꽈리 열매: 쾌금등
꿀: 청밀(淸蜜)
꿀찌꺼기 : 밀기름
꿀풀: 하고초(夏苦草)

■ ㄴ

나도물통이 뿌리: 비해(萆薢)
나팔꽃 씨: 견우자(牽牛子), 흑축(黑丑)
날다람쥐의 말린 똥: 오령지(五靈脂)
남가새 열매: 백질려(白蒺藜)
남가새의 흰꽃: 백질려(白蒺黎)
넉줄고사리: 골쇄보(骨碎補)
노간주나무: 두송실(杜松實), 노가지나무
노루귀: 세신(細辛), 삼각초, 파설초
노박덩굴: 남사등(南蛇藤)
누런 개의 음경: 황구신(黃狗腎)
누에나방: 잠아(蠶蛾)
느릅나무 껍질: 유근피(楡根皮)

■ ㄷ

다래: 미후리
닥나무 씨: 저실자(楮實子), 재실(梓室), 꾸지뽕나무 씨, 개오동나무 씨, 노나무 씨
단너삼: 고삼(苦蔘)
달개비: 압정초(鴨精草), 닭의장풀
달맞이꽃: 월하향(月下向)
달팽이: 와우(蝸牛)
담배나무: 남초(南草), 망우초
담쟁이덩굴: 댕댕이덩굴
대나무 진액: 죽력(竹瀝)
대마 씨: 마자(麻子)
대추: 대조(大棗)
대합조개: 합개(蛤蚧)
대회향(大茴香): 팔각회향
더덕: 사삼(沙蔘), 만삼(蔓蔘), 당삼(唐蔘), 제니(薺苨), 잔대
도꼬마리: 창이(蒼耳)
도꼬마리 씨: 창이자(蒼耳子)
도라지: 길경(桔梗)
도룡뇽: 석룡자(石龍子)
돌나물: 석상채(石上菜)
돼지 쓸개즙: 저담즙(豬膽汁)
두꺼비 기름: 섬수(蟾酥)
두더지: 언서(鼴鼠)
두릅나무 껍질: 총목피(楤木皮)
둥굴레: 황정(黃精), 옥죽(玉竹)
둥굴레술: 진황정(黃精)
등나무 뿌리: 등근(藤根)
등대풀: 택칠(澤漆)*
땅강아지: 누고(螻蛄)
땅콩: 낙화생(落花生)
떡갈나무 껍질: 곡피(槲皮)
띠 뿌리: 모근(茅根), 백모근(白茅根)

■ ㅁ

마: 산약(山藥)
마가목 껍질: 마가피(馬家皮)

마가목 씨: 마가자(馬家子)
마늘: 대산(大蒜)
마디풀: 편축(萹蓄)
마름: 능실(菱實)
만년콩 뿌리: 산두근(山豆根), 당목향(唐木香)
말린 갈대의 뿌리: 노근(蘆根)
말린 누에: 백강잠(白殭蠶)
말린 누에의 똥: 잠사(蠶砂)
말린 두꺼비: 섬여(蟾蜍)
말린 둥굴레 뿌리: 옥죽(玉竹)
말린 생강: 건강(乾薑)
말린 쉽싸리의 잎과 줄기: 택란(澤蘭)
말린 으름덩굴 줄기: 목통(木通), 통초(通草),
말린 쥐엄나무 열매: 조협(皂莢)
말벌의 집: 노봉방(露蜂房)
말오줌나무: 접골목(接骨木)
망초: 비봉(飛蓬)
매미의 허물: 선퇴(蟬退)
맨드라미: 계관화(鷄冠花)
맨드라미 씨: 청상자(靑葙子)
머루: 산포도
머위꽃: 관동화(款冬花)
메꽃: 선복화(旋覆花), 금불초(金佛草), 선화
메뚜기: 책맹(蚱蜢)
메밀: 양맥(蕎麥)
멧대추 씨: 산조인(酸棗仁)
멧돼지 쓸개 : 야저담(野猪膽)
모과: 목과(木果)
모시풀 뿌리: 저마근(苧麻根)
목련: 신이(辛夷)
목련꽃: 신이화(辛夷花)
목별 씨: 목별자(木鼈子)
목화 씨: 면화자(棉花子)
무궁화: 근화(槿花)
무궁화나무 껍질: 근피(槿皮)
무 씨: 나복자(蘿菖子)
물개의 음경과 고환: 해구신(海狗腎)
물방개: 용슬(龍蝨)
물소의 뿔: 서각(犀角)
물푸레나무 껍질: 진피(秦皮)
미나리: 근채(芹菜)
미역: 곤포(昆布)
민들레: 포공영(蒲公英)
밀: 소맥(小麥)
밀 쭉정이: 부소맥(浮小麥)

■ ㅂ

바닷말: 해조(海藻), 모자반
바디나물 뿌리: 전호(前胡)
바위솔: 와솔(瓦松), 와송(瓦松)
박새: 여로(藜蘆)
박주가리 씨: 나마자(蘿摩子)
박쥐: 편복(蝙)
밤: 율자(栗子)
백리향: 사향초(麝香草)

백선 뿌리의 껍질: 백선피(白鮮皮)
뱀의 허물: 사퇴(蛇退)
범꼬리 뿌리: 자삼(紫蔘), 권삼(拳蔘)
범부채: 사간(射干)
벌꿀: 봉밀(蜂蜜)
벚나무 껍질: 화피(樺皮)
벼 뿌리: 나도근(糯稻根)
복숭아나무: 도인(桃仁), 복사나무
복숭아 씨 : 봉선자(鳳仙子)
봉선화 씨: 급성자(急性子)
부들꽃가루: 포황(蒲黃)
부처손: 권백(卷柏)
부추 씨: 구자(韭子)
붉나무 잎: 염부엽(廉夫葉)
붉은조롱이 : 적하수오(赤何首烏)
붉나무 씨: 염매자(鹽梅子)
붓꽃: 마린화(馬藺花)
붓꽃 씨: 마린자(馬藺子)
비단풀: 지금(地錦), 애기땅빈대풀
비자나무의 익은 열매: 비자(榧子)
비파나무 잎: 비파엽(枇杷葉)
뻐꾹채: 누로(漏蘆)
뼈오징어의 뼈: 해표초(海螵蛸)
뽕나무겨우살이: 상기생(桑寄生)
뽕나무 껍질: 상백피(桑白皮)

■ ㅅ

사람의 태반: 자하거(紫河車)
사시나무 껍질: 백양피(白楊皮)
사프란: 번홍화(番紅花)
산달래: 야산(野蒜)
산마늘 : 격총(茖葱)
산오이풀: 지유(地楡)
산해박: 오공초(蜈蚣草)
살구 씨: 행인(杏仁)
살모사: 복사(複寫), 살무사
삼 씨: 마자(麻子), 마자인(麻子仁)
삼 잎: 마엽(麻葉)
삼지구엽초: 음양곽(淫羊藿), 선령비
삽주 뿌리: 창출(蒼朮), 백출(白朮)
삼칠초 뿌리: 삼칠근(三七根)
상수리: 상실(橡實)
상추: 와거(萵苣)
상추 씨: 와거자(萵苣子)
새삼 씨: 토사자(免絲子)
생꿀 : 생청(生淸)
소루쟁이: 패모(貝母), 양제근(羊蹄根)
쇠무릎: 우슬(牛膝)
소태나무: 고련(苦楝)
소태나무 껍질: 고련피(苦楝皮)
소태나무 뿌리: 苦楝根
소태나무 뿌리의 껍질 : 고련근피(苦楝根皮)
소태나무 열매: 천연자(天練子), 고련실(苦楝實)
쇠뜨기: 문형(問荊)
쇠무릎 : 우슬(牛膝)
쇠비름: 마치현(馬齒莧), 쇠고비, 게두미

쇠파리: 맹충(虻蟲)
수뤼나물: 냉초(冷草), 숨위나물
수박: 서과(西瓜)
수세미: 사과(絲瓜)
수양버들 가지: 유지(柳枝)
순비기나무 씨: 만형자(蔓荊子)
실고사리: 해금사(海金砂)
싸리나무: 지부(地膚)
싸리나무 씨: 지부자(地膚子)
씀바귀: 고채(苦菜)

■ ㅇ

아궁이 바닥의 흙: 복룡간(伏龍肝)
아욱 씨: 동규자(冬葵子)
아욱 잎: 동규엽(冬葵葉)
알로에 진액: 노회(蘆薈)
애기똥풀: 백굴채(白屈菜), 지황련(地黃蓮)
애기박쥐의 똥: 야명사(夜明砂)
애기수영: 괴싱아
약모밀: 어성초(魚腥草)
약쑥: 애엽(艾葉)
양귀비 열매의 껍질: 앵속각(罌粟殼)
양지꽃: 번백초(翻百草)
엄나무: 해동(海桐), 음나무
엄나무 껍질: 해동피(海桐皮)
엉겅퀴: 대계(大薊), 가시나물, 항기새
여꽃대: 수료(水蓼)
여주 열매: 고과(苦瓜)
연꽃 씨: 연자(蓮子)
연밥 : 연육(蓮肉)
엿기름: 맥아(麥芽)
오동나무 씨: 오동자(梧桐子)
오디: 상심자(桑椹子), 뽕나무 열매
오리나무: 적양목(赤楊木)
오리나무더부살이: 육종용(肉蓯蓉)
오미자 : 문합(文蛤)
오이 꼭지 : 과채(瓜菜)
옥수수 수염: 옥발(玉髮)
왕고들빼기: 백용두(白龍頭)
우렁: 전라(田螺)
우엉: 우방(牛蒡)
우엉 씨: 우방자(牛蒡子), 악실(惡實)
원추리: 훤초
유채 씨: 운대자(蕓薹子)
율무: 의이인(薏苡仁)
으름덩굴: 목통(木通)
으름덩굴 열매: 목통실(木通實)
은방울꽃: 영란(鈴蘭)
은행: 백과(白果)
이질풀: 현초(玄草)
익모초 씨 : 충위자(茺蔚子)
인동덩굴: 인동등(忍冬藤)
인동덩쿨꽃: 금은화(金銀花)
일산화납: 밀타승(密陀僧)

■ ㅈ

자귀나무꽃: 합환화(合歡花)

자귀나무 껍질: 합환피(合歡皮)
자라 등껍질: 별갑(鱉甲)
자란(紫蘭): 백급(白芨)
자리공 뿌리: 상육(上陸)
자작나무 껍질: 백화피(白樺皮)
자주쓴풀: 당약(唐藥)
작두콩: 편두(扁豆)
잣: 해송자(海松子), 백자(柏子)
전복 껍질: 석결명(石決明)
접시꽃: 촉계화(蜀癸花)
접시꽃 뿌리: 촉규근(蜀葵根)
제비꽃: 자화지정(紫花地丁)
제비쑥: 모호(牡蒿)
조: 속미(粟米)
조롱이: 하수오(何首烏)
조릿대: 담죽(淡竹)
조뱅이: 소계(小薊)
주먹선인장: 선인구(仙人球)
줄풀: 고초(菰草)
쥐며느리 : 자충(蟅蟲)
쥐방울덩굴: 마두령(馬兜鈴)
쥐엄나무 열매의 씨: 조각자(皁角子)
지네: 오공(蜈蚣)
지느러미엉겅퀴: 비렴(飛廉)
지렁이: 토룡(土龍), 지룡(地龍), 구인(蚯蚓)
지치: 자초(紫草)
진달래꽃: 두견화(杜鵑花)
진득찰: 희첨(豨簽)
질경이: 차전초(車前草), 빼뿌쟁이
질경이 씨: 차전자(車前子)
짚신나물: 선학초(仙鶴草), 용아초
쪽: 남실(藍實), 청대(青黛)

■ ㅊ

차조기 씨: 소자(蘇子)
차조기 잎: 소엽(蘇葉)
참개구리: 청와(青蛙)
참깨: 흑지마(黑脂麻), 흑호마(黑虎麻)
참나리: 백합(百合)
참느릅나무 껍질: 낭유피(榔榆皮)
참빗살나무: 귀전우(鬼箭羽)
찹쌀: 점미(粘米), 나미(糯米)
참오동나무 껍질: 동피(桐皮)
참외: 과체(瓜蔕)
청미래덩굴: 토복령(土茯笭)
초피나무 열매의 껍질: 천초(川椒)
측백나무 씨: 백자인(柏子仁)
칡꽃: 갈화(葛花)
칡 뿌리: 갈근(葛根)

■ ㅋ

콩: 대두(大豆)
큰바늘꽃: 유엽채(柳葉菜)
큰조롱이: 백하수오(白何首烏)

■ ㅌ

탱자: 지실(枳實)
투구꽃: 초오(草烏), 세잎돌쩌귀

■ ㅍ

파고지: 보골지(補骨脂)

파 뿌리: 총백(蔥白)

팥: 적소두(赤小豆)

패랭이꽃: 구맥(瞿麥)

표고버섯: 향심(香蕈)

표주박: 고호로

피마자: 비마자(蓖麻子)

■ ㅎ

하늘타리: 과루(瓜蔞)

하늘타리 씨: 과루인(瓜蔞仁), 천화분(天花粉) 열매

하늘타리 뿌리 : 천화분(天花粉)

한련초: 조련(朝蓮), 금련화

할미꽃*: 백두옹(白頭翁)

해란초: 유천어

헛개나무: 지구자

호두: 호도(胡桃)

호박: 남과(南瓜)

호박 씨: 남과자(南瓜子)

홍화(紅花): 잇꽃

홍화자(紅花子): 잇꽃 씨

황벽나무: 황백(黃柏)

회화나무 껍질 : 괴각(槐角)

회화나무꽃: 괴화(槐花)

후추: 호초(胡椒)

흰나팔꽃 씨: 백축(白丑)

흰봉선화: 투골초(透骨草)

흰작두콩: 백편두(白扁豆)

흰꿀 : 백청(白淸)

참고문헌

김태정 · 신재용, (2003) 『우리 약초로 지키는 생활한방』(도서출판 이유)

원공선사, (2007) 『원심수기 통증예방 관리비법』(삼한출판사)

저자미상, (조선시대) 『단방심편(單方心篇)』

저자미상, 시대미상 『기사회생』

전진호, (2003) 『만병통치 가정요법』(솔빛출판사)

최진규, (2001) 『약이 되는 우리 풀 꽃 나무』(한문화멀티미디어)

황재희 · 박정은, (2006) 『식품재료학』(도서출판 효일)

2권 차례

쉽게 푼 역학(개정판)

쉽게 배워서 적용할 수 있는 생활역학서 !

이 책에서는 좀더 많은 사람들이 역학의 근본인 우주의 오묘한 진리와 법칙을 깨달아 보다 나은 삶을 영위하는데 도움이 될 수 있도록 가장 쉬운 언어와 가장 쉬운 방법으로 풀이했다. 역학계의 대가 김봉준 선생의 역작이다.

신비한 동양철학 71 | 백우 김봉준 저 | 568면 | 30,000원 | 신국판

사주명리학 핵심

맥을 잡아야 모든 것이 보인다

이 책은 잡다한 설명을 배제하고 명리학자에게 도움이 될 비법들만을 모아 엮었기 때문에 초심자가 이해하기에는 다소 어려운 부분도 있겠지만 기초를 튼튼히 한 다음 정독한다면 충분히 이해할 것이다. 신살만 늘어놓으며 감정하는 사이비가 되지말기를 바란다.

신비한 동양철학 19 | 도관 박흥식 저 | 502면 | 20,000원 | 신국판

물상활용비법

물상을 활용하여 오행의 흐름을 파악한다

이 책은 물상을 통하여 오행의 흐름을 파악하고 운명을 감정하는 방법을 연구한 책이다. 추명학의 해법을 연구하고 운명을 추리하여 오행에서 분류되는 물질의 운명 줄거리를 물상의 기물로 나들이 하는 활용법을 주제로 했다. 팔자풀이 및 운명해설에 관한 명리감정법의 체계를 세우는데 목적을 두고 초점을 맞추었다.

신비한 동양철학 31 | 해주 이학성 저 | 446면 | 26,000원 | 신국판

신수대전

흉함을 피하고 길함을 부르는 방법

신수는 대부분 주역과 사주추명학에 근거한다. 수많은 학설 중 몇 가지를 보면 사주명리, 자미두수, 관상, 점성학, 구성학, 육효, 토정비결, 매화역수, 대정수, 초씨역림, 황극책수, 하락리수, 범위수, 월영도, 현무발서, 철판신수, 육임신과, 기문둔갑, 태을신수 등이다. 역학에 정통한 고사가 아니면 추단하기 어려우므로 누구나 신수를 볼 수 있도록 몇 가지를 정리했다.

신비한 동양철학 62 | 도관 박흥식 편저 | 528면 | 36,000원 | 신국판 양장

정법사주

운명판단의 첩경을 이루는 책

이 책은 사주추명학을 연구하고자 하는 분들에게 심오한 주역의 이해를 돕고자 하는 의도에서 시작되었다. 음양오행의 상생상극에서부터 육친법과 신살법을 기초로 하여 격국과 용신 그리고 유년판단법을 활용하여 운명판단에 첩경이 될 수 있도록 했고 추리응용과 운명감정의 실례를 하나하나 들어가면서 독학과 강의용 겸용으로 엮었다.

신비한 동양철학 49 | 원각 김구현 저 | 424면 | 26,000원 | 신국판 양장

내가 보고 내가 바꾸는 DIY사주

내가 보고 내가 바꾸는 사주비결

기존의 책들과는 달리 한 사람의 사주를 체계적으로 도표화시켜 한 눈에 파악할 수 있고, DIY라는 책 제목에서 말하듯이 개운하는 방법을 제시한다. 초심자는 물론 전문가도 자신의 이론을 새롭게 재조명해 볼 수 있는 케이스 스터디 북이다.

신비한 동양철학 39 | 석오 전광 저 | 338면 | 16,000원 | 신국판

인터뷰 사주학

쉽고 재미있는 인터뷰 사주학

얼마전만 해도 사주학을 취급하면 미신을 다루는 부류로 취급되었다. 그러나 지금은 하루가 다르게 이 학문을 공부하는 사람들이 폭증하고 있는 것으로 보인다. 젊은 층에서 사주카페니 사주방이니 사주동아리니 하는 것들이 만들어지고 그 모임이 활발하게 움직이고 있다는 점이 그것을 증명해준다. 그뿐 아니라 대학원에는 역학교수들이 점차로 증가하고 있다.

신비한 동양철학 70 | 글갈 정대엽 편저 | 426면 | 16,000원 | 신국판

사주특강
자평진전과 적천수의 재해석

이 책은 『자평진전』과 『적천수』를 근간으로 명리학의 폭넓은 가치를 인식하고, 실전에서 유용한 기반을 다지는데 중점을 두고 썼다. 일찍이 『자평진전』을 교과서로 삼고, 『적천수』로 보완하라는 서낙오의 말에 깊이 공감한다.

신비한 동양철학 68 | 청월 박상의 편저 | 440면 | 25,000원 | 신국판

참역학은 이렇게 쉬운 것이다
음양오행의 이론으로 이루어진 참역학서

수학공식이 아무리 어렵다고 해도 1, 2, 3, 4, 5, 6, 7, 8, 9, 0의 10개의 숫자로 이루어졌듯이 사주도 음양과 오행으로 이루어졌을 뿐이다. 그러니 용신과 격국이라는 무거운 짐을 벗어버리고 음양오행의 법칙과 진리만 정확하게 파악하면 된다. 사주는 음양오행의 변화일 뿐이고 용신과 격국은 사주를 감정하는 한 가지 방법에 지나지 않는다.

신비한 동양철학 24 | 청암 박재현 저 | 328면 | 16,000원 | 신국판

사주에 모든 길이 있다
사주를 알면 운명이 보인다!

사주를 간명하는데 조금이라도 도움이 됐으면 하는 바람에서 이 책을 썼다. 간명의 근간인 오행의 왕쇠강약을 세분하고, 대운과 세운, 세운과 월운의 연관성과, 십신과 여러 살이 미치는 암시와, 십이운성으로 세운을 판단하는 법을 설명했다.

신비한 동양철학 65 | 정담 선사 편저 | 294면 | 26,000원 | 신국판 양장

왕초보 내 사주
초보 입문용 역학서

이 책은 역학을 너무 어렵게 생각하는 초보자들에게 조금이나마 도움을 주고자 쉽게 엮으려고 노력했다. 이 책을 숙지한 후 역학(易學)의 5대 원서인 『적천수(滴天髓)』, 『궁통보감(窮通寶鑑)』, 『명리정종(命理正宗)』, 『연해자평(淵海子平)』, 『삼명통회(三命通會)』에 접근한다면 훨씬 쉽게 터득할 수 있을 것이다. 이 책들은 저자가 이미 편역하여 삼한출판사에서 출간한 것도 있고, 앞으로 모두 갖출 것이니 많이 활용하기 바란다.

신비한 동양철학 84 | 역산 김찬동 편저 | 278면 | 19,000원 | 신국판

명리학연구
체계적인 명확한 이론

이 책은 명리학 연구에 핵심적인 내용만을 모아 하나의 독립된 장을 만들었다. 명리학은 분야가 넓어 공부를 하다보면 주변에 머무르는 경우가 많아, 주요 내용을 잃고 헤매는 경우가 많다. 그러므로 뼈대를 잡는 것이 중요한데, 여기서는 「17장. 명리대요」에 핵심 내용만을 모아 학문의 체계를 잡는데 용이하게 하였다.

신비한 동양철학 59 | 권중주 저 | 562면 | 29,000원 | 신국판 양장

말하는 역학
신수를 묻는 사람 앞에서 술술 말문이 열린다

그토록 어렵다는 사주통변술을 쉽고 흥미롭게 고담과 덕담을 곁들여 사실적으로 생동감 있게 통변했다. 길흉을 어떻게 표현하느냐에 따라 상담자의 정곡을 찔러 핵심을 끌어내 정답을 내리는 것이 통변술이다.역학계의 대가 김봉준 선생의 역작.

신비한 동양철학 11 | 백우 김봉준 저 | 576면 | 26,000원 | 신국판 양장

통변술해법
가닥가닥 풀어내는 역학의 비법

이 책은 역학과 상대에 대해 머리로는 다 알면서도 밖으로 표출되지 않아 어려움을 겪는 사람들을 위한 실습서다. 특히 실명감정과 이론강의로 나누어 역학의 진리를 설명하여 초보자도 쉽게 이해할 수 있다. 역학계의 대가 김봉준 선생의 역서인 「알기쉬운 해설 · 말하는 역학」이 나온 후 후편을 써달라는 열화같은 요구에 못이겨 내놓은 바로 그 책이다.

신비한 동양철학 21 | 백우 김봉준 저 | 392면 | 26,000원 | 신국판 양장

술술 읽다보면 통달하는 사주학
술술 읽다보면 나도 어느새 도사
당신은 당신 마음대로 모든 일이 이루어지던가. 지금까지 누구의 명령을 받지 않고 내 맘대로 살아왔다고, 운명 따위는 믿지 않는다고, 운명에 매달리지 않는다고 말하는 사람들이 많다. 그러나 우주법칙을 모르기 때문에 하는 소리다.
신비한 동양철학 28 | 조철현 저 | 368면 | 16,000원 | 신국판

사주학
5대 원서의 핵심과 실용
이 책은 사주학을 체계적으로 공부하려는 학도들을 위해서 꼭 알아두어야 할 내용들과 용어들을 수록하는데 중점을 두었다. 이 학문을 공부하려고 많은 사람들이 필자를 찾아왔을 깨 여러 가지 질문을 던져보면 거의 기초지식이 시원치 않음을 보았다. 따라서 용어를 포함한 제반지식을 골고루 습득해야 빠른 시일 내에 소기의 목적을 달성할 수 있을 것이다.
신비한 동양철학 66 | 글갈 정대엽 저 | 778면 | 46,000원 | 신국판 양장

명인재
신기한 사주판단 비법
이 책은 오행보다는 주로 살을 이용하는 비법을 담았다. 시중에 나온 책들을 보면 살에 대해 설명은 많이 하면서도 실제 응용에서는 무시하고 있다. 이것은 살을 알면서도 응용할 줄 모르기 때문이다. 그러나 이 책에서는 살의 활용방법을 완전히 터득해, 어떤 살과 어떤 살이 합하면 어떻게 작용하는지를 자세하게 설명하였다.
신비한 동양철학 43 | 원공선사 저 | 332면 | 19,000원 | 신국판 양장

명리학 | 재미있는 우리사주
사주 세우는 방법부터 용어해설 까지!!
몇 년 전 『사주에 모든 길이 있다』가 나온 후 선배 제현들께서 알찬 내용의 책다운 책을 접했다는 찬사를 받았다. 그러나 사주의 작성법을 설명하지 않아 독자들에게 많은 질타를 받고 뒤늦게 이 책 을 출판하기로 결심했다. 이 책은 한글만 알면 누구나 역학과 가까워질 수 있도록 사주 세우는 방법부터 실제간명, 용어해설에 이르기까지 분야별로 엮었다.
신비한 동양철학 74 | 정담 선사 편저 | 368면 | 19,000원 | 신국판

사주비기
역학으로 보는 역대 대통령들이 나오는 이치 ! !
이 책에서는 고서의 이론을 근간으로 하여 근대의 사주들을 임상하여, 적중도에 의구심이 가는 이론들은 과감하게 탈피하고 통용될 수 있는 이론만을 수용했다. 따라서 기존 역학서의 아쉬운 부분들을 충족시키며 일반인도 열정만 있으면 누구나 자신의 운명을 감정하고 피흉취길할 수 있는 생활지침서로 활용할 수 있을 것이다.
신비한 동양철학 79 | 청월 박상의 편저 | 456면 | 19,000원 | 신국판

사주학의 활용법
가장 실질적인 역학서
우리가 생소한 지방을 여행할 때 제대로 된 지도가 있다면 편리하고 큰 도움이 되듯이 역학이란 이와같은 인생의 길잡이다. 예측불허의 인생을 살아가는데 올바른 안내자나 그 무엇이 있다면 그 이상 마음 든든하고 큰 재산은 없을 것이다.
신비한 동양철학 17 | 학선 류래웅 저 | 358면 | 15,000원 | 신국판

명리실무
명리학의 총 정리서
명리학(命理學)은 오랜 세월 많은 철인(哲人)들에 의하여 전승 발전되어 왔고, 지금도 수많은 사람이 임상과 연구에 임하고 있으며, 몇몇 대학에 학과도 개설되어 체계적인 교육을 하고 있다. 그러나 아직도 실무에서 활용할 수 있는 책이 부족한 상황이기 때문에 나름대로 현장에서 필요한 이론들을 정리해 보았다. 초학자는 물론 역학계에 종사하는 사람들에게 큰 도움이 될 것이라고 믿는다.
신비한 동양철학 94 | 박흥식 편저 | 920면 | 39,000원 | 신국판

사주 속으로

역학서의 고전들로 입증하며 쉽고 자세하게 푼 책

십 년 동안 역학계에 종사하면서 나름대로는 실전과 이론에서 최선을 다했다고 자부한다. 역학원의 비좁은 공간에서도 항상 후학을 생각하는 마음으로 역학에 대한 배움의 장을 마련하고자 노력한 것도 사실이다. 이 책을 역학으로 이름을 알리고 역학으로 생활하면서 조금이나마 역학계에 이바지할 것이 없을까라는 고민의 산물이라 생각해주기 바란다.

신비한 동양철학 95 | 김상회 편저 | 429면 | 15,000원 | 신국판

사주학의 방정식

알기 쉽게 풀어놓은 가장 실질적인 역서

이 책은 종전의 어려웠던 사주풀이의 응용과 한문을 쉬운 방법으로 터득하는데 목적을 두었고, 역학이 무엇인가를 알리고자 하는데 있다. 세인들은 역학자를 남의 운명이나 풀이하는 점쟁이로 알지만 잘못된 생각이다. 역학은 우주의 근본이며 기의 학문이기 때문에 역학을 이해하지 못하고서는 우리 인생살이 또한 정확하게 해석할 수 없는 고차원의 학문이다.

신비한 동양철학 18 | 김용오 저 | 192면 | 8,000원 | 신국판

오행상극설과 진화론

인간과 인생을 떠난 천리란 있을 수 없다

과학이 현대를 설정하여 설명하고 있으나 원리는 동양철학에도 있기에 그 양면을 밝히고자 노력했다. 우주에서 일어나는 모든 일을 과학으로 설명될 수는 없다. 비과학적이라고 하기보다는 과학이 따라오지 못한다고 설명하는 것이 더 솔직하고 옳은 표현일 것이다. 특히 과학분야에 종사하는 신의사가 저술했다는데 더 큰 화제가 되고 있다.

신비한 동양철학 5 | 김태진 저 | 222면 | 15,000원 | 신국판

스스로 공부하게 하는 방법과 천부적 적성

내 아이를 성공시키고 싶은 부모들에게

자녀를 성공시키고 싶은 마음은 누구나 같겠지만 가난한 집 아이가 좋은 성적을 내기는 매우 어렵고, 원하는 학교에 들어가기도 어렵다. 그러나 실망하기에는 아직 이르다. 내 아이가 훌륭하게 성장해 아름답고 멋진 삶을 살아가는 방법을 소개한다.

신비한 동양철학 85 | 청암 박재현 지음 | 176면 | 14,000원 | 신국판

진짜부적 가짜부적

부적의 실체와 정확한 제작방법

인쇄부적에서 가짜부적에 이르기까지 많게는 몇백만원에 팔리고 있다는 보도를 종종 듣는다. 그러나 부적은 정확한 제작방법에 따라 자신의 용도에 맞게 스스로 만들어 사용하면 훨씬 더 좋은 효과를 얻을 수 있다. 이 책은 중국에서 정통부적을 연구한 국내유일의 동양오술학자가 밝힌 부적의 실체와 정확한 제작방법을 소개하고 있다.

신비한 동양철학 7 | 오상익 저 | 322면 | 15,000원 | 신국판

수명비결

주민등록번호 13자로 숙명의 정체를 밝힌다

우리는 지금 무수히 많은 숫자의 거미줄에 매달려 허우적거리며 살아가고 있다. 1분 · 1초가 생사를 가름하고, 1등 · 2등이 인생을 좌우하며, 1급 · 2급이 신분을 구분하는 세상이다. 이 책은 수명리학으로 13자의 주민등록번호로 명예, 재산, 건강, 수명, 애정, 자녀운 등을 미리 읽어본다.

신비한 동양철학 14 | 장충한 저 | 308면 | 15,000원 | 신국판

진짜궁합 가짜궁합

남녀궁합의 새로운 충격

중국에서 연구한 국내유일의 동양오술학자가 우리나라 역술가들의 궁합법이 잘못되었다는 것을 학술적으로 분석 · 비평하고, 전적과 사례연구를 통하여 궁합의 실체와 타당성을 분석했다. 합리적인 「자미두수궁합법」과 「남녀궁합」 및 출생시간을 몰라 궁합을 못보는 사람들을 위하여 「지문으로 보는 궁합법」 등을 공개하고 있다.

신비한 동양철학 8 | 오상익 저 | 414면 | 15,000원 | 신국판

주역육효 해설방법(상 · 하)

한 번만 읽으면 주역을 활용할 수 있는 책

이 책은 주역을 해설한 것으로, 될 수 있는 한 여러 가지 사설을 덧붙이지 않고, 주역을 공부하고 활용하는데 필요한 요건만을 기록했다. 따라서 주역의 근원이나 하도낙서, 음양오행에 대해서도 많은 설명을 자제했다. 다만 누구나 이 책을 한 번 읽어서 주역을 이해하고 활용할 수 있도록 하는데 중점을 두었다.

신비한 동양철학 38 | 원공선사 저 | 상 810면 · 하 798면 | 각 29,000원 | 신국판

쉽게 푼 주역

귀신도 탄복한다는 주역을 쉽고 재미있게 풀어놓은 책

주역이라는 말 한마디면 귀신도 기겁을 하고 놀라 자빠진다는데, 운수와 일진이 문제가 될까. 8×8=64괘라는 주역을 한 괘에 23개씩의 회답으로 해설하여 1472괘의 신비한 해답을 수록했다. 당신이 당면한 문제라면 무엇이든 해결할 수 있는 열쇠가 이 한 권의 책 속에 있다.

신비한 동양철학 10 | 정도명 저 | 284면 | 16,000원 | 신국판 양장

주역 기본원리

주역의 기본원리를 통달할 수 있는 책

이 책에서는 기본괘와 변화와 기본괘가 어떤 괘로 변했을 경우 일어날 수 있는 내용들을 설명하여 주역의 변화에 대한 이해를 돕는데 주력하였다. 그러나 그런 내용을 구분할 수 있는 방법을 전부 다 설명할 수는 없기에 뒷장에 간단하게설명하였고, 다른 책들과 설명의 차이점도 기록하였으니 참작하여 본다면 조금이나마 도움이 될 것이다.

신비한 동양철학 67 | 원공선사 편저 | 800면 | 39,000원 | 신국판

완성 주역비결 | 주역 토정비결

반쪽으로 전해오는 토정비결을 완전하게 해설

지금 시중에 나와 있는 토정비결에 대한 책들은 옛날부터 내려오는 완전한 비결이 아니라 반쪽의 책이다. 그러나 반쪽이라고 말하는 사람은 없다. 그것은 주역의 원리를 모르기 때문이다. 그래서 늦은 감이 없지 않으나 앞으로 수많은 세월을 생각해서 완전한 해설판을 내놓기로 했다.

신비한 동양철학 92 | 원공선사 편저 | 396면 | 16,000원 | 신국판

육효대전

정확한 해설과 다양한 활용법

동양고전 중에서도 가장 대표적인 것이 주역이다. 주역은 옛사람들이 자연을 거울삼아 생활을 영위해 나가는 처세에 관한 지혜를 무한히 내포하고, 피흉추길하는 얼과 슬기가 함축된 점서인 동시에 수양 · 과학서요 철학 · 종교서라고 할 수 있다.

신비한 동양철학 37 | 도관 박흥식 편저 | 608면 | 26,000원 | 신국판

육효점 정론

육효학의 정수

이 책은 주역의 원전소개와 상수역법의 꽃으로 발전한 경방학을 같이 실어 독자들의 호기심을 충족시키는데 중점을 두었습니다. 주역의 원전으로 인화의 처세술을 터득하고, 어떤 사안의 답은 육효법을 탐독하여 찾으시기 바랍니다.

신비한 동양철학 80 | 효명 최인영 편역 | 396면 | 29,000원 | 신국판

육효학 총론

육효학의 핵심만을 정확하고 알기 쉽게 정리

육효는 갑자기 문제가 생겨 난감한 경우에 명쾌한 답을 찾을 수 있는 학문이다. 그러나 시중에 나와 있는 책들이 대부분 원서를 그대로 번역해 놓은 것이라 전문가인 필자가 보기에도 지루하며 어렵다는 느낌이 들었다. 그래서 보다 쉽게 공부할 수 있도록 이 책을 출간하게 되었다.

신비한 동양철학 89 | 김도희 편저 | 174쪽 | 26,000원 | 신국판

기문둔갑 비급대성

기문의 정수

기문둔갑은 천문지리 · 인사명리 · 법술병법 등에 영험한 술수로 예로부터 은밀하게 특권층에만 전승되었다. 그러나 아쉽게도 기문을 공부하려는 이들에게 도움이 될만한 책이 거의 없다. 필자는 이 점이 안타까워 천견박식함을 돌아보지 않고 감히 책을 내게 되었다. 한 권에 기문학을 다 표현할 수는 없지만 이 책을 사다리 삼아 저 높은 경지로 올라간다면 제갈공명과 같은 지혜를 발휘할 수 있을 것이다.

신비한 동양철학 86 | 도관 박흥식 편저 | 725면 | 39,000원 | 신국판

기문둔갑옥경

가장 권위 있고 우수한 학문

우리나라의 기문역사는 장구하나 상세한 문헌은 전무한 상태라 이 책을 발간하였다. 기문둔갑은 천문지리는 물론 인사명리 등 제반사에 관한 길흉을 판단함에 있어서 가장 우수한 학문이며 병법과 법술방면으로도 특징과 장점이 있다. 초학자는 포국편을 열심히 익혀 설국을 자유자재로 할 수 있도록 하고, 개인의 이익보다는 보국안민에 일조하기 바란다.

신비한 동양철학 32 | 도관 박흥식 저 | 674면 | 39,000원 | 사륙배판

오늘의 토정비결

일년신수와 죽느냐 사느냐를 알려주는 예언서

역산비결은 일년신수를 보는 역학서이다. 당년의 신수만 본다는 것은 토정비결과 비슷하나 토정비결은 토정 선생께서 사람들에게 용기와 희망을 주기 위함이 목적이어서 다소 허황되고 과장된 부분이 많다. 그러나 역산비결은 재미로 보는 신수가 아니라, 죽느냐 사느냐를 알려주는 예언서이이니 재미로 보는 토정비결과는 차원이 다르다.

신비한 동양철학 72 | 역산 김찬동 편저 | 304면 | 16,000원 | 신국판

國運 · 나라의 운세

역으로 풀어본 우리나라의 운명과 방향

아무리 서구사상의 파고가 높다하기로 오천 년을 한결같이 가꾸며 살아온 백두의 혼이 와르르 무너지는 지경에 왔어도 누구하나 입을 열어 말하는 사람이 없으니 답답하다. 불확실한 내일에 대한 해답을 이 책은 명쾌하게 제시하고 있다.

신비한 동양철학 22 | 백우 김봉준 저 | 290면 | 9,000원 | 신국판

남사고의 마지막 예언

이 책으로 격암유록에 대한 논란이 끝나기 바란다

감히 이 책을 21세기의 성경이라고 말한다. 〈격암유록〉은 섭리가 우리민족에게 준 위대한 복음서이며, 선물이며, 꿈이며, 인류의 희망이다. 이 책에서는 〈격암유록〉이 전하고자 하는 바를 주제별로 정리하여 문답식으로 풀어갔다. 이 책으로 〈격암유록〉에 대한 논란은 끝나기 바란다.

신비한 동양철학 29 | 석정 박순용 저 | 276면 | 16,000원 | 신국판

원토정비결

반쪽으로만 전해오는 토정비결의 완전한 해설판

지금 시중에 나와 있는 토정비결에 대한 책들을 보면 옛날부터 내려오는 완전한 비결이 아니라 반면의 책이다. 그러나 반면이라고 말하는 사람이 없다. 그것은 주역의 원리를 모르기 때문이다. 따라서 늦은 감이 없지 않으나 앞으로의 수많은 세월을 생각하면서 완전한 해설본을 내놓았다.

신비한 동양철학 53 | 원공선사 저 | 396면 | 24,000원 | 신국판 양장

나의 천운 · 운세찾기

몽골정통 토정비결

이 책은 역학계의 대가 김봉준 선생이 몽공토정비결을 우리의 인습과 체질에 맞게 엮은 것이다. 운의 흐름을 알리고자 호운과 쇠운을 강조하고, 현재의 나를 조명하고 판단할 수 있도록 했다. 모쪼록 생활서나 안내서로 활용하기 바란다.

신비한 동양철학 12 | 백우 김봉준 저 | 308면 | 11,000원 | 신국판

역점 | 우리나라 전통 행운찾기

쉽게 쓴 64괘 역점 보는 법

주역이 점치는 책에만 불과했다면 벌써 그 존재가 없어졌을 것이다. 그러나 오랫동안 많은 학자가 연구를 계속해왔고, 그 속에서 자연과학과 형이상학적인 우주론과 인생론을 밝혀, 정치 · 경제 · 사회 등 여러 방면에서 인간의 생활에 응용해왔고, 삶의 지침서로써 그 역할을 했다. 이 책은 한 번만 읽으면 누구나 역점가가 될 수 있으니 생활에 도움이 되길 바란다.

신비한 동양철학 57 | 문명상 편저 | 382면 | 26,000원 | 신국판 양장

이렇게 하면 좋은 운이 온다

한 가정에 한 권씩 놓아두고 볼만한 책

좋은 운을 부르는 방법은 방위 · 색상 · 수리 · 년운 · 월운 · 날짜 · 시간 · 궁합 · 이름 · 직업 · 물건 · 보석 · 맛 · 과일 · 기운 · 마을 · 가축 · 성격 등을 정확하게 파악하여 자신에게 길한 것은 취하고 흉한 것은 피하면 된다. 이 책의 저자는 신학대학을 졸업하고 역학계에 입문했다는 특별한 이력을 갖고 있기 때문에 더 많은 화제가 되고 있다.

신비한 동양철학 27 | 역산 김찬동 저 | 434면 | 16,000원 | 신국판

운을 잡으세요 | 改運秘法

염력강화로 삶의 문제를 해결한다!

행복과 불행은 누가 주는 것이 아니라 자기 자신이 만든다고 할 수 있다. 한 마디로 말해 의지의 힘, 즉 염력이 운명을 바꾸는 것이다. 이 책에서는 이러한 염력을 강화시켜 삶에서 일어나는 문제를 해결하는 방법을 알려준다. 누구나 가벼운 마음으로 읽고 실천한다면 반드시 목적을 이룰 수 있을 것이다.

신비한 동양철학 76 | 역산 김찬동 편저 | 272면 | 10,000원 | 신국판

복을 부르는방법

나쁜 운을 좋은 운으로 바꾸는 비결

개운하는 방법은 여러 가지가 있으나, 이 책의 비법은 축원문을 독송하는 것이다. 독송이란 소리내 읽는다는 뜻이다. 사람의 말에는 기운이 있는데, 이 기운은 자신에게 돌아온다. 좋은 말을 하면 좋은 기운이 돌아오고, 나쁜 말을 하면 나쁜 기운이 돌아온다. 이 책은 누구나 어디서나 쉽게 비용을 들이지 않고 좋은 운을 부를 수 있는 방법을 실었다.

신비한 동양철학 69 | 역산 김찬동 편저 | 194면 | 11,000원 | 신국판

천직 · 사주팔자로 찾은 나의 직업

천직을 찾으면 역경없이 탄탄하게 성공할 수 있다

잘 되겠지 하는 막연한 생각으로 의욕만 갖고 도전하는 것과 나에게 맞는 직종은 무엇이고 때는 언제인가를 알고 도전하는 것은 근본적으로 다르고, 결과도 다르다. 만일 의욕만으로 팔자에도 없는 사업을 시작했다고 하자, 결과는 불을 보듯 뻔하다. 그러므로 이런 때일수록 침착과 냉정을 찾아 내 그릇부터 알고, 생활에 대처하는 지혜로움을 발휘해야 한다.

신비한 동양철학 34 | 백우 김봉준 저 | 376면 | 19,000원 | 신국판

운세십진법 · 本大路

운명을 알고 대처하는 것은 현대인의 지혜다

타고난 운명은 분명히 있다. 그러니 자신의 운명을 알고 대처한다면 비록 운명을 바꿀 수는 없지만 향상시킬 수 있다. 이것이 사주학을 알아야 하는 이유다. 이 책에서는 자신이 타고난 숙명과 앞으로 펼쳐질 운명행로를 찾을 수 있도록 운명의 기초를 초연하게 설명하고 있다.

신비한 동양철학 1 | 백우 김봉준 저 | 364면 | 16,000원 | 신국판

성명학 | 바로 이 이름

사주의 운기와 조화를 고려한 이름짓기

사람은 누구나 타고난 운명이 있다. 숙명인 사주팔자는 선천운이고, 성명은 후천운이 되는 것으로 이름을 지을 때는 타고난 운기와의 조화를 고려해야 한다. 따라서 역학에 대한 깊은 이해가 선행함은 지극히 당연하다. 부연하면 작명의 근본은 타고난 사주에 운기를 종합적으로 분석하여 부족한 점을 보강하고 결점을 개선한다는 큰 뜻이 있다고 할 수 있다.

신비한 동양철학 75 | 정담 선사 편저 | 488면 | 24,000원 | 신국판

작명 백과사전
36가지 이름짓는 방법과 선후천 역상법 수록
이름은 나를 대표하는 생명체이므로 몸은 세상을 떠날지라도 영원히 남는다. 성명운의 유도력은 후천적으로 가공 인수되는 후존적 수기로써 조성 운화되는 작용력이 있다. 선천수기의 운기력이 50%이면 후천수기도의 운기력도50%이다. 이와 같이 성명운의 작용은 운로에 불가결한조건일 뿐 아니라, 선천명운의 범위에서 기능을 충분히 할 수 있다.
신비한 동양철학 81 | 임삼업 편저 | 송충석 감수 | 730면 | 36,000원 | 사륙배판

작명해명
누구나 쉽게 활용할 수 있는 체계적인 작명법
일반적인 성명학으로는 알 수 없는 한자이름, 한글이름, 영문이름, 예명, 회사명, 상호, 상품명 등의 작명방법을 여러 사례를 들어 체계적으로 분석하여 누구나 쉽게 배워서 활용할 수 있도록 서술했다.
신비한 동양철학 26 | 도관 박홍식 저 | 518면 | 19,000원 | 신국판

역산성명학
이름은 제2의 자신이다
이름에는 각각 고유의 뜻과 기운이 있어 그 기운이 성격을 만들고 그 성격이 운명을 만든다. 나쁜 이름은 부르면 부를수록 불행을 부르고 좋은 이름은 부르면 부를수록 행복을 부른다. 만일 이름이 거지같다면 아무리 운세를 잘 만나도 밥을 좀더 많이 얻어 먹을 수 있을 뿐이다. 저자는 신학대학을 졸업하고 역학계에 입문한 특별한 이력으로 많은 화제가 된다.
신비한 동양철학 25 | 역산 김찬동 저 | 456면 | 19,000원 | 신국판

작명정론
이름으로 보는 역대 대통령이 나오는 이치
사주팔자가 네 기둥으로 세워진 집이라면 이름은 그 집을 대표하는 문패라고 할 수 있다. 따라서 이름을 지을 때는 사주의 격에 맞추어야 한다. 사주 그릇이 작은 사람이 원대한 뜻의 이름을 쓰면 감당하지 못할 시련을 자초하게 되고 오히려 이름값을 못할 수 있다. 즉 분수에 맞는 이름으로 작명해야 하기 때문에 사주의 올바른 분석이 필요하다.
신비한 동양철학 77 | 청월 박상의 편저 | 430면 | 19,000원 | 신국판

음파메세지(氣)성명학
새로운 시대에 맞는 새로운 성명학
지금까지의 모든 성명학은 모순의 극치를 이룬다. 그러나 이제 새 시대에 맞는 음파메세지(氣) 성명학이 나왔으니 복을 계속 부르는 이름을 지어 사랑하는 자녀가 행복하고 아름다운 삶을 살아갈 수 있도록 하는데 도움이 되었으면 한다.
신비한 동양철학 51 | 청암 박재현 저 | 626면 | 39,000원 | 신국판 양장

아호연구
여러 가지 작호법과 실제 예 모음
필자는 오래 전부터 작명을 연구했다. 그러나 시중에 나와 있는 책에는 대부분 아호에 관해서는 전혀 언급하지 않았다. 그래서 아호에 관심이 있어도 자료를 구하지 못하는 분들을 위해 이 책을 내게 되었다. 아호를 짓는 것은 그리 대단하거나 복잡하지 않으니 이 책을 처음부터 끝까지 착실히 공부한다면 누구나 좋은 아호를 지어 쓸 수 있을 것이라고 생각한다.
신비한 동양철학 87 | 임삼업 편저 | 308면 | 26,000원 | 신국판

한글이미지 성명학
이름감정서
이 책은 본인의 이름은 물론 사랑하는 가족 그리고 가까운 친척이나 친구들의 이름까지도 좋은지 나쁜지 알아볼 수 있도록 지금까지 나와 있는 모든 성명학을 토대로 하여 썼다. 감언이설이나 협박성 감명에 흔들리지 않고 확실한 이름풀이를 볼 수 있을 것이다. 그리고 아름답고 멋진 삶을 살아갈 수 있는 이름을 짓는 방법도 상세하게 제시하였다.
신비한 동양철학 93 | 청암 박재현 지음 | 287면 | 10,000원 | 신국판

비법 작명기술

복과 성공을 함께 하려면

이 책은 성명의 발음오행이나 이름의 획수를 근간으로 하는 실제 이용이 가장 많은 기본 작명법을 서술하고, 주역의 괘상으로 풀어 길흉을 판단하는 역상법 5가지와 그외 중요한 작명법 5가지를 합하여 「보배로운 10가지 이름 짓는 방법」을 실었다. 특히 작명비법인 선후천역상법은 성명의 원획에 의존하는 작명법과 달리 정획과 곡획을 사용해 주역 상수학을 대표하는 하락이수를 쓰고, 육효가 들어가 응험률을 높였다.

신비한 동양철학 96 | 임삼업 편저 | 370면 | 30,000원 | 사륙배판

올바른 작명법

소중한 이름, 알고 짓자!

세상 부모들에게 가장 소중한 것이 뭐냐고 물으면 자녀라고 할 것이다. 그런데 왜 평생을 좌우할 이름을 함부로 짓는가. 이름이 얼마나 소중한지, 이름의 오행작용이 일생을 어떻게 좌우하는지 모르기 때문이다.

신비한 동양철학 61 | 이정재 저 | 352면 | 19,000원 | 신국판

호(雅號)책

아호 짓는 방법과 역대 유명인사의 아호, 인명용 한자 수록

필자는 오래 전부터 작명연구에 열중했으나 대부분의 작명책에는 아호에 관해서는 전혀 언급하지 않고, 간혹 거론했어도 몇 줄 정도의 뜻풀이에 불과하거나 일반작명법에 준한다는 암시만 풍기며 끝을 맺었다. 따라서 필자가 참고한 문헌도 적었음을 인정한다. 아호에 관심이 있어도 자료를 구하지 못하는 현실에 착안하여 필자 나름대로 각고 끝에 본서를 펴냈다.

신비한 동양철학 97 | 임삼업 편저 | 390면 | 20,000원 | 신국판

관상오행

한국인의 특성에 맞는 관상법

좋은 관상인 것 같으나 실제로는 나쁘거나 좋은 관상이 아닌데도 잘 사는 사람이 왕왕있어 관상법 연구에 흥미를 잃는 경우가 있다. 이것은 중국의 관상법만을 익히고 우리의 독특한 환경적인 특징을 소홀히 다루었기 때문이다. 이에 우리 한국인에게 알맞는 관상법을 연구하여 누구나 관상을 쉽게 알아보고 해석할 수 있도록 자세하게 풀어놓았다.

신비한 동양철학 20 | 송파 정상기 저 | 284면 | 12,000원 | 신국판

정본 관상과 손금

바로 알고 사람을 사귑시다

이 책은 관상과 손금은 인생을 행복하게 만든다는 관점에서 다루었다. 그야말로 관상과 손금의 혁명이라고 할 수 있다. 여러분도 관상과 손금을 통한 예지력으로 인생의 참주인이 되기 바란다. 용기를 불어넣어 주고 행복을 찾게 하는 것이 참다운 관상과 손금술이다. 이 책이 일상사에 고민하는 분들에게 해결방법을 제시해 줄 것이다.

신비한 동양철학 42 | 지창룡 감수 | 332면 | 16,000원 | 신국판 양장

이런 사원이 좋습니다

사원선발 면접지침

사회가 다양해지면서 인력관리의 전문화와 인력수급이 기업주의 애로사항이 되었다. 필자는 그동안 많은 기업의 사원선발 면접시험에 참여했는데 기업주들이 모두 면접지침에 관한 책이 있으면 좋겠다는 것이다. 그래서 경험한 사례를 참작해 이 책을 내니 좋은 사원을 선발하는데 많은 도움이 될 것이라고 믿는다.

신비한 동양철학 90 | 정도명 지음 | 274면 | 19,000원 | 신국판

핵심 관상과 손금

사람을 볼 줄 아는 안목과 지혜를 알려주는 책

오늘과 내일을 예측할 수 없을만큼 복잡하게 펼쳐지는 현실에서 살아남기 위해서는 사람을 볼줄 아는 안목과 지혜가 필요하다. 시중에 관상학에 대한 책들이 많이 나와있지만 너무 형이상학적이라 전문가도 이해하기 어렵다. 이 책에서는 누구라도 쉽게 보고 이해할 수 있도록 핵심만을 파악해서 설명했다.

신비한 동양철학 54 | 백우 김봉준 저 | 188면 | 14,000원 | 사륙판 양장

완벽 사주와 관상

우리의 삶과 관계 있는 사실적 관계로만 설명한 책

이 책은 우리의 삶과 관계 있는 사실적 관계로만 역을 설명하고, 역에 대한 관심과 흥미를 갖게 하고자 관상학을 추록했다. 여기에 추록된 관상학은 시중에서 흔하게 볼 수 있는 상법이 아니라 생활상법, 즉 삶의 지식과 상식을 드리고자 했다.

신비한 동양철학 55 | 김봉준 · 유오준 공저 | 530면 | 36,000원 | 신국판 양장

사람을 보는 지혜

관상학의 초보에서 실용까지

현자는 하늘이 준 명을 알고 있기에 부귀에 연연하지 않는다. 사람은 마음을 다스리는 심명이 있다. 마음의 명은 자신만이 소통하는 유일한 우주의 무형의 에너지이기 때문에 잠시도 잊으면 안된다. 관상학은 사람의 상으로 이런 마음을 살피는 학문이니 잘 이해하여 보다 나은 삶을 삶을 영위할 수 있도록 노력해야 한다.

신비한 동양철학 73 | 이부길 편저 | 510면 | 20,000원 | 신국판

한눈에 보는 손금

논리정연하며 바로미터적인 지침서

이 책은 수상학의 연원을 초월해서 동서합일의 이론으로 집필했다. 그야말로 논리정연한 수상학을 정리하였다. 그래서 운명적, 철학적, 동양적, 심리학적인 면을 예증과 방편에 이르기까지 상세하게 기술했다. 이 책은 수상학이라기 보다 바로미터적인 지침서 역할을 해줄 것이다. 독자 여러분의 꾸준한 연구와 더불어 인생성공의 지침서가 될 수 있을 것이다.

신비한 동양철학 52 | 정도명 저 | 432면 | 24,000원 | 신국판 양장

이런 집에 살아야 잘 풀린다

운이 트이는 좋은 집 알아보는 비결

한마디로 운이 트이는 집을 갖고 싶은 것은 모두의 꿈일 것이다. 50평이니 60평이니 하며 평수에 구애받지 않고 가족이 평온하게 생활할 수 있고 나날이 발전할 수 있는 그런 집이 있다면 얼마나 좋을까? 그런 소망에 한 걸음이라도 가까워지려면 막연하게 운만 기대하고 있어서는 안 된다. 좋은 집을 가지려면 그만한 노력이 있어야 한다.

신비한 동양철학 64 | 강현술 · 박흥식 감수 | 270면 | 16,000원 | 신국판

점포, 이렇게 하면 부자됩니다

부자되는 점포, 보는 방법과 만드는 방법

사업의 성공과 실패는 어떤 사업장에서 어떤 품목으로 어떤 사람들과 거래하느냐에 따라 판가름난다. 그리고 사업을 성공시키려면 반드시 몇 가지 문제를 살펴야 하는데 무작정 사업을 시작하여 실패하는 사람들이 많다. 그래서 이 책에서는 이러한 문제와 방법들을 조목조목 기술하여 누구나 성공하도록 도움을 주는데 주력하였다.

신비한 동양철학 88 | 김도희 편저 | 177면 | 26,000원 | 신국판

쉽게 푼 풍수

현장에서 활용하는 풍수지리법

산도는 매우 광범위하고, 현장에서 알아보기 힘들다. 더구나 지금은 수목이 울창해 소조산 정상에 올라가도 나무에 가려 국세를 파악하는데 애를 먹는다. 따라서 사진을 첨부하니 많은 활용하기 바란다. 물론 결록에 있고 산도가 눈에 익은 것은 혈 사진과 함께 소개하였다. 이 책을 열심히 정독하면서 답산하면 혈을 알아보고 용산도 할 수 있을 것이다.

신비한 동양철학 60 | 전항수 · 주장관 편저 | 378면 | 26,000원 | 신국판

음택양택

현세의 운 · 내세의 운

이 책에서는 음양택명당의 조건이나 기타 여러 가지를 설명하여 산 자와 죽은 자의 행복한 집을 만들 수 있도록 했다. 특히 죽은 자의 집인 음택명당은 자리를 옳게 잡으면 꾸준히 생기를 발하여 흥하나, 그렇지 않으면 큰 피해를 당하니 돈보다 도 행 · 불행의 근원인 음양택명당에 관심을 기울여야 한다.

신비한 동양철학 63 | 전항수 · 주장관 지음 | 392면 | 29,000원 | 신국판

용의 혈 · 풍수지리 실기 100선
실전에서 실감나게 적용하는 풍수의 길잡이
이 책은 풍수지리 문헌인 만두산법서, 명산론, 금랑경 등을 이해하기 쉽도록 주제별로 간추려 설명했으며, 풍수지리학을 쉽게 접근하여 공부하고, 실전에 활용하여 실감나게 적용할 수 있도록 하는데 역점을 두었다.
신비한 동양철학 30 | 호산 윤재우 저 | 534면 | 29,000원 | 신국판

현장 지리풍수
현장감을 살린 지리풍수법
풍수를 업으로 삼는 사람들이 진가를 분별할 줄 모르면서 많은 법을 알았다고 자부하며 뽐낸다. 그리고는 재물에 눈이 어두워 불길한 산을 길하다 하고, 선하지 못한 물)을 선하다 한다. 이는 분수 밖의 것을 바라기 때문이다. 마음가짐을 바로 하고 고대 원전에 공력을 바치면서 산간을 실사하며 적공을 쏟으면 정교롭고 세밀한 경지를 얻을 수 있을 것이다.
신비한 동양철학 48 | 전항수 · 주관장 편저 | 434면 | 36,000원 | 신국판 양장

찾기 쉬운 명당
실전에서 활용할 수 있는 책
가능하면 쉽게 풀어 실전에 도움이 되도록 했다. 특히 풍수지리에서 방향측정에 필수인 패철 사용과 나경 9층을 각 층별로 설명했다. 그리고 이 책에 수록된 도설, 즉 오성도, 명산도, 명당 형세도 내거수 명당도, 지각형세도, 용의 과협출맥도, 사대혈형 와겸유돌 형세도 등은 국립중앙도서관에 소장된 문헌자료인 만산도단, 만산영도, 이석당 은민산도의 원본을 참조했다.
신비한 동양철학 44 | 호산 윤재우 저 | 386면 | 19,000원 | 신국판 양장

해몽정본
꿈의 모든 것
시중에 꿈해몽에 관한 책은 많지만 막상 내가 꾼 꿈을 해몽을 하려고 하면 어디다 대입시켜야 할지 모르는 경우가 많았을 것이다. 그러나 최대한으로 많은 예를 들었고, 찾기 쉽고 명료하게 만들었기 때문에 해몽을 하는데 어려움이 없을 것이다. 한집에 한권씩 두고 보면서 나쁜 꿈은 예방하고 좋은 꿈을 좋은 일로 연결시킨다면 생활에 많은 도움이 될 것이다.
신비한 동양철학 36 | 청암 박재현 저 | 766면 | 19,000원 | 신국판

해몽 · 해몽법
해몽법을 알기 쉽게 설명한 책
인생은 꿈이 예지한 시간적 한계에서 점점 소멸되어 가는 현존물이기 때문에 반드시 꿈의 뜻을 따라야 한다. 이것은 꿈을 먹고 살아가는 인간 즉 태몽의 끝장면인 죽음을 향해 달려가고 있는 인간이기 때문이다. 꿈은 우리의 삶을 이끌어가는 이정표와도 같기에 똑바로 가도록 노력해야 한다.
신비한 동양철학 50 | 김종일 저 | 552면 | 26,000원 | 신국판 양장

완벽 만세력
착각하기 쉬운 서머타임 2도 인쇄
시중에 많은 종류의 만세력이 나와있지만 이 책은 단순한 만세력이 아니라 완벽한 만세경전으로 만세력 보는 법 등을 실었기 때문에 처음 대하는 사람이라도 쉽게 볼 수 있도록 편집되었다. 또한 부록편에는 사주명리학, 신살종합해설, 결혼과 이사택일 및 이사방향, 길흉보는 법, 우주천기와 한국의 역사 등을 수록했다.
신비한 동양철학 99 | 백우 김봉준 저 | 316면 | 20,000원 | 사륙배판

정본만세력
이 책은 완벽한 만세력으로 만세력 보는 방법을 자세하게 설명했다. 그리고 역학에 대한 기본적인 내용과 결혼하기 좋은 나이 · 좋은 날 · 좋은 시간, 아들 · 딸 태아감별법, 이사하기 좋은 날 · 좋은 방향 등을 부록으로 실었다.
신비한 동양철학 45 | 백우 김봉준 저 | 304면 | 사륙배판 26,000원, 신국판 16,000원, 사륙판 10,000원, 포켓판 9,000원

정본 | 완벽 만세력

착각하기 쉬운 서머타임 2도인쇄

시중에 많은 종류의 만세력이 있지만 이 책은 단순한 만세력이 아니라 완벽한 만세경전이다. 그리고 만세력 보는 법 등을 실었기 때문에 처음 대하는 사람이라도 쉽게 볼 수 있다. 또 부록편에는 사주명리학, 신살 종합해설, 결혼과 이사 택일, 이사 방향, 길흉보는 법, 우주의 천기와 우리나라 역사 등을 수록하였다.

신비한 동양철학 99 | 김봉준 편저 | 316면 | 20,000원 | 사륙배판

원심수기 통증예방 관리비법

쉽게 배워 적용할 수 있는 통증관리법

『원심수기 통증예방 관리비법』은 4차원의 건강관리법으로 질병이 악화되는 것을 예방하여 건강한 몸을 유지하는데 그 목적이 있다. 시중의 수기요법과 비슷하나 특장점은 힘이 들지 않아 어린아이부터 노인까지 누구나 시술할 수 있고, 배우고 적용하는 과정이 쉽고 간단하며, 시술 장소나 도구가 필요 없으니 언제 어디서나 시술할 수 있다.

신비한 동양철학 78 | 원공 선사 저 | 288면 | 16,000원 | 신국판

운명으로 본 나의 질병과 건강상태

타고난 건강상태와 질병에 대한 대비책

이 책은 국내 유일의 동양오술학자가 사주학과 정통명리학의 양대산맥을 이루는 자미두수 이론으로 임상실험을 거쳐 작성한 자료다. 따라서 명리학을 응용한 최초의 완벽한 의학서로 질병을 예방하고 치료하는데 활용하면 최고의 의사가 될 것이다. 또한 예방의학적인 차원에서 건강을 유지하는데 훌륭한 지침서로 현대의학의 새로운 장을 여는 계기가 될 것이다.

신비한 동양철학 9 | 오상익 저 | 474면 | 15,000원 | 신국판

서체자전

해서를 기본으로 전서, 예서, 행서, 초서를 연습할 수 있는 책

한자는 오랜 옛날부터 우리 생활과 뗄 수 없는 관계를 맺어왔음에도 한자를 잘 몰라 불편을 겪는 사람들이 많아 이 책을 내게 되었다. 이 책에서는 해서(楷書)를 기본으로 각 글자마다 전서(篆書), 예서(隸書), 행서(行書), 초서(草書) 순으로 배열하여 독자가 필요한 것을 찾아 연습하기 쉽도록 하였다.

신비한 동양철학 98 | 편집부 편 | 273면 | 16,000원 | 사륙배판

택일민력(擇日民曆)

택일에 관한 모든 것

이 책은 택일에 대한 모든 것을 넣으려고 최선을 다하였다. 동양철학을 공부하여 상담하거나 종교인 · 무속인 · 일반인들이 원하는 부분을 쉽게 찾아 활용할 수 있도록 칠십이후, 절기에 따른 벼농사의 순서와 중요한 과정, 납음오행, 신살의 의미, 구성조견표, 결혼 · 이사 · 제사 · 장례 · 이장에 관한 사항 등을 폭넓게 수록하였다.

신비한 동양철학 100 | 최인영 편저 | 80면 | 5,000원 | 사륙배판

모든 질병에서 해방을 1 · 2

건강실용서

우리나라는 아주 오랜 옛날부터 건강과 관련한 약재들이 산천에 널려 있었고, 우리 민족은 그 약재들을 슬기롭게 이용하며 나름대로 건강하게 살아왔다. 그러나 오늘날 현대의학에 밀려 외면당하며 사라지는 현실이 되었다. 이에 옛날부터 내려오는 의학서적인 『기사회생』과 『단방심편』을 바탕으로 민가에서 활용했던 민간요법들을 정리하고, 현대에 와서 개발된 약재들이나 시술방법들을 정리하였다.

신비한 동양철학 102 | 원공 선사 편저 | 1권 448면 · 2권 416면 | 각 29,000원 | 신국판